# リハビリテーション 義肢装具学

編集

清水順市
東京工科大学 医療保健学部
作業療法学科 教授

青木主税
帝京平成大学 健康メディカル学部
理学療法学科 教授

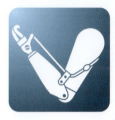
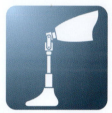
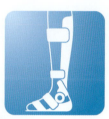
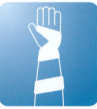
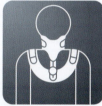
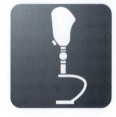
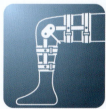
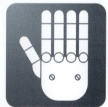
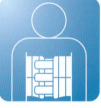
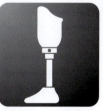
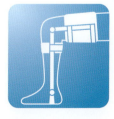
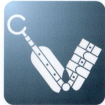
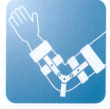

**MEDICAL VIEW**

**Rehabilitation of Prosthetics and Orthotics**
(ISBN 978-4-7583-1722-1 C3047)

Editors: Junichi Shimizu, Chikara Aoki

2017. 3. 10   1st ed

©MEDICAL VIEW, 2017
Printed and Bound in Japan

**Medical View Co., Ltd.**
2-30 Ichigayahonmuracho, Shinjyukuku, Tokyo, 162-0845, Japan
E-mail   ed@medicalview.co.jp

# 編集の序

　義肢（義手，義足）・装具は，「ヒト－モノ－ライフ」をつなげ，人間としての生き方を実現するために重要な器具です．この領域にかかわる医療職としては，医師，義肢装具士（PO），理学療法士（PT），作業療法士（OT），看護師が挙げられますが，なかでもPO，PT，OTは，臨床において直接当事者と出会い，その人に必要かつ的確な義肢装具を製作し，リハビリテーションを進めなければなりません．本書はPT，OTを対象に，義肢・装具を用いる人に対するリハビリテーションについて解説した書籍です．

　2010年以降，義肢装具領域の技術の発展には著しいものがあります．これは，コンピュータ技術とその応用であるロボット技術の進歩によっています．例えば義足では，膝継手にマイクロプロセッサ制御による油圧シリンダーを組み込むことで，使用者個人の歩容に合わせて自動的に動作を制御することができ，膝折れの防止や快適な歩行の獲得が可能になってきています．さらに，空圧制御，電子制御などが融合したハイブリッド継手も誕生しています．義手は20世紀には大きな進歩がみられませんでしたが，21世紀になってからは，筋電位を採取する電極の進歩や各種感覚センサーの開発により，ロボット技術を応用した電動筋電義手が大きく発展しました．これには，家庭用電気製品に使用されているモーターや充電式電池の発展も影響しています．

　2020年には東京でパラリンピックが開催されますが，障害者スポーツを盛り上げるためにも義手・義足は重要です．また，障害者がADLを行えるようになるだけではなく，社会活動へ参加する範囲を広げるためには，適切な製作と更なる開発が併せて必要となります．

　本書では，義肢装具学の基本的な知識を解説すると同時に，事例を挙げて説明しています．臨床で用いられる義手，義足，上肢装具，体幹装具，下肢装具に関して，事例を紹介しながら，臨床から生活・就労へ向けて，PT・OTが，いつ，どこで，どのようかかわるかを解説しています．

　なお，4章ではPT・OTの養成教育で行われている上肢装具と下肢装具の製作過程について説明しています．付録では「体験用義肢」の項目で，養成校での取り組みを紹介しています．これは，教員の指導法においても参考になります．

　PT・OTの国家試験問題には義肢・装具の設問が必ず含まれます．そこで，章末に「知識の確認」，付録に「実地問題」として確認すべき代表的な問題を掲載しました．これらを活用することで，知識の整理に役立てていただくことを望みます．

2017年2月

執筆者を代表して
清水順市

# 執筆者一覧

## ■編　集

清水順市
東京工科大学 医療保健学部 作業療法学科 教授
（作業療法士）

青木主税
帝京平成大学 健康メディカル学部 理学療法学科
教授（理学療法士）

## ■執　筆（掲載順）

| | |
|---|---|
| 清水順市 | 東京工科大学 医療保健学部 作業療法学科 教授（作業療法士） |
| 森田千晶 | 国際医療福祉大学 保健医療学部 作業療法学科 教授（作業療法士） |
| 柴田八衣子 | 兵庫県立リハビリテーション中央病院 リハビリ療法部 主任作業療法士（作業療法士） |
| 大庭潤平 | 神戸学院大学 総合リハビリテーション学部 作業療法学科 准教授（作業療法士） |
| 溝部二十四 | 兵庫県立リハビリテーション中央病院 リハビリ療法部（作業療法士） |
| 野坂利也 | 北海道科学大学 保健医療学部 義肢装具学科 教授（義肢装具士） |
| 梅澤慎吾 | 公益財団法人鉄道弘済会 義肢装具サポートセンター 付属診療所（理学療法士） |
| 岩下航大 | 公益財団法人鉄道弘済会 義肢装具サポートセンター 付属診療所（理学療法士） |
| 青木主税 | 帝京平成大学 健康メディカル学部 理学療法学科 教授（理学療法士） |
| 松本純一 | IMS（イムス）グループ 春日部中央総合病院 リハビリテーション科（理学療法士） |
| 笹川友彦 | 熊本総合医療リハビリテーション学院 義肢装具学科 専任講師（義肢装具士） |
| 斎藤和夫 | 渕野辺総合病院 リハビリテーション室 技師長（作業療法士） |
| 飯塚照史 | 星城大学 リハビリテーション学部 作業療法学専攻 講師（作業療法士） |
| 井上美紀 | 国立障害者リハビリテーションセンター病院 リハビリテーション部 作業療法士長（作業療法士） |
| 佐々木和憲 | 株式会社 佐々木義肢製作所（義肢装具士） |
| 宮内博之 | 株式会社 佐々木義肢製作所（義肢装具士） |
| 泉　美帆子 | 帝京平成大学 健康メディカル学部 理学療法学科 講師（理学療法士） |
| 安倍恭子 | 社会福祉法人 恩賜財団済生会 山形済生病院 リハビリテーションセンター（理学療法士） |
| 冨金原　敦 | 株式会社バンキフ 代表取締役（義肢装具士） |
| 米津　亮 | 大阪府立大学 地域保健学域 総合リハビリテーション学類 理学療法学専攻 准教授（理学療法士） |
| 岡野生也 | 兵庫県立リハビリテーション中央病院 リハビリ療法部 部長（理学療法士） |
| 飯田修平 | 帝京平成大学 健康メディカル学部 理学療法学科（理学療法士） |
| 尾田　敦 | 弘前大学大学院保健学研究科 健康支援科学領域 健康増進科学分野 教授（理学療法士） |
| 吉野智佳子 | 千葉県立保健医療大学 健康科学部 リハビリテーション学科 作業療法学専攻 講師（作業療法士） |
| 木之瀬　隆 | 株式会社シーティング研究所 代表取締役（作業療法士） |
| 宮﨑　学 | 帝京平成大学 健康メディカル学部 理学療法学科（理学療法士） |

# 本書の使い方
## 「知識の確認」「実地問題」について

- 本書の章末には、「知識の確認」として各章の内容をおさらいするための設問と解答を掲載しています。内容の理解度を確認するためにご活用ください。
- 理学療法士・作業療法士国家試験では、実地問題という臨床にかかわる内容や図表を示した設問が出題されます。本書の巻末には、付録として「実地問題」の例題を掲載しています。国家試験の練習としてご活用ください。

【知識の確認】

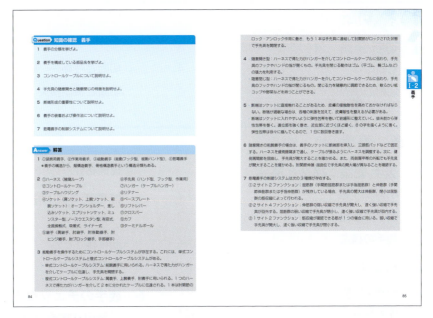

【実地問題】

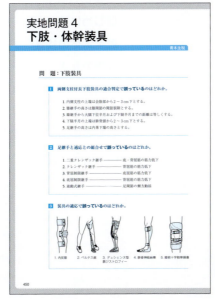

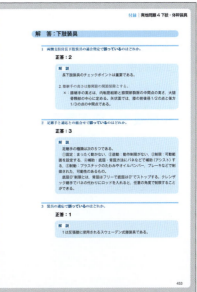

# 目次

## I 義肢 1

### 1章 切断 3

**1 切断 総論** 清水順市 … 4
- 切断とは … 4
- 切断の原因 … 4
- 切断と呼称 … 6
- 切断と機能損失 … 8

### 2章 義手 11

**1 義手 総論：構造と部品**
- 森田千晶 … 12
- 義手の種類 … 12
- 義手の構造 … 12

**2 肩義手** 森田千晶 … 27
- 肩義手の適応 … 27
- 能動肩義手 … 27
- 症例紹介 … 28

**3 上腕義手** 柴田八衣子 … 30
- 上腕義手 … 30
- 症例紹介 … 32

**4 手部義手・前腕義手**
- 大庭潤平，溝部二十四 … 40
- 手部義手 … 40
- 前腕能動義手 … 42
- 症例紹介 … 49

**5 筋電義手の構造と部品**
- 柴田八衣子 … 54
- 筋電義手とは … 54
- 症例紹介 … 58

**6 義手のチェックポイント**
- 柴田八衣子 … 66
- はじめに … 66
- 義手本体の検査 … 66
- 義手の長さ … 66
- 前腕義手（能動式）のチェックアウト … 67
- 上腕義手（能動式）のチェックアウト … 73
- 能動義手の伝達効率向上 … 80

**知識の確認　義手** … 84

# 3章 義足 87

**1 義足 総論：構造と部品**
野坂利也 ……………………… 88
はじめに：義足とは ………………… 88
ソケット ……………………………… 88
継手 …………………………………… 95
義足の不適合による歩行障害 ……… 99

**2 切断・義足のリハビリテーションのコンセプト** 梅澤慎吾, 岩下航大 … 102
セラピストに求められる役割 ……… 102
義足の重要性 ……………………… 102
訓練用仮義足装着を前提とした
　マネジメント ……………………… 104
主要な評価 ………………………… 106

**3 股義足** 梅澤慎吾, 岩下航大 …… 118
はじめに …………………………… 118
障害像 ……………………………… 118
リハビリテーションの実際 ………… 119

**4 大腿義足・膝義足** 岩下航大 … 136
軟部組織の評価とその臨床的観点 … 136
断端管理の方法とその臨床的観点 … 136
関節可動域評価および筋力強化と
　その臨床的観点 …………………… 137
シリコーンライナー装着の臨床的観点
　………………………………………… 138
大腿義足・膝義足のリハビリテーション
　の流れ ……………………………… 139
大腿義足・膝義足アライメント調整に
　必要な知識 ………………………… 141

**5 下腿義足** 青木主税 …………… 154
はじめに …………………………… 154
ソケットの機能 …………………… 154
下腿義足のアライメント設定 ……… 158

**6 サイム義足** 青木主税 ………… 168
サイム切断 ………………………… 168
サイム義足 ………………………… 169

**7 足部義足** 松本純一 …………… 172
はじめに …………………………… 172
リスク管理 ………………………… 174
足潰瘍による足部切断患者の身体機能
　………………………………………… 176
義足・装具との適合チェックと留意点
　………………………………………… 178
症例紹介 …………………………… 178
おわりに …………………………… 181

**8 スポーツ用義肢** 笹川友彦 …… 182
はじめに …………………………… 182
陸上競技用義足 …………………… 182
陸上競技用義手 …………………… 187
スノーボード用義足 ……………… 188
その他のスポーツ用義肢 ………… 189
スポーツ用義肢の問題点 ………… 189

**9 骨直結義肢** 青木主税 ………… 190
骨直結義肢とは …………………… 190
骨直結義肢の適応条件 …………… 190
骨直結義肢の利点と問題点 ……… 191
骨直結義肢のリハビリテーション
　プログラム ………………………… 191
おわりに …………………………… 192

**知識の確認　義足** ……………… 193

# II 装具　195

## 1章　上肢装具　197

**1　装具 総論：構造と部品**
　　清水順市 …………… 198
　はじめに ………………………… 198
　上肢装具総論 …………………… 200

**2　肩装具**　斎藤和夫 …… 204
　肩関節の構造 …………………… 204
　肩装具 …………………………… 204
　脳卒中片麻痺患者に対する
　　アームスリング ……………… 204
　症例紹介 ………………………… 207

**3　肘装具**　飯塚照史 …… 212
　肘関節疾患と装具 ……………… 212
　肘関節の運動学 ………………… 214
　症例紹介 ………………………… 215

**4　手関節装具**　飯塚照史 …… 220
　手関節疾患と装具 ……………… 220
　手関節・前腕の運動学 ………… 221
　症例紹介 ………………………… 222

**5　手部装具 総論：構造と部品**
　　清水順市 …………… 230
　手部装具の製作 ………………… 230
　手部装具の分類 ………………… 230
　構造と部品 ……………………… 230
　熱可塑性プラスチック材料の選択 … 231

**6　手部装具 各論 1：腱損傷**
　　斎藤和夫 …………… 232

　手指の腱の構造 ………………… 232
　腱損傷と治療 …………………… 233
　症例紹介：屈筋腱損傷 ………… 234
　症例紹介：伸筋腱損傷 ………… 238

**7　手部装具 各論 2：末梢神経損傷**
　　飯塚照史 …………… 242
　末梢神経損傷と手の肢位 ……… 242
　末梢神経損傷と装具 …………… 244
　症例紹介 ………………………… 246

**8　手部装具 各論 3：関節リウマチ**
　　斎藤和夫 …………… 252
　関節リウマチの治療 …………… 252
　関節リウマチの手部装具 ……… 253
　症例紹介 ………………………… 253
　その他の手部装具 ……………… 257

**9　手部装具 各論 4：脳卒中**
　　斎藤和夫 …………… 260
　脳卒中と治療 …………………… 260
　脳卒中片麻痺の手部装具 ……… 260
　症例紹介 ………………………… 262
　その他の手部装具 ……………… 267

**10　手部装具 各論 5：頸髄損傷**
　　井上美紀 …………… 270
　頸髄損傷とは …………………… 270
　頸髄損傷のリハビリテーション … 270

**知識の確認　上肢装具** ………… 257

## 2章　体幹装具　277

**1　体幹装具 総論：構造と部品**
　　佐々木和憲 ………… 278
　はじめに ………………………… 278

　処方時に必要な基礎知識 ……… 278
　体幹装具の分類と構成部品 …… 281
　体幹装具を用いる主な疾患と適応 … 285

**2 頚椎装具** 宮内博之 …………… 288
　頚椎について ………………………… 288
**3 胸腰仙椎装具** 宮内博之 …… 294
　体幹について ………………………… 294
**4 側弯症装具** 宮内博之 ………… 300
　側弯症について ……………………… 300

# 3章　下肢装具　305

**1 下肢装具 総論：構造と部品**
　　　　泉　美帆子，青木主税 ……… 306
　下肢装具とは ………………………… 306
　下肢装具の目的 ……………………… 306
　下肢装具の基本構造と生体への作用
　　………………………………………… 307
　下肢装具の適合判定 ………………… 312

**2 長下肢装具** 安倍恭子 ………… 314
　長下肢装具の使用目的 ……………… 314
　治療用としての長下肢装具に求められる
　　機能 ………………………………… 314
　継手 …………………………………… 315
　長下肢装具の製作について ………… 316
　実際のリハビリテーション ………… 317
　長下肢装具のカットダウン ………… 320
　症例紹介 ……………………………… 321

**3 短下肢装具** 安倍恭子 ………… 326
　短下肢装具の適応 …………………… 326
　短下肢装具の役割 …………………… 326
　退院後の対応 ………………………… 328
　症例紹介 ……………………………… 328

**4 膝装具** 冨金原　敦 …………… 338
　膝装具の分類 ………………………… 338
　膝装具の主材料と支柱素材 ………… 338
　膝装具の目的 ………………………… 340
　症例紹介 ……………………………… 344

**5 靴型装具・インソール**
　　　　冨金原　敦 …………………… 346
　靴型装具とは ………………………… 346
　足部の形態と木型の形状 …………… 347
　靴型装具の製作 ……………………… 348
　症例紹介 ……………………………… 351
　インソール …………………………… 354

**6 脳性麻痺と下肢装具** 米津　亮 … 356
　はじめに ……………………………… 356
　脳性麻痺と短下肢装具 ……………… 356
　脳性麻痺児者の歩行に対する
　　短下肢装具の効果と課題 ………… 357
　蹴り出し力の改善を目的とした短下肢装
　　具開発の取り組み ………………… 359
　今後の展望 …………………………… 362

**7 歩行補助装具** 岡野生也 ……… 364
　歩行補助装具とは …………………… 364
　外部力源を有する歩行補助装具 …… 364
　利用者の動きを補助に変える
　　歩行補助装具 ……………………… 366
　実際の活用における注意点 ………… 368
　おわりに ……………………………… 369

**8 HAL® (Hybrid Assistive
　Limb®)** 岡野生也 ……………… 370
　はじめに ……………………………… 370
　HAL®下肢タイプの種類 …………… 370
　下肢タイプのHAL®の基本的な仕組み
　　………………………………………… 370
　HAL®の使用方法 …………………… 371
　HAL®の効果 ………………………… 371
　臨床現場での工夫 …………………… 372

**9 ReWalk™，Bionic Leg™，
　足首アシスト装置**
　　　　飯田修平，青木主税 ………… 374

| | |
|---|---|
| はじめに……………………… 374 | 足関節捻挫：外側靱帯損傷……… 386 |
| ReWalk™ …………………… 374 | Osgood-Schlatter病 …………… 388 |
| Bionic Leg™ ………………… 375 | 肩関節脱臼…………………… 389 |
| 足首アシスト装置……………… 377 | 肩腱板損傷…………………… 390 |
| | テニス肘（外側上顆炎・内側上顆炎） |
| | ………………………………… 391 |

**10　スポーツ用装具**　尾田　敦 …… 380
　　前十字靱帯損傷………………… 380
　　アキレス腱断裂………………… 384

**知識の確認　下肢装具** ……………… 394

## 4章　装具の製作　397

**1　低温可塑性プラスチック材料を使用した上肢装具の製作**
　　　清水順市 ………………… 398
　　はじめに ………………………… 398
　　手関節背屈位保持装具の製作 …… 398

**2　プラスチックAFOの製作**
　　　青木主税 ………………… 402
　　はじめに ………………………… 402
　　プラスチックAFOの対象となる障害像
　　　……………………………… 402

　　採型から陰性モデル作成まで…… 402
　　陽性モデル製作と修正 …………… 404
　　プラスチック成型と加工 ………… 405
　　仮合わせ ………………………… 405

**3　インソールの製作**　尾田　敦 … 406
　　足部の形態と機能の評価 ………… 406
　　足底挿板の製作 ………………… 410

## 付録　415

**体験用義肢：模擬義手**
　　　吉野智佳子，木之瀬　隆 …… 416
　　はじめに ………………………… 416
　　前腕能動仮義手製作実習の内容…… 417
　　能動仮義手・模擬義手を用いた実習の
　　　有効性 ……………………… 423

**体験用義肢：模擬義足**
　　　宮﨑　学，青木主税 ………… 424
　　はじめに ………………………… 424
　　模擬義足の種類 ………………… 424
　　模擬体験義足の必要性 …………… 425
　　模擬体験義足の使用方法と
　　　チェックポイント …………… 425
　　模擬義足導入の効果 …………… 427
　　おわりに ………………………… 428

**法律上の区分と支給制度：障害者総合支援法と労働災害**　清水順市 ……… 430
　　補助具 …………………………… 430
　　支給制度 ………………………… 434
　　労働災害における義肢装具の申請と支給
　　　……………………………… 434

**実地問題1　上肢切断**　清水順市 … 438
**実地問題2　上肢装具**　斎藤和夫 … 442
**実地問題3　下肢切断**　青木主税 … 446
**実地問題4　下肢・体幹装具**
　　　青木主税 ………………… 450

**索引** ………………………………… 457

# I

# 義肢

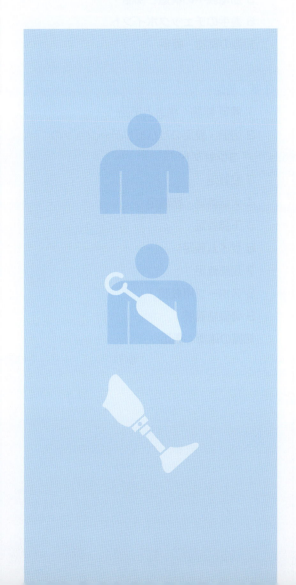

## 【第Ⅰ部の構成】

### 1章　切断
　1　切断 総論

### 2章　義手
　1　義手 総論：構造と部品
　2　肩義手
　3　上腕義手
　4　手部義手・前腕義手
　5　筋電義手の構造と部品
　6　義手のチェックポイント
　知識の確認　義手

### 3章　義足
　1　義足 総論：構造と部品
　2　切断・義足のリハビリテーションの
　　　コンセプト
　3　股義足
　4　大腿義足・膝義足
　5　下腿義足
　6　サイム義足
　7　足部義足
　8　スポーツ用義肢
　9　骨直結義肢
　知識の確認　義足

# 1章

# 切断

# 1章 切断

## 1 切断 総論

清水順市

### 切断とは

　動物にとって四肢の一部を失うことは，生命活動を絶たれることにもなる。切断とは，「四肢またはその一部，身体の付属器や乳房などの突出部分を切り取り，除去すること」[1]とされている。四肢の関節および関節近位部分で切断されたものは，離断（disarticulation）とされている。2013年時点のわが国における18歳以上の在宅切断者数は，上肢切断者約82,000人，下肢切断者約60,000人である。18歳未満では，上肢切断者数約300人，下肢切断者約900人となっている[2]。

#### ■ 義肢装具の交付件数

　兵庫県[3]と東京都[4]における義肢装具の交付件数を表1に示す。

　兵庫県のデータは2007〜2011年，東京都は2008〜2014年までのデータで，共通している年は4年間である。この4年間で人口比から交付率を算出した結果，10万人当たりの義手交付数は兵庫県が平均1.14件，東京都は1.16件と差はなかった。義足は兵庫県が平均4.51件，東京都は7.62件で大きな差があった。装具は，兵庫県が平均30件，東京都は53.8件で大きな差がみられた。さらに，兵庫県の5年間と東京都の7年間の交付件数の推移には，わずかな変動を認めるものの増減の傾向はみられなかった。

### 切断の原因

　切断の原因としては，次の6つが挙げられる。
①末梢循環障害（閉塞性動脈硬化症，閉塞性血栓性血管炎，動脈瘤）
②悪性腫瘍（骨肉腫，軟骨肉腫，巨細胞肉腫，ユーイング肉腫）
③外傷（産業事故，交通事故）およびその後遺症（複雑骨折により治療が困難，熱傷・凍傷による壊疽）
④感染または炎症（骨髄炎，骨関節結核，化膿性関節炎，ガス壊疽，菌感染）
⑤神経性疾患（脊髄破裂・脊髄損傷による四肢の変形，潰瘍形成）
⑥先天性奇形

　①〜③が三大原因であるが，切断原因はその時代の状況に影響を受けることがある。その例として，戦争がある。兵士の戦傷による切断や，一般住民が戦禍に巻き込まれて四肢を切断することもある。また近年は，車の安全性の向上

## 表1 義肢装具の交付件数

| | | | 2007年 | 2008年 | 2009年 | 2010年 | 2011年 | 2012年 | 2013年 | 2014年 | 平均 |
|---|---|---|---|---|---|---|---|---|---|---|---|
| 兵庫県 | 障害児・者 | 義肢 義手 | 62 (1.11) | 64 (1.14) | 54 (0.96) | 64 (1.14) | 74 (1.35) | – | – | – | 63.6 (1.14) |
| | | 義肢 義足 | 268 (4.78) | 257 (4.59) | 218 (3.89) | 284 (5.07) | 233 (4.24) | – | – | – | 252 (4.51) |
| | | 装具 下肢 | 1397 (24.94) | 1159 (20.7) | 1153 (20.59) | 1359 (24.27) | 1195 (21.73) | – | – | – | 1252.6 (22.42) |
| | | 装具 靴型 | 334 (5.96) | 312 (5.57) | 283 (5.05) | 347 (6.2) | 309 (5.62) | – | – | – | 317 (5.67) |
| | | 装具 体幹 | 67 (1.2) | 73 (1.3) | 72 (1.29) | 75 (1.34) | 50 (0.91) | – | – | – | 67.4 (1.21) |
| | | 装具 上肢 | 46 (0.82) | 26 (0.46) | 40 (0.71) | 43 (0.77) | 38 (0.69) | – | – | – | 38.6 (0.69) |
| | 総人口 | | 5,596,540 | 5,596,826 | 5,598,342 | 5,599,549 | 5,525,647 | – | – | – | – |
| 東京都 | 障害者 | 義肢 義手 | – | 169 (1.21) | 153 (1.17) | 147 (1.12) | 173 (1.31) | 135 (1.02) | 148 (1.11) | 142 (1.06) | 152.4 (1.16) |
| | | 義肢 義足 | – | 1045 (7.48) | 1018 (7.8) | 1005 (7.64) | 999 (7.57) | 1008 (7.61) | 1005 (7.55) | 961 (7.17) | 1005.9 (7.62) |
| | | 装具 | – | 4382 (31.37) | 4144 (31.75) | 4573 (34.75) | 4713 (35.73) | 4512 (34.08) | 4770 (35.84) | 4640 (34.6) | 4533.4 (34.35) |
| | 障害児 | 義肢 義手 | – | 6 (0.04) | 7 (0.05) | 3 (0.02) | 4 (0.03) | 4 (0.03) | 6 (0.05) | 7 (0.05) | 5.3 (0.04) |
| | | 義肢 義足 | – | 30 (0.21) | 31 (0.24) | 34 (0.26) | 49 (0.37) | 47 (0.35) | 82 (0.62) | 49 (0.37) | 46 (0.35) |
| | | 装具 体幹 | – | 46 (0.33) | 52 (0.4) | 63 (0.48) | 68 (0.52) | 76 (0.57) | – | – | 61 (0.33) |
| | | 装具 その他 | – | 2718 (19.46) | 2550 (19.54) | 2358 (17.92) | 2478 (18.89) | 2444 (18.46) | 2628 (19.74) | 2493 (18.59) | 2524.1 (19.13) |
| | 総人口 | | – | 12,977,199 | 13,085,409 | 13,159,388 | 13,193,406 | 13,238,364 | 13,310,248 | 13,409,078 | – |

括弧内の数値は人口10万人比

や人々の交通規則の厳守，交通環境の整備により交通事故が減少している。

熱傷が原因で切断することもある。上海での5年間の調査において，手の熱傷患者378名のうち25名（6.6％）が切断したとの報告がある[5]。

アルゼンチンの首都ブエノスアイレス市のInstituto de Rehabilitación Psicofísicaでは，2009～2013年の5年間に男性180名（68.7％），女性82名（31.3％）の計262名が切断術を受けた。一下肢切断（83.6％）がほとんどで，原因は糖尿病による血管病因であった。平均年齢は63.5歳であった。第2の原因は外傷性切断者（29.8％）で平均年齢37歳であった。高い頻度の幻肢痛を合併していた[6]。

## 切断者数とその傾向

北九州市における切断原因の調査結果では（**表2**），末梢血管障害が切断全体の41.6％を占め第1位であり，糖尿病に伴う末梢循環障害が第2位である。この2つで下肢切断の3/4以上を占めている。上肢切断の最も多い原因は外傷で，54.3％であった[7]。

兵庫県における1900年代後半の切断データと，北九州市における2000年代

初期の切断データを比較したところ（**表3**），1900年代の上肢切断の原因は外傷が84.7％であったが，2000年代初期では54.3％と減少している．下肢切断の原因は末梢循環障害が2倍以上を占めていることが示された．

米国のデータによる切断者数の将来の変動予測は，2010年に比較し2050年は総数で2倍強，65歳以下は1.5倍，65歳以上では3倍に増加すると予測されている．特に，65歳以上の血管疾患の増加が指摘されている[8]．

## 切断と呼称

切断部位は，国際標準化機構（International Organization for Standardization：ISO）が1992年に定めたものと，米国整形外科学会（American Academy Orthopedic Surgeons：AAOS）が定めたものの両方を使用している．臨床で断端長やソケットの処方をする場合は，AAOSの断端長の呼称が用いられて

**表2** 北九州市における切断原因（2001〜2005年）

|  | 発生率[10万人] | 全体[%] | 上肢切断数[%] | 下肢切断[%] |
|---|---|---|---|---|
| 全体 | − | 349 (100.0) | 370 (100.0) | 290 (100.0) |
| 末梢血管障害 | 2.9 | 145 (41.6) | 6 (8.6) | 142 (49.0) |
| 糖尿病＋末梢循環障害 | 1.7 | 86 (24.6) | 4 (5.7) | 83 (28.6) |
| 外傷 | 1.3 | 64 (18.3) | 38 (54.3) | 28 (9.7) |
| 感染＋褥瘡 | 0.4 | 21 (6.0) | 3 (4.3) | 20 (6.9) |
| 悪性腫瘍 | 0.3 | 15 (4.3) | 7 (10.0) | 9 (3.1) |
| 先天性奇形 | 0.2 | 8 (2.3) | 8 (11.4) | 1 (0.3) |
| 熱傷 | 0.1 | 3 (0.9) | 1 (1.4) | 2 (0.7) |
| 不明 | 0.1 | 7 (2.0) | 2 (4.3) | 5 (1.7) |

（文献7より，著者の許諾を得て日本語訳で掲載）

**表3** 北九州市と兵庫県との切断データの比較

| | | | 兵庫県<br>（1968〜92） | 北九州市<br>（2001〜05） |
|---|---|---|---|---|
| 発生率<br>（10万人） | | 全体 | 6.2 | 6.9 |
| | | 上肢切断 | 4.6 | 1.4 |
| | | 下肢切断 | 1.6 | 5.8 |
| | 男女比 | | 4：0.1 | 1.9：1 |
| 切断レベル | 上肢[%] | 手指部分切断 | 82.6 | 84.4 |
| | | 前腕切断 | 7.8 | 6.5 |
| | 下肢[%] | 下腿切断 | 48.3 | 42.3 |
| | | 大腿切断 | 35.7 | 36.8 |
| 切断原因 | 上肢[%] | 外傷 | 84.7 | 54.3 |
| | | 末梢循環障害 | 0.4 | 14.3 |
| | 下肢[%] | 外傷 | 34.1 | 9.7 |
| | | 末梢循環障害 | 37.4 | 77.6 |

（文献7より，著者の許諾を得て日本語訳で掲載）

いる[9]（図1，2）。

　臨床において，上腕切断は肘関節より中枢部での切断であるためabove the elbow amputation（A/E切断），前腕切断はbelow the elbow amputation（B/E

### 図1　上肢切断部位による分類

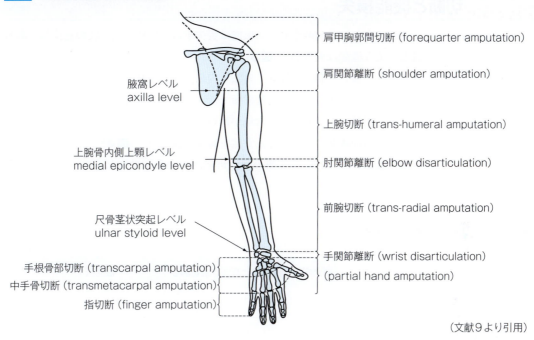

（文献9より引用）

### 図2　下肢切断部位による分類

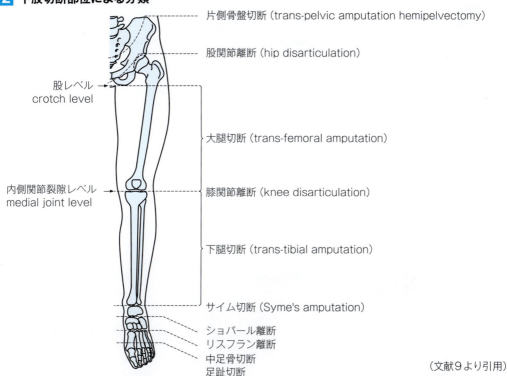

（文献9より引用）

切断）とよぶこともある．同様に下肢切断では膝関節を基準にし，大腿切断をabove the knee amputation（A/K切断），下腿切断をbelow the knee amputation（B/K切断）とよんでいる．

## 切断と機能損失

　切断により，その肢が有する機能は喪失する．切断部位が肢の近位部であるほど，失う機能は大きい[9]（図3）．

　肩関節の場合，屈曲・伸展，外転・内転，回旋運動を有するが，上腕切断では回旋運動が制限され，肘関節離断では回旋運動が全可動域可能となる．肘関節の屈曲運動は，長断端で正常域が得られる．前腕切断では回旋運動制限が大きく，手関節離断であっても正常域を確保できない[9]（図4）．

- 極短断端（0～35％）：実際の回旋角度は0°（健常肢では55°）．回内外が得られない．

**図3　上肢切断による機能損失**

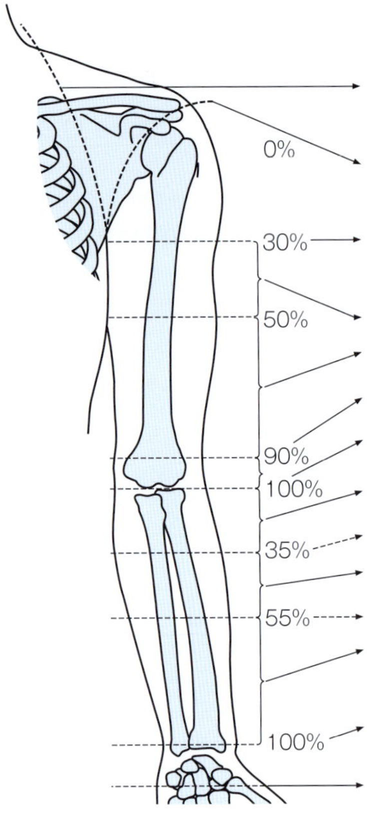

| 解剖学的切断部位と義肢学上切断名 | | 機能損失 |
|---|---|---|
| 肩甲胸郭間切断 | | 肩甲帯運動を欠く |
| 肩関節離断 | 解剖学的 | 上腕部運動を欠く |
| | 上腕骨頚部切断 | 上腕部回旋運動を欠く |
| 上腕切断 | 短断端 | 上腕部回旋運動が少ない |
| | 標準断端 | |
| 肘関節離断 | 上腕骨顆部切断 | 上腕部回旋運動がよくできる |
| | 解剖学的 | |
| 前腕切断 | 極短断端 | ・肘関節屈曲運動が半減<br>・回旋運動 0°（正常 55°） |
| | 短断端 | 回旋運動 60°（正常 100°） |
| | 長断端 | 回旋運動 100°（正常 140°） |
| 手関節離断 | | 回旋運動 120°（正常 180°） |
| 手根骨部切断 | | 手関節運動が半減 |

（文献9より一部改変引用）

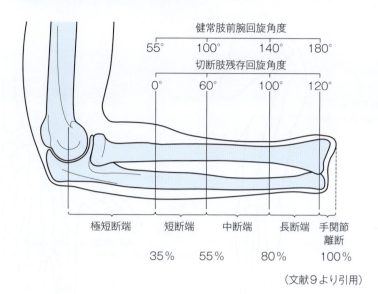

**図4** 前腕切断時の残存回旋角度

（文献9より引用）

- 短断端（35〜55％）：実際の回旋角度は60°（健常肢では100°）。健常の1/3の範囲。
- 中断端（55〜80％）：実際の回旋角度は100°（健常肢では140°）。
- 長断端・手関節離断（80％〜100％）：実際の回旋角度は120°（健常肢では180°）に留まる。力源となる主働筋は残存しているものの，手関節の屈曲・伸展筋が残存していないため，その動作が制限される。

## 機能損失の影響

上肢切断レベルによって，人としての機能損失に大きな影響が現れる。腋窩レベルの切断は上肢機能として100％，人として60％の機能損失である[10]（図5）。肘離断では95％の損失，中手指節関節（metacarpophalangeal joint：MP関節）での切断でも90％の損失である。このことから，手指は人としての機能および手の機能において重要な存在である。

指の機能には，母指40％，示指・中指は各20％，環指・小指は各10％の割合で関与している。全指MP関節レベルの切断は，手の機能の100％を損失する。母指に限定すると，MP関節の切断は100％の機能損失，指節間関節（interphalangeal joint：IP関節）の切断は50％の機能損失となる。

**図5** 上肢および手指の切断による機能損失

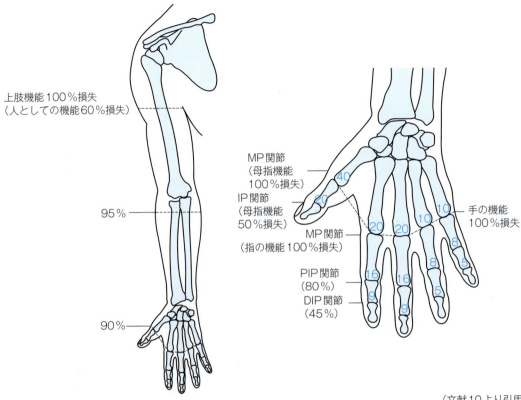

(文献10より引用)

【文献】
1) 最新医学大辞典編集委員会 編：最新医学大辞典 第3版, 医歯薬出版, 2005.
2) 内閣府：障害者白書 平成25年版, 8 障害児・者数の状況.（http://www8.cao.go.jp/shougai/whitepaper/h25hakusho/zenbun/furoku_08.html, 2017年1月時点）
3) 兵庫県 健康福祉部社会福祉局情報事務センター：社会福祉年報, 平成19～23年.（https://web.pref.hyogo.lg.jp/kf02/syakaifukushitoukeinennpou.html, 2017年1月時点）
4) 東京都福祉保健局：福祉保健の基盤づくり 年報（福祉・衛生行政統計), 平成20～26年度.（http://www.fukushihoken.metro.tokyo.jp/kiban/chosa_tokei/nenpou/2013.html, 2017年1月時点）
5) Wang K, et al.: Epidemiology and outcome analysis of hand burns: A 5-year retrospective review of 378 cases in a burn center in Eastern China. Burns 41(7); 1550-1555, 2015.
6) Mendelevich A, et al.: A five-year epidemiological study in Buenos Aires City. Medicina (B Aires) 75(6); 384-386, 2015.
7) Ohmine S, et al.: Community-based survey of amputation derived from the physically disabled person's certification in Kitakyushu City, Japan. Prosthet Orthot Int 36 (2); 196-202, 2012.
8) Ziegler-Graham K, et al.: Estimating the prevalence of limb loss in the United States: 2005 to 2050. Arch Phys Med Rehabil 89(3); 422-429, 2008.
9) 澤村誠志：リハビリテーション医学全書 18 切断と義肢 4版, 医歯薬出版, 1999.
10) Swanson AB: Evaluation of impairment of function in the hand. Surg Clin North Am 44; 925-940, 1964.
11) 磯崎弘司, 相澤純也：切断原因と年齢, 義足作成期間の変化. 東京保健科学学会誌 3(3), 163-165, 2000.
12) Varma P, et al.: Physical medicine and rehabilitation clinics of North America epidemiology of limb loss. Phys Med Rehabil Clin N Am 25(1); 1-8, 2014.

# 2章

## 義手

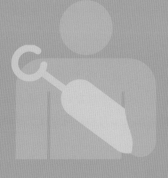

# 2章 義手

## 1 | 義手 総論：構造と部品

森田千晶

## 義手の種類

義手は，上肢切断者が失った上肢の形態の補填と機能の代償を目的に装着するものである．形態の補填を主な役割とする装飾用義手，主に把持機能を代償する能動義手，ある特化した作業に使用するよう工夫された作業用義手がある（図1）．

## 義手の構造

義手は，切断端と義手をつなぐソケット，上腕と前腕部分に当たる幹部，関節の役割をする継手，手の役割をする手先具から構成される義手本体と，義手を身体に装着するためのハーネス，把持機能を有する手先具と肘継手を動かすためのコントロールケーブルからなる．コントロールケーブルはハーネスに接続される．

### ソケット

義手のソケットは，義足のソケットのように歩行や立位保持などの荷重による大きな負荷が加わることはないが，痛みなどがない快適性，また断端の動きを義手に効率的に伝えるための適合性が求められる．

**図1** 義手の種類

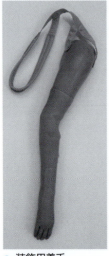
a. 装飾用義手

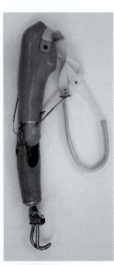
b. 能動義手

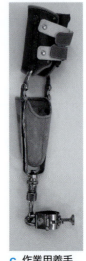
c. 作業用義手

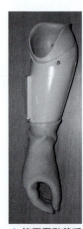
d. 筋電電動義手

1 義手 総論：構造と部品

### ■ 肩義手のソケット（図2）

肩ソケットは肩義手に用いられるソケットで，肩甲胸郭切断，肩離断，上腕切断極短断端（上腕骨頚部での切断）などに用いられる。

肩離断，上腕切断極短断端用は断端部を覆うような形状からキャップソケットともいわれ，全面接触が基本である。肩甲胸郭切断では肩甲骨と鎖骨も失われており，義手を乗せる肩がないため健側鎖骨部までを覆う形の大きく重量のあるソケットとなる。

さらに，肩ソケットは体幹を覆う面積が大きく，高温多湿のわが国では発汗の問題もあり，切断者の負担軽減のため軽量化や発汗対策が重要である[1]。

### ■ 上腕義手のソケット（図3）

**差し込み式ソケット**

上腕切断に用いるソケットとしては，断端を差し込んで装着する差し込み式ソケットが多く使われている。断端が短くなるほどソケット上縁が深くなって上腕骨を包み込む形状になるため，肩関節の動きに影響を及ぼすが，義手装着

**図2 肩義手のソケット**

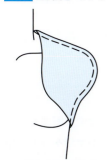
a. 肩離断用肩義手ソケット（キャップソケット）

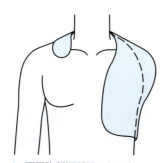
b. 肩甲胸郭切断用ソケット

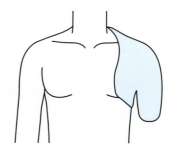
c. モノリス構造ソケット

**図3 上腕義手のソケット**

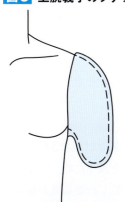
a. 差し込み式ソケット

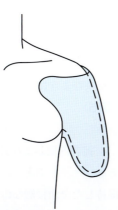
b. オープン・ショルダー式ソケット

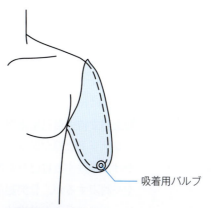
c. 吸着式ソケット（吸着用バルブ）

> **コラム**
>
> **シリコーンライナー式ソケット**
>
> シリコーンライナー式ソケットは従来，義足のソケットとして利用されてきた。柔軟性があり肌に密着しやすいシリコーン製のライナーを断端にかぶせて，ライナー先端にあるピンで義手をつなぐソケットである（図4）。断端に密着するため自己懸垂性に優れているが，通気性がないため比較的多く汗をかき，特に下肢よりも皮膚が弱い上腕部では，かぶれなどの皮膚症状が出ることがある。
>
>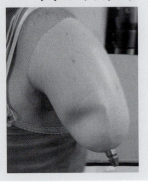
>
> **図4 上腕義手用シリコーンスリーブ**

時の肩関節屈曲・伸展・外転が正常可動域の1/2以下になってはならない（p.66参照）。

### オープン・ショルダー式ソケット

差し込み式ソケットにおける肩関節の動きの制限を軽減するために，上腕骨骨頭，肩峰を覆う部分を取り除き（オープン・ショルダー），肩を前後から挟み込むようにして安定させるソケットである。

肩を挟み込み，さらに断端に全面で接触することから懸垂性が高まり，自己懸垂性にも優れている。

## ■ 前腕義手のソケット

前腕切断では，残存する断端の長さが残存機能に影響を及ぼす。断端が長く残るほど前腕回内・回外機能が残存するため，その機能を生かすソケットが用いられる。懸垂性を考慮した自己懸垂型ソケット，断端長が非常に短い極短断端で用いるスプリットソケットなどがある。

### 差し込み式ソケット

断端をソケットに差し込んで装着するもので，比較的断端が長く残存している場合に用いる。断端が35〜55%残存している短断端では回内・回外機能が60%，それよりも長い中〜長断端では回内・回外機能が正常可動域により近い状態で残存する。

ソケットの形状を橈骨と尺骨を挟むように楕円形にすることで，前腕の動きを義手に伝えることができる（図5）。

### 顆上部支持式自己懸垂型ソケット

ソケット上縁が肘部を覆い，上腕骨内側および外側上顆と肘頭の3点に引っかけて懸垂する自己懸垂性のあるソケットである。肘頭を覆うため，肘伸展をやや制限するが，骨突起部で保持した全面接触なので安定した懸垂性が維持され，断端の動きを効率的に義手へ伝えることができる。懸垂用ハーネスを必要としないため装着感に優れており，前腕筋電義手や装飾用義手にも適している。

- ミュンスター型顆上部支持式ソケット（図6a）：従来の差し込み式ソケットでは安定性を得られなかった極短断端用に開発され，断端を肘部まで覆い包み込むことで，装着安定性と自己懸垂性を得たソケットである。
- ノースウエスタン型顆上部支持式ソケット（図6b）：ミュンスター型と同様に肘部を覆って顆上部で自己懸垂するソケットだが，ソケット開口部を広くすることで短断端以上の長い断端を挿入しやすくしたものである。また，肘関節前面の開口部を広くしていることで肘屈曲時の上腕二頭筋腱の膨隆を邪魔することがなく，屈曲角度の制限がない。適応する断端長は12.5 cm 以上で，断端長の45%まで開口部を広げることができる。

### スプリットソケット

極短断端に，倍動肘継手とともに用いるソケットである（図7）。極短断端は機能的に十分な肘屈曲が困難であるため，屈曲角度を代償する倍動肘継手を用いるが，断端の動きと義手前腕部の動きが異なるため，ソケットと前腕幹部を分割（スプリット）したものである。

## 手義手のソケット

手関節離断用のソケットである。手関節離断では橈骨，尺骨が残存しているため，それぞれの茎状突起部分が膨隆している。通常の差し込み式ソケットで

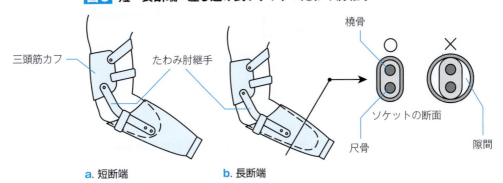

**図5** 短〜長断端：差し込み式ソケット＋たわみ肘継手

a. 短断端　　b. 長断端

残存している前腕回内・回外の機能を活かすために，ソケットは橈骨・尺骨を挟み込む形状になっている

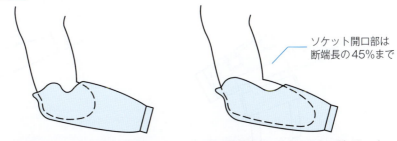

**図6** 極短断端〜長断端：顆上部支持式自己懸垂型ソケット

a. 短断端ミュンスター型ソケット　　b. 中〜長断端ノースウエスタン型ソケット

は前腕の形に合わせるため，前腕周径最小部の狭い部分で茎状突起膨隆部分が通過できない。そこで，ソケット周径最小部に開口部を設けて通過できるようにした有窓式ソケット（図8）が用いられる。

### ■ 手部義手のソケット

手部切断では手根部が残存しているので，手関節の動きを制限しないよう断端部に帽子をかぶせた形のキャップソケット（図9）が用いられる。

## 継手

継手は生体の関節の役割をする部品である。上肢切断で関与する関節は肩関節，肘関節，手関節で，これらに相当する肩継手，肘継手，手継手がある（図10）。

**図7** 極短断端のスプリットソケット＋倍動肘ヒンジ継手

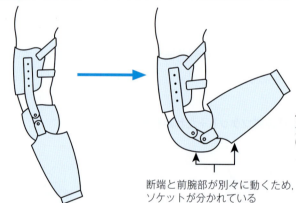

倍動肘ヒンジ継手は前腕極短断端の肘屈曲角度を補うために用いられるもので，少ない屈曲角度を機械的に倍増する

断端と前腕部が別々に動くため，ソケットが分かれている

**図8** 手義手のソケット（有窓差込み式）

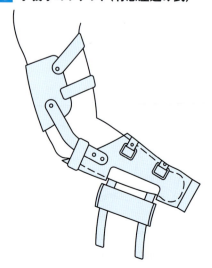

**図9** 手部義手のキャップソケット

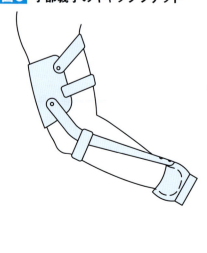

### 図10 義手の継手

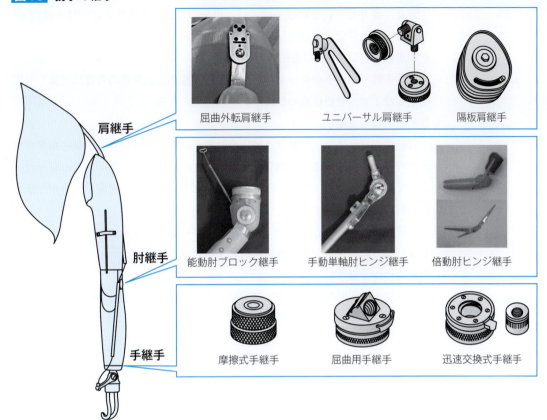

### ■ 肩継手

　肩関節（肩甲上腕関節）は球関節で，6自由度の動きと，それらを組み合わせた複合的な動きが可能である．リーチ動作の際に上肢をさまざまな方向に向け，手を空間保持する役割がある．

　肩継手は上腕切断極短断端や肩離断，肩甲胸郭切断者の肩関節の役割を担う義手の部品であり，隔板肩継手，屈曲外転肩継手，ユニバーサル肩継手などの種類がある．現在，一般的に使用されているこれらの肩継手は遊動式で，肩屈曲位や外転位などで義手の重さを空間保持できる機能がないため，実用性は低いといわざるをえない．しかし，肩ソケットと義手をつなぐ役割をすることで，歩行時の自然な腕の振りを再現することができる．

　上腕切断極短断端，肩離断において，肩継手に固定性を求め手先具で安定して物を押さえる必要性があるときは，ソケットと上腕幹部が一体化したモノリス構造のソケット（図2c参照）を使用する方法がある．

### ■ 肘継手

　肘関節は屈曲と伸展動作によって，手先を対象物へ到達させるときの距離の調整と，手先を自分の身体に近づけるという役割を担っている．肘継手はこの肘関節機能を失っている肘離断，上腕切断，上腕切断極短断端，肩離断，肩甲

胸郭切断者の肘関節の役割を代償する部品である。

　現在，普及している肘継手は主に，自分の身体へ手先具を近づける役割と，肘を段階的に任意の角度に保持する機能をもっている。

### 手動単軸肘ヒンジ継手（骨格用手動式肘継手）

　健側上肢で肘継手のロックレバーを手動で操作し，任意の角度に屈曲して固定する継手で，骨格構造の装飾用義手に用いられる。

### 能動肘ブロック継手

　肘継手のロック，アンロック操作を肘継手前部のロックコントロールケーブルで行うもので，屈曲角度は7段階に設定されている。ソケットとの取り付け部分で回旋が可能で，健側上肢による手動だが，上腕部の内旋・外旋ができる。

### 能動肘ヒンジ継手

　上腕切断長断端や肘離断で，断端が長くブロック肘継手を組み込むことができない場合に，ソケットの外側に設置する肘継手である。

### 倍動肘ヒンジ継手

　前腕切断極短断端に使用する継手である。断端が短いことで肘関節屈曲が制限されている場合に，義手の前腕幹部の屈曲角度をヒンジのリンク機構で2倍の角度にする継手である。断端の動きと義手前腕部の動きを別々にするために，スプリットソケットが同時に用いられる。

### たわみ肘継手（図5参照）

　前腕切断極短断端以外の断端長に用いられる。前腕義手の差し込み式ソケットを懸垂し，能動義手コントロールケーブルの走行を安定させるために用いる三頭筋カフとの連結部分となる。

　肘関節の動きや前腕回内外の動きを妨げないように，皮革，ナイロンベルト，コイル状金属など，柔軟でたわむ素材で作られている。

### リフトループと肘プーリーユニットシステム

　上腕義手，肩義手において，手先具の開閉および肘継手の屈曲を行うための複式コントロールケーブルは，リフトループ（図11）を経由して走行する。肘屈曲の力点となるリフトループは前腕幹部（肘継手軸から約25 mm遠位）に設置されているため，肘継手の屈曲角度が増すごとに肘継手軸より上方（上腕寄り）に移動する。移動してずれる分だけワイヤーが上方に滑り，ハーネスに緩みが生じてしまうため，力源となる上肢帯の動きが伝わりにくくなり，手先具開閉操作が困難になる。

　肘プーリーユニットシステム（図12）は，ワイヤーを移動させないために肘継手軸を中心にプーリーを設置し，ワイヤーを1周させることでリフトループのずれで生じる問題を解決し，手先具開閉操作と肘屈曲に必要な上肢帯の動きをハーネスを介して効率よく伝達できるように開発されたシステムである[2]。

# 1 義手 総論：構造と部品

### 図11 通常の肘継手とリフトループ

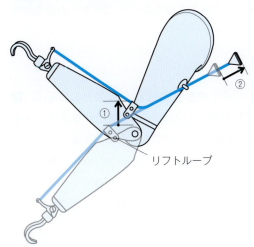

リフトループ

①肘の屈曲角度が増すと，リフトループの位置が上方に移動する
②リフトループが上に移動した分，ワイヤーが滑り出すことでハーネスに緩みが生じ，上肢帯の動きがコントロールケーブルに伝わりにくくなる

### 図12 プーリーユニットシステム

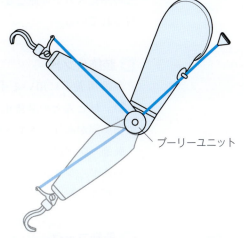

プーリーユニット

肘軸上に設置されたプーリーにワイヤーを1周させることで，肘の屈曲角度が変わってもワイヤーの位置が変わらない。そのため，ワイヤーの滑り出しは起こらず，ハーネスも緩まない

## ■ 手継手

手関節は掌屈・背屈動作と前腕回内外動作により，把持動作時の手先の向きを調整している。手継手は，手関節離断以上の上肢切断に使われる。手先具と前腕幹部を連結し，回旋，屈曲が可能な継手がある。

### 摩擦式手継手

手継手の中に挟み込んだゴムワッシャの摩擦で手先具の位置を固定する面摩擦式と，ネジを差し込みバネでロックして位置を固定する軸摩擦式がある。

### 迅速交換式手継手

手先具の交換（例：フック型とハンド型手先具）が容易な手継手。

### 屈曲用手継手

3段階の屈曲角度（0°，30°，50°）を能動的に変えることができる手継手。把持動作だけではなく，書字や食事動作時に手先具の角度を変えて動作しやすくすることができる。

## ■ 手先具

手先具（ターミナルデバイス）は人の「手」の役割をする構成要素で，装飾ハンド，能動フック，能動ハンド，電動ハンド，作業用手先具に分けられる。

人の手の機能は，対象物の把持・保持，さまざまな物の操作であり，5指を自在に動かすことでそれらを可能にしている。また，手は重要な感覚入力器官であることも忘れてはならない。

現在，一般的に使用されている手先具の機能は，主に把持と保持であるが，近年のロボットテクノロジーの進歩により，さまざまな把握パターンを制御で

きる電動ハンドが開発されている．さらに，まだ開発段階ではあるが，触覚などの感覚入力が可能なものもあり，今後のさらなる発展と切断者への普及が期待されている．

### ■ 装飾ハンド

装飾用義手に用いる手先具で，「手」の形態の補填を目的としている（図13）．ほとんどの装飾用手先具に把持機能はないが，手指にプラスチック製の関節部があり，さまざまな手の形を保つことができるものがある．

装飾ハンドは，ポリ塩化ビニル（塩ビ）製のものが安価なため多く利用されているが，シリコーン製のオーダーメイドハンドは本人の残存している手を見本に製作され，一見すると義手とはわからない質の高いものがある．

### ■ 能動フック

能動フックは，固定されたフック（指鈎：フィンガー）と可動するフックが開閉することで対象物の把持と保持を可能とする手先具で，ほとんどがアルミ，鉄，ステンレスなどの金属製である（図14）．

フックの母指（thumb of hook，制御レバー）に引っかけたワイヤー（コントロールケーブル）を引くことで，フィンガーを開閉する．ワイヤーを引くとフックが開く随意開き式（voluntary open：VO）と，閉じる随意閉じ式（voluntary close：VC）がある．

随意開き式能動フックは，フックの交差部分にはめられたゴム輪（力源ゴム）により閉じている状態で，把持動作のときにワイヤーを引いてフックを開き，ワイヤーを引くのをやめるとゴムの力でフックが閉じて対象物を保持できる．把持力はこのゴムの枚数により決まり，日常生活やあまり重作業ではない作業場面では3枚使用されていることが多い．一方の随意閉じ式は，スプリングでフックが常時開いている状態であり，把持動作のときにワイヤーを引いて

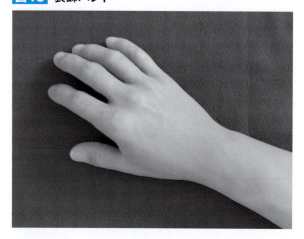

**図13** 装飾ハンド

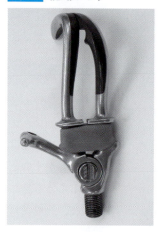

**図14** 能動フック

対象物を把持する機構である。

わが国では，米国のHosmer Dorrance社製の能動フックが多く使われている。小児用から成人用とサイズが豊富で，重作業用など種類も多く，切断者の用途に応じて選択することができる。

### ■ 能動ハンド

能動ハンド（functional hand）は，手の形の補填という装飾性と，把持機能をもち合わせた手先具である（**図15**）。現在使用されている能動ハンドは，すべてが母指，示指，中指の3点つまみ（three point pinch）で，母指のみが動く形式，母指と示指・中指がリンクして動く形式，母指と他の4指が連動して動く形式などがある。

手の形の補填というメリットはあるが，機構的にフックよりも複雑で重量も重く，また，3点つまみの指先に隙間ができるため細かい物がつまみにくいなどの問題点もある。しかし，迅速交換式手継手を利用することで，作業場面によって能動フックと能動ハンドを容易に交換し使い分けることができる。例えば，営業職など人前で仕事をする場面では能動ハンドを使い，ほかの作業場面では能動フックに取り換えて効率的に仕事をこなすという用い方がある。

### ■ 電動ハンド

電動義手や筋電義手などの体外力源能動義手に使われる手先具（**図16**）で，手先具内のモーターをバッテリーから供給されるエネルギーで動作させる。その制御に物理的スイッチを利用するものが電動義手，筋電位で制御するものが筋電義手である。

現在，わが国で利用できる電動ハンドは把持・保持機能を有したものが一般的であるが，筋電信号パターンをあらかじめスマートフォンなどのアプリに登録して筋電義手とリンクさせることで，さまざまな把持，ピンチのパターンを選択できるものが市販されている（**図17**）。

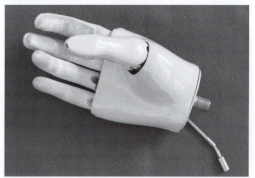

**図15** 能動ハンド（APRL）
APRL：Army Prosthetics Research Laboratory

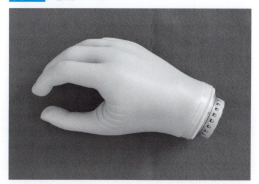

**図16** 電動ハンド

### ■ 作業用手先具

ある作業に特化した手先具（図18）で，機能性重視のため外観には配慮されていない。

鎌持ち金具，鍬持ち金具，曲鉤など，農業や林業などで道具を義手に固定する手先具が使われていたが，これらの産業の機械化などにより減少傾向にある。

一方，海外では，スポーツや楽器演奏などで機能的に使用される手先具が紹介・販売されており，わが国でも導入することは可能である。

## 力の伝達（コントロールケーブルシステム）

能動義手における手先具開閉や肘継手の屈曲伸展は，手先具から伸びた1本の金属製ケーブルを肩甲骨外転や肩関節屈曲などの関節運動で引っ張ることで行っている。このケーブルをコントロールケーブルといい，この制御機構をコントロールケーブルシステムという。前腕義手など手先具の制御のみを行うものを，単式コントロールケーブルシステムという（図20）。上腕義手，肩義手では，肘継手がロックされているときは手先具の開閉をコントロールし，肘継

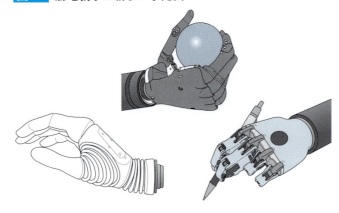

図17 筋電義手の新しい手先具

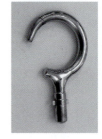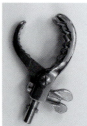

図18 作業用手先具

---

### コラム

### 能動フックと能動ハンド

機能性重視の能動フックと装飾性重視の能動ハンド（図19）。どちらを選択するかは，切断者がどのような場面で義手を使用するかで選択される。能動フックは先端がピンセットのようにぴったりと閉じる（図19左）ため細かい作業に適しており，また金属製でシンプルな構造から丈夫かつ軽量であり，さまざまな作業場面で利用価値が高い。しかし，その形状から人前での使用をためらう切断者もいる。

営業職など人前に出る機会の多い職業では，能動ハンドの使用も有効である。上腕切断の教員が，学生の前での講義中は能動ハンドを利用し，そのほかの仕事場面では能動フックを利用して職場復帰をした事例もある。

図19 能動フック（左）と能動ハンド（右）の先端部拡大図

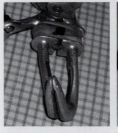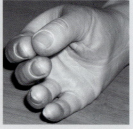

手がフリーの場合は肘継手の屈曲伸展をコントロールするという2つの役割をもつため，複式コントロールケーブルシステムという（**図21**）。

　コントロールケーブルは，ソケットや衣服が擦れないようにケーブルハウジングで覆われている。ケーブルの走行を安定させるためのリテーナ，前腕義手では三頭筋カフに固定するクロスバーがあり，肩甲骨上でハーネスと連結するケーブルハンガーという部品がある。リテーナはケーブルハウジングに取り付けられており，コイル状のハウジング上で回転させることで位置の調整ができる。

　コントロールケーブルシステムにおける力の伝達は，肩甲骨外転などによる牽引力が手先具開閉の力として最大限効率的に伝わることが理想である。力の伝達を妨げる要因はケーブルとハウジングとの間に生じる摩擦であり，それをできるだけ抑えるためにはケーブルの走行を直線または滑らかな曲線にするべ

**図20** 単式コントロールケーブルシステム

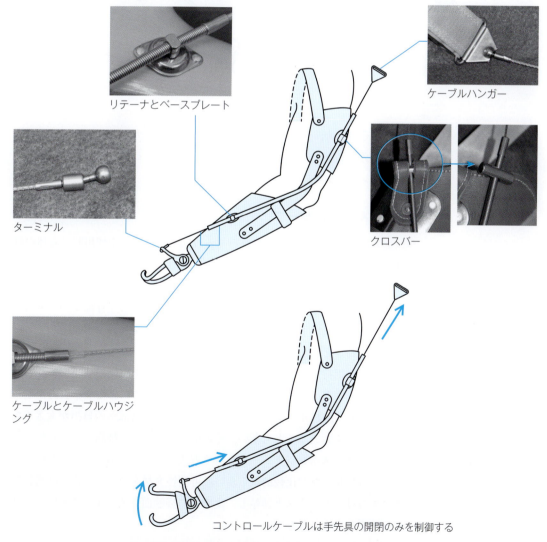

リテーナとベースプレート
ケーブルハンガー
ターミナル
クロスバー
ケーブルとケーブルハウジング

コントロールケーブルは手先具の開閉のみを制御する

**図21** 複式コントロールケーブルシステム

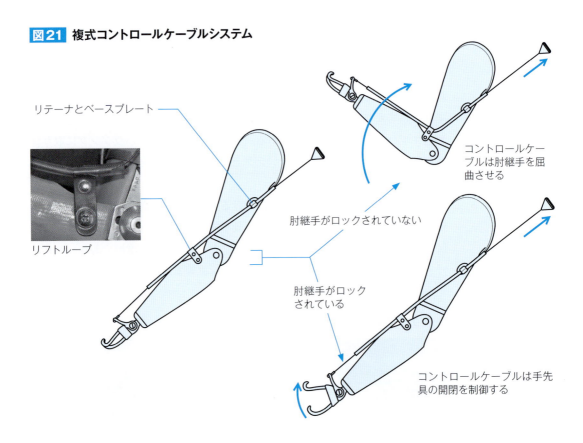

きである。そのため，ケーブルの走行を決めるリテーナやクロスバーの設置場所に注意が必要となり，曲がり部分を生じさせないことが効率的な力の伝達に重要なポイントである。

### ハーネスと腋窩ループ

ハーネスには義手を懸垂および支持する役割と，能動義手使用時に身体の動きをコントロールケーブルに伝達する役割がある。材質は一般にナイロンやダクロン®など合成繊維のベルトが用いられる。

腋窩ループはハーネスの一部であり，健側腋窩を一周して背部でハーネスに接続している。能動義手使用時にコントロールケーブルを引っ張る力源である健側上肢帯の動きを伝えるために重要な部分である。

手先具の強い把持力を得るために，随意開き式フック手先具では交差部のゴムの枚数を増やすが，枚数に比例してフックを開くために必要な牽引力が増大する。そのため，腋窩ループにかかる力も増大し，腋窩部への負担が大きくなり切断者が痛みを訴えることも多い。その解決策として，腋窩ループに軟らかい樹脂チューブやスポンジチューブを巻く方法が一般的である。痛みが強い場合はポリプロピレンなど比較的軟らかい熱可塑性素材を用い，肩から腋窩胸郭部にカフを設けてハーネスと連結し，皮膚との接触面を広くすることで牽引時の圧を分散する方法もある[1]。

### ◻ 胸郭バンドハーネス

　胸郭バンドハーネスは，肩義手に用いられるハーネスである。肩義手ソケットは大きく，また断端も義手を支持することが困難なため，胸郭にベルト状のハーネスで固定して懸垂する。能動義手力源伝達のためのハーネスを兼ねることが一般的だが，健側上肢帯の動きを伝達できないため，腋窩ループを増設して力の伝達用のハーネスとして利用することも有効である。

### ◻ 8字ハーネス

　8字ハーネス（figure eight harness）は上腕義手，前腕義手に用いられるハーネスで，背部で「たすき掛け」にした形が8の字に見えることからその名がついた。

　上腕義手において，装飾用義手では牽引の役割，能動義手では上腕ソケットの牽引とコントロールケーブルへの力の伝達という役割がある。加えて，上腕ソケット前部の懸垂ベルト（前方支持バンド）に能動肘継手のロックと解除を行うワイヤーが接続される。

　前腕義手においては能動義手差し込み式ソケット利用時の牽引と，コントロールケーブルへの力の伝達の役割がある。ソケットの牽引とコントロールケーブル走行支点として上腕部に設けられる三頭筋カフと，前方支持バンドおよびコントロールケーブル取り付けバンドと接続する。

### ◻ 9字ハーネス

　9字ハーネス（figure nine harness，図22）は，前腕義手において自己懸垂型の顆上部支持式ソケットを用いた場合のハーネスであり，数字の9に見えることからその名がついた。

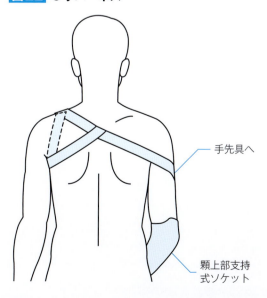

**図22** 9字ハーネス

### ◽ 複環式ハーネス

複環式ハーネス（リュックサックハーネス，図23）は，能動手義手，手部義手に能動フックを選んだ場合に用いるハーネスおよびコントロールケーブルシステムである。

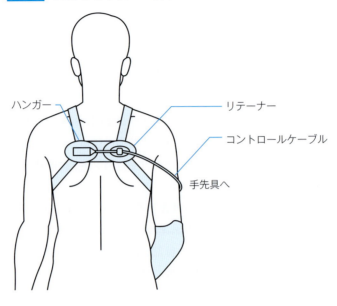

**図23** リュックサックハーネス

---

【文　献】
1）日本義肢装具学会 監：義肢学 第3版，医歯薬出版，2015．
2）澤村誠志：切断と義肢 第2版，医歯薬出版，2016．

# 2章 義手

## 2 肩義手

森田千晶

### 肩義手の適応

　肩義手は肩甲胸郭切断，肩離断，上腕切断の極めて短い断端（腋窩レベル）で適応となる。肩甲胸郭切断では肩甲骨，鎖骨の運動を含めた上肢帯すべて，肩離断，腋窩レベルの上腕切断では肩関節の運動機能から手の機能までの上肢機能をすべて失っている。したがって，構成要素として，肩継手，肘継手，手継手のすべての関節機能，そして手先具が必要となる。また，肩甲胸郭切断においては肩の形状補填も重要な役割となる。

### 能動肩義手（図1）

　能動肩義手では，肘継手と手先具の制御を行う複式コントロールケーブルシステムが用いられる。しかし，能動肘継手ロック操作に必要な肩関節の動きがないため，ロックケーブルを体幹ベルトに接続し，体幹側屈の動きを利用する。また，ソケットの形状から残存機能としての肩甲帯の動きが十分発揮できない可能性も高いため（肩甲胸郭切断の場合は健側のみの動きに限定される），胸郭バンドハーネス以外にコントロールケーブル操作用に8字ハーネスなどを別に設置して利用することで，装着が複雑になるが操作効率は高くなる[1]。

　肩継手は一般に遊動式のため，肩屈曲・外転位での義手の空間保持や手先具の方向性制御が困難である。これにより，手先具での対象物の保持・把持可能

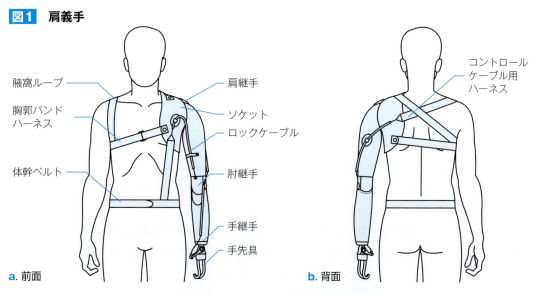

図1　肩義手

a. 前面
- 腋窩ループ
- 胸郭バンドハーネス
- 体幹ベルト
- 肩継手
- ソケット
- ロックケーブル
- 肘継手
- 手継手
- 手先具

b. 背面
- コントロールケーブル用ハーネス

な範囲が狭く，また対象物を押さえる安定性の不足などが生じ，肩能動義手の実用性低下の大きな要因となっている。しかし，肩継手に能動肘ブロック継手を転用することで空間保持性を高め，肩離断者のニーズに対応した例が報告されている[2]。このように，当事者のニーズに対して創意工夫をもって積極的に対応する必要がある。

# 症例紹介

## 症例の基本情報(表1)

**表1** A氏の基本情報

| 年齢・性別 | 40歳代，女性 |
|---|---|
| 診断名 | 左上腕部悪性腫瘍 |
| 現病歴 | ・悪性腫瘍により肩甲胸郭切断<br>・切断術，化学療法終了後，義手製作とリハビリテーション目的で入院<br>・幻肢痛 |
| ニーズ | 自宅で開いている学習塾を継続したい：プリントの配布，資料整理で義手を使う |

## 装具製作

　義手製作とリハビリテーション目的での入院であった。入院直後に義肢装具室で仮義手を製作し，日常生活動作訓練，片手動作訓練および義手操作訓練のために作業療法を開始した。また，全身機能維持，調整のためにリハビリテーション体育を開始した。

　肩甲胸郭切断用肩義手は，健側肩までフレアを伸ばしたソケットを製作した。女性のためバスト部分をトリミングし，また腕神経叢断端部付近に触れると強い痛みと不快感があったため，ソケットが触れないように成形した。

　肩継手は屈曲・外転継手，肘継手は能動肘ブロック継手を用い，手先具はフック型とした。比較的小柄であったため，大きなソケットと重い肩義手を装着して体幹を動かすことは負担が大きいと考え，肘継手ロック制御は左顎で押すチンコントロールを選択した。

## リハビリテーション

　自宅で学習塾を開いており，退院後は塾を継続するという強い目的意識があった。プリントの配布，資料整理に能動義手を使うという具体的イメージをもって，意欲的にリハビリテーションを行った。

　義手での物の把持・保持は，健常な右手を使って義手に持たせる，肘継手は左顎でロックを外して右手で屈曲させるという限定的な操作ではあったが，A氏にとって仕事上での利便性は得られていた。

## 2 肩義手

### 社会復帰

　切断前に痛みの強かった左上肢の感覚が残存した強い幻肢痛もあったが，元来の明るい性格で障害受容し，現職復帰，家庭復帰できた．退院後も長年にわたり能動義手を使用し，塾での仕事を継続している．

　現在使用している能動義手は，軽量化を1番の目的として，肘継手には装飾用の手動単軸肘継手を用い，健側手で角度を決めている（図2）．

**図2　A氏の肩義手**

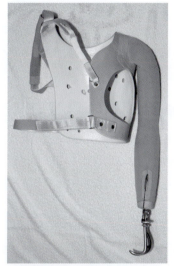

a. 能動肩義手：前面

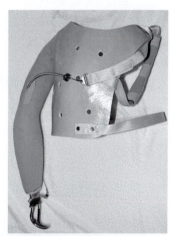

b. 能動肩義手：背面

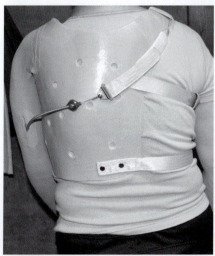

c. 能動肩義手を装着した状態（背面）

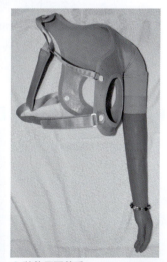

d. 装飾用肩義手

【文献】
1) 日本義肢装具学会 監：義肢学 第3版, 283-285, 医歯薬出版, 2015.
2) 中村春基 ほか：肩離断用能動義手の肩継手に肘ブロック継手を用いた症例の報告. 日本義肢装具学会誌13特別号, 156-157, 1997.

# 3 | 上腕義手

柴田八衣子

## 上腕義手

　上腕義手は上腕切断（trans-humeral amputation），すなわち上腕骨での切断に適応となり，切断で失われた肘関節，手関節，手部の機能の一部を補う役割を担う。

　断端長や断端の形状によって特徴が異なるが，基本的には断端を差し込んで装着する差し込み式ソケットが一般的であり，懸垂は8字ハーネスが適応となる。

### 腋窩レベルでの切断

　腋窩レベルよりも近位の上腕骨頚部レベル前後の切断は，義肢学上は肩関節離断に分類され，肩義手の適応となる場合がある。しかし，肩甲骨の可動性の程度により，それを活用して上腕義手を操作することも可能である（図1，2）。

### 上腕短断端

　残存肢の上腕の長さを100％として，切断肢上腕の長さが残存肢上腕長の30～50％の場合を上腕短断端という（図3）。

　ソケットは，断端を包み込むような形状となる。断端部が短く肩関節の有効な関節可動域（range of motion：ROM）は限られており，屈曲・外転・伸展・回旋のROMは残存肢の1/2以下となる。そのため，肘継手は内側肘継手回転盤能動コントロールが適応となる（図4）。

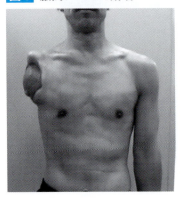

図1　腋窩レベルの断端

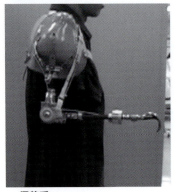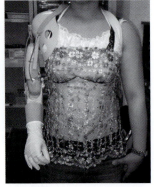

図2　上腕義手

a. 仮義手　　　b. 本義手

## 上腕標準断端

切断肢上腕長が，残存肢上腕長の50〜90％の場合を上腕標準断端という（図5）。

自己懸垂法の吸着式ソケットや，肩関節の可動性を活かすためのオープンショルダー式ソケットが適応となる。肩関節の屈曲・外転・伸展のROMはほぼ保たれるが，回旋のROMは残存肢の1/2程度となる（図6）。

## 上腕長断端

解剖学的な肘離断と上腕骨の長断端で，残存肢上腕長の90％以上の長さを有するものを，上腕長断端という（図7）。

肩関節の回旋のROMは120°以上を有する。肘継手は，能動単軸肘ヒンジ継手が適応となる（図8）。

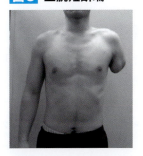

図3 上腕短断端

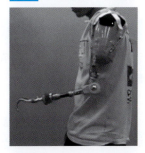

図4 上腕義手：仮義手

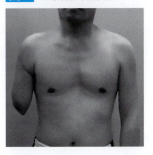

図5 上腕標準断端

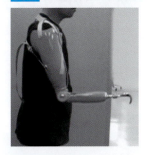

図6 上腕義手：本義手

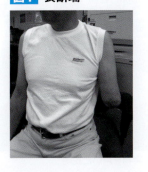

図7 長断端

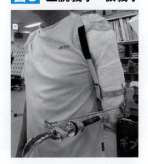

図8 上腕義手：仮義手

# 症例紹介

## 症例の基本情報(表1)

**表1 A氏の基本情報**

| | |
|---|---|
| 年齢・性別 | 70歳代，女性 |
| 職業 | 主婦（夫と2人暮らし）。小学校教員を定年退職し，地域活動やボランティアなどに積極的に参加していた |
| 診断名 | 右上腕切断（断端長26 cm） |
| 既往歴 | 特記事項なし |
| 現病歴 | X年3月：車を運転中，交通事故で受傷（自損事故）。救急搬送され右上腕損傷に対し，切断術施行 |
| ニーズ | ・掃除や洗濯など，両手を使って家事全般（掃除・洗濯・料理）をできるようになりたい<br>・趣味の海外旅行に行けるようになりたい<br>・義手を用いて絵葉書などの趣味活動をしたい |

## 受傷から訓練開始までの経緯

急性期病院で断端の形成術を施行し，X年5月に自宅退院した。片手で身の回りのことを行いつつ，家事などは夫が行っていた。

介護保険サービスで受けていた訪問看護や訪問リハビリテーションのスタッフから義手を勧められ，義手を使った生活がどのようなものかを体験してみたいと希望し，外来受診となる。

## 外来でのオリエンテーション

X年7月，上腕切断の義手の機能や取り扱いについて，映像や実際の義手を用いてA氏と夫にオリエンテーションを行った（図9）。義手の種類，装飾用義手・能動義手（能動フック・ハンド）の各特性を説明し，操作方法やその練

**図9 A氏に対するオリエンテーションの場面**

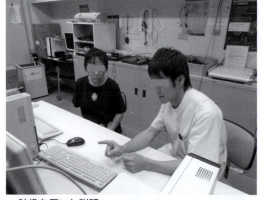

a. 映像を用いた説明

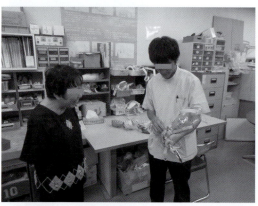

b. 実物を用いた説明

習法を簡単に説明した．さらに，義手を実際に動かしているところや，生活や家事動作で活用している映像を観せ，義手の正確な情報を理解してもらい，義手の利用についての意思確認を行った．

オリエンテーションでは，自分に義手が使いこなせるかどうかの不安も感じているようであったが，積極的に質問し，意欲の高さがうかがわれた．オリエンテーション後に主治医の診察を受け，入院して義手の製作と装着・操作訓練を実施することとなった．

## 作業療法評価

第一印象では性格は明るく，義手操作訓練を前向きにとらえる印象を受けた．体格は中肉中背であった．

身体機能面では，切断側のROM・筋力ともに義手操作を阻害する大きな問題はないものの，年齢相応の胸椎後弯がある．座位姿勢は，頭部前方突出，左肩甲骨外転・上方回旋・前傾となっており，僧帽筋上部・中部，大円筋，小円筋に過緊張があり，肩関節屈曲時に左肩肩甲骨外転・上方回旋が早く出現し，肩甲骨挙上の代償が出現していた．また，年齢相応に，老眼による眼鏡の使用や耳の聞こえにくさがあった．

断端の皮膚状態はよく，痛み・異常感覚ともなかったが，全体的に皮下脂肪や軟部組織が多いため断端が軟らかく，未成熟であった．断端長は，軟部組織先端は26 cm，骨端先端までは15 cmであった．また，断端の先端部が突起状になっており，先端からの圧迫で痛みが生じやすい状態であった（図10）．

A氏の作業療法評価の結果を表2に示す．

## 作業療法方針と予後予測（評価のまとめ）

A氏の切断肢の状態は良好で，義手操作訓練に対して前向きであった．ニーズは，家事全般や旅行・絵葉書などの趣味活動を，義手を用いて両手でできるようになりたい，というものであった．

### 図10　A氏の断端

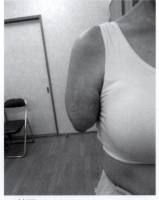

a. 前面

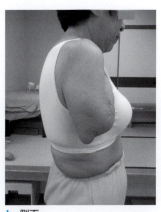

b. 側面

**表2** A氏の作業療法評価

| | | 初期評価（X年8月） | 最終評価（X年11月） |
|---|---|---|---|
| 断端長 | | 20.0 cm 標準断端（57%） | 著変なし |
| 周径 | 腋窩に垂直 | 31.5 cm | 31.0 cm |
| | 腋窩から2.5 cm | 31.0 cm | 29.0 cm |
| | 腋窩から5.0 cm | 30.0 cm | 28.5 cm |
| | 腋窩から7.5 cm | 29.5 cm | 28.2 cm |
| ROM | | 頚部回旋（左＜右）・側屈，肩関節屈曲・外転に軽度制限あり | 著変なし |
| 筋力（MMT） | 体幹・左上肢・両下肢 | 5 | 5 |
| | 右上肢 | 4 | 4+ |
| | 右肩回旋 | 2 | 3 |
| 感覚 | | 特に異常感覚なし | 著変なし |
| 疼痛 | | 安静・運動時ともになし | 著変なし |
| 幻肢 | | 幻肢はみられない | 著変なし |
| 精神面 | | 前向きで訓練に対して意欲的 | 家庭での義手の使用や海外旅行・趣味活動へ意欲的 |
| ADL・IADL | | ADLは残存肢で自立，IADLは夫が実施 | ADLは残存肢で実施可能だが，起床後から義手を装着しているため，ADL・IADLは両手動作で実施 |

　医師・作業療法士・義肢装具士とともに仮義手ソケット製作後，仮義手装着訓練を開始した。作業療法では，仮義手での操作方法の習熟，義手を用いた両手動作のイメージ形成，およびパーツの選択を目的とした。また，理学療法士と連携し，残存機能の強化や可動性の拡大を図り，義手操作訓練の阻害因子を軽減することとした。

　具体的な内容としては，仮義手で基本操作訓練を行い，その後，日常生活訓練へ移行し，次に生活場面で使用できることを目標とし，操作定着後に家事動作練習や外泊での試用を行うこととした。

　40分間／日，週5回の頻度で，作業療法と理学療法を行うこととした。また，訓練時間以外に自主練習課題を確認し，徐々に義手装着時間を延長するようにした。本義手処方前は，家事の動作分析と動作練習，適したパーツ選択の再検討が必要とされると予測し，年間を通して仕事で義手を使用できることをゴールとした。**表3**に作業療法の課題分析を示す。

## 3 上腕義手

**表3** A氏の作業療法の課題分析

| | 利　点 | 問題点 | 予後予測 |
|---|---|---|---|
| 心身機能・構造 | ・断端部の状態良好<br>・幻肢痛や痛みなし<br>・筋力が保たれている<br>・訓練意欲があり，前向きである | ・断端部が未成熟<br>・肩関節自動運動時，肩甲帯での代償動作が出現 | ・良好な断端の状態を維持し，訓練を意欲的に取り組める<br>・家庭復帰後も，前向きに生活を続けられると予測する |
| 活動 | ・日常生活は左手のみで自立<br>・片手で家事動作に挑戦する意欲あり<br>・絵葉書などの趣味活動が多い | ・義手操作訓練時，代償動作が出現<br>・操作時，過剰な力が入りやすい | ・義手の使用により両手活動ができるようになり家事可能<br>・肩甲骨・肩関節を協調的に動かし，効率的に操作可能 |
| 参加 | 以前から地域活動や趣味活動が多彩で，積極的に参加したい希望がある | 活動的になりすぎて疲労を蓄積しすぎる可能性がある | 趣味や地域活動の際に義手を使用することができる |
| 環境 | ・夫がとても協力的<br>・交流を継続している友人も多く，援助を受けることができる | 援助を受ける生活で過ごしており，過介助や手助けのタイミングの理解が不足している | 可能な限り手助けなしで，家事動作や趣味活動，また，友人との外出が行える |

## リハビリテーションの目標と作業療法プログラム（表4）

**表4** A氏のリハビリテーションの目標と作業療法プログラム

| リハビリテーションゴール | 生活に適応した義手を処方・製作し，義手を両手動作時など生活で活用できるようになる |
|---|---|
| 長期目標<br>（3カ月） | ・能動義手を用いて，両手でADLや家事動作などがスムーズに行える<br>・生活に適応した義手のためのパーツ選定（手先具・手継手）を行い，処方・製作する |
| 短期目標<br>（1カ月） | ・仮義手での能動義手操作を獲得し，義手を使用したさまざまな生活動作を体験する<br>・断端の成熟に応じて，ソケットを変更し，成熟を促す |
| 作業療法内容<br>（プログラム） | 1. 義手装着前訓練：ROM拡大，筋力の維持・向上，筋緊張のコントロールのためのモビライゼーション・ストレッチ・リラクセーション，利き手交換練習など<br>2. 仮義手製作（ギプスソケット→ThermoLyn® clearでの仮義手製作）<br>3. 義手装着練習（仮義手→本義手）<br>　①基本操作練習：開閉・物品操作コンビネーション練習（能動フック→能動ハンド）<br>　②両手動作練習：能動フック・ハンドでの両手動作練習<br>　③日常生活・家事動作練習：更衣・傘の使用・調理・掃除・洗濯など（能動フック・ハンド）<br>5. 本義手処方<br>6. 外泊での試用（家事動作） |

## 作業療法経過

### 第1期：ギプスソケットでの仮義手操作練習（X年8月上旬～中旬）

#### 仮義手の製作

　断端の成熟と早期の義手操作練習のため，医師と作業療法士がギプスソケットで上腕能動仮義手を製作した．A氏の断端は軟部組織・皮下脂肪が多かったため，ソケット内の隙間が大きくルーズなソケットでは，ソケット内で断端部先端が動いてしまい，先端に疼痛が出現し，また肩甲骨・上腕骨の運動が十分に伝わらないことが予測された．そこで，上腕骨頭の動きが適切に伝わるソケット形状になるように腋窩前後面のチャンネルの適合性を高めたソケットを製作した．

仮義手の構成は，差し込み式ソケット，肘ブロック継手（プーリー付き），コントロールケーブル（プラスチックライナー内包のケーブルハウジング），面摩擦式手継手，能動フック（随意開き式，voluntary opening type：VO type），8字ハーネスとした（図11）。

製作後，義手のチェックアウトを行い，ソケット，操作効率，伝達効率に問題がなかったため，操作練習に進んだ。

### 仮義手の操作練習

まずは肘継手の操作練習から開始した。肘継手をアンロック（遊動）にして，両側や切断側の肩甲骨外転，肩関節屈曲の動きをゆっくりとハーネスに伝えながら張力をかけることで，肘継手を屈曲させる感覚，逆の動作で伸展させる感覚を繰り返し学習した。ソケットの適合も確認しながら，動きの速さや強さをコントロールできるように繰り返し練習した。

次に，手先具の開閉練習に移行した。フックのゴムは1.5枚から開始し，手先具の開閉を容易に体験できるようにした。肘継手屈曲90°位，伸展位，最大屈曲位など，さまざまな角度で肘継手をロック（固定）し，開大練習を行った。ゴムの枚数を2〜2.5枚と徐々に増やし，その後は義手を補助手として使用する両手動作練習や物品操作による「握り」「離し」の練習を導入した。

さらに，肘継手のロック，アンロックの操作練習も行った。この操作は，肩甲骨下制と肩関節伸展・外転の組み合わせの動きにより，肘継手前面に設置しているロックコントロールケーブルを引く（戻す）ことで行い，徒手的に動作を誘導しながら練習した。A氏とともに肘継手のロック，アンロック時の操作音である，「カチャ」という音を確認し，かつ最後にケーブルを緩めることを意識した。操作練習では上腕の運動が先行してしまい，肩甲帯の分離した動きが十分にできず，徒手誘導で自動介助すれば可能であったが，過剰努力により固有感覚を適切にとらえられなかったため，適切な運動に結び付くまで時間を要した（図12）。繰り返し徒手誘導を行い，姿勢鏡を見ながら運動と感覚をマッチングすることで動作学習を定着化することができた。

**図11** A氏の仮義手

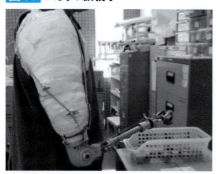

**図12** A氏の義手操作練習

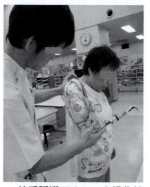

a. 徒手誘導でのロック操作練習

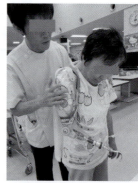

b. 徒手誘導でのフック開大練習

フックの開閉練習，肘継手と手先具操作のコンビネーション練習，物品の大きさや素材・高低差などを段階付けた操作練習，両手動作練習を行っていった。A氏は自主練習に対してとても意欲的で，積極的に行うことで操作技術が向上していった。

### ◾ 第2期：コポリマー素材（ソケット）での仮義手操作練習（X年8月下旬～10月）

#### 仮義手の再製作

断端が成熟して周径が変化し，ソケットに隙間が生じて適合が困難となったため，仮義手を再製作した。義手を装着した更衣訓練や外出・外泊での試用を目指して，より本義手に近いタイプの仮義手とするために，ソケットをコポリマー素材で製作することとし，義肢装具士に製作を依頼した。また，操作性向上や断端先端の痛み予防のために，ソケットのマッスルチャンネルや前後壁部分での支持を強めにすることなどを，医師・義肢装具士・作業療法士で検討して製作した。

仮義手は，差し込み式ソケット，肘ブロック継手（プーリー付き），コントロールケーブル（プラスチックライナー内包のケーブルハウジング），迅速交換式屈曲手継手，能動フック（VO type），8字ハーネスとした（図13）。

#### 能動フック，能動ハンドの練習

仮義手が完成してチェックアウトを行った後に，継続している基本操作練習（図14）や両手動作練習（図15）に加え，新たに日常生活・家事動作練習（掃除，洗濯，調理）を導入した（図16）。また，義手の装着感に慣れることと，姿勢調整や肩関節の運動を目的として，歩行練習時に義手の装着を促した。理学療法士と連携しながらリハビリテーションを進め，切断側の肩関節のROM拡大や筋力増強，前弯姿勢の改善がみられた。

能動フックでの操作がスムーズに行えるようになったため，能動ハンドとの手先交換式へと仮義手の調整を行った。能動ハンドはVO typeと随意閉じ式

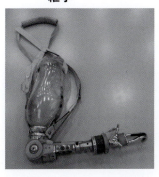

図13 再製作した仮義手：迅速交換式屈曲手継手

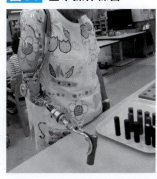

図14 基本操作練習

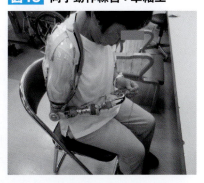

図15 両手動作練習：革細工

**図16** 家事動作練習

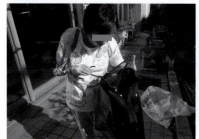
a. 洗濯物干し

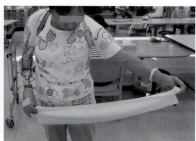
b. 洗濯物たたみ

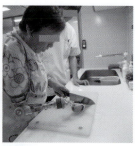
c. 調理

（voluntary closing type：VC type）の双方を試用し，フックと同様のタイプが使用しやすかったことからVO typeを選択した。

外泊時に義手を持ち帰りたいとの希望があり，自宅での実施課題を検討しながら試用評価練習を行った。

### ■ 第3期：本義手練習（X年10～11月）

本義手の処方は，A氏，医師，作業療法士，義肢装具士で検討して行った。差し込み式ソケット，肘ブロック継手（プーリー付き），コントロールケーブル（プラスチックライナー内包のケーブルハウジング），迅速交換式屈曲手継手，能動フック（VO type）と能動ハンド（VO type）の交換式，8字ハーネスとした（図17）。

本義手のチェックアウト後は，家事動作練習を継続した。外泊時には自宅で使用し，また外出時の使用も経験して，義手はA氏にとってなくてはならないものになった。

## 最終評価と社会（家庭）復帰

A氏の作業療法の最終評価の結果は**表2**に示した。

A氏は本義手の操作練習を終了し，自宅退院となった。自宅では，朝，起床したら義手を装着し，朝食の準備や洗濯から始まり，生活全般において能動フックを補助手として活用している。また，散歩や買い物などの外出の際には能動ハンドに付け替えている（図18）。

70歳代と高齢ながら，A氏の生活における操作のバリエーションや活用方法は多彩であった。上腕能動義手の操作は一見，単純にみえるが，新しい動作獲得は決して練習なしに実現できるものではなく，義手の選択は対象者のニーズなどに応じて行うべきである。

義手は切断した上肢の機能を補うには十分とはいえないかもしれないが，生活の質をより向上する「道具（ツール）」として義手を使いこなせるよう，また生活で活用できるように援助することが，リハビリテーション専門職種の役割であり責務であろう。

**図17** A氏の本義手

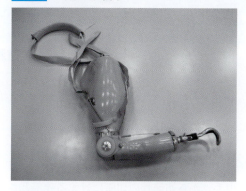

**図18** A氏の自宅での義手使用の様子

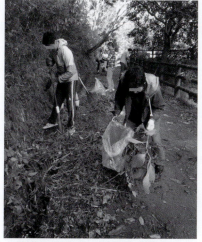

a. 地域の清掃作業に参加した様子

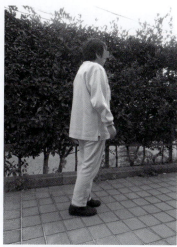

b. 散歩の様子（能動ハンド）

# 4 | 手部義手・前腕義手

大庭潤平, 溝部二十四

## 手部義手

### ■ 手部義手とは

　手部義手は，中手骨から基節骨の切断に対する義手とされている[1]。しかし，複数の書籍[2-5]で手義手，手指義手などを含めて分類されていることもあり，ここでは手根骨遠位の部位の切断を対象とした義手を手部義手とする。

　手部義手の適応には，手指の切断，中手骨部の切断，手根骨部の切断などが含まれる。そのため，母指のみの切断や手指の一部の切断など，さまざまな組み合わせの手部形態となり，それに伴い義手の形態や仕様もさまざまとなる。

　手部切断は手関節が残存している。前腕切断と比較すると，前腕部が残存していることから断端長は長く，手部残存部の感覚を用いて作業を行うことができる。能動義手を使用せずに装飾用義手で外観を補い（図1），作業時に状況に応じて残存部を活用することもある。

### ■ 手部切断のリハビリテーション

#### □ 断端部の活用

　手部切断者は，装飾性を考慮して装飾用義手を選択する場合が多い。手部切断は断端が長いため，作業を行う際に物を押さえるなど，残存肢の補助手的な役割として活用しやすく，また感覚機能が残存している断端部は，感覚フィー

**図1** 母指が残存した手部に装飾ハンドを装着した図

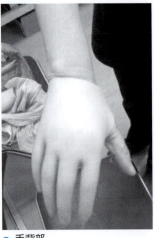
a. 手背部

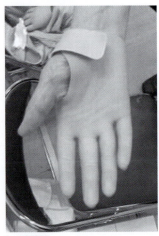
b. 手掌部

ドバックのない義手の手先具よりも利便性が高い。

### 装飾用義手の活用

義手を装着しない手部切断者には，断端部をどのように活用すれば日常生活や社会生活が遂行しやすいかを指導する必要がある。また，リハビリテーション，特に作業療法では，具体的な目標設定と支援を行うことで，断端や自助具などの活用，装飾用義手の選択を支援する。さらに，装飾用義手は物を「押さえる」「引っかける」など，物品の操作が可能であるため，対象者に獲得させる。義手を用いない物品操作と義手を用いた物品操作を比較・検討しながら，義手の改良や工夫，操作の練習も検討すべきである（図2）。

特に母指切断の場合は，握り動作（grasp），つまみ動作（pinch），引っかける動作（hook）などの手の基本的な機能を残すために，外科的形成術として母指の造指術などを行うことがある[6]（図3）。

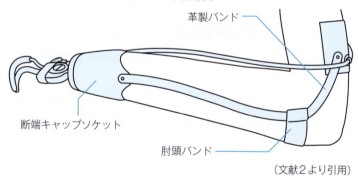

**図2** 手根中手骨の残存で適応となる手部義手

（文献2より引用）

**図3** 母指切断における母指造指術

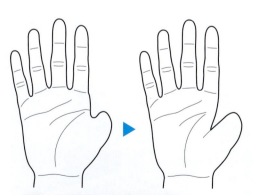

a. 母指と示指の間を深く切開する方法

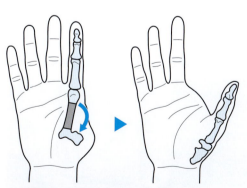

b. 指移行術：示指の中手骨遠位骨頭を残して切離し，母指の残存する中手骨または大菱形骨に移行させる

（文献6より引用）

### ◻ 能動義手の活用

　手指が残存した症例でも，目的とする作業によっては能動義手が有効な場合がある．その際は，能動義手を用いた作業獲得を目指して作業療法が実施される．このときの作業療法は，前腕切断の能動義手操作と同様である．

　図4に，母指が残存した手部に能動義手を処方した症例を示す．図4aは通常のフックの使用で，フックの開閉でペグを把持している．一方，図4bはフックと残存した母指でペグを把持している．この場合はフックの開閉は行わないが，残存した母指には感覚があるためペグを把持した感覚がフィードバックされ，形状や硬さなどが認識できる．

　現在の義手は感覚フィードバックがないため，視覚によるフィードバックに頼らざるをえない．感覚フィードバックがあることは物品把握などで有効である．このように，患者の切断部（断端部）の状態や義手の使用目的などを考慮して，義手の選択と使用方法を決める．

## 前腕義手

### ◻ 前腕義手とは

　前腕切断は，上肢の切断レベルのなかで最も義手を実用的に用いることができる[1]．

　前腕切断は，断端の長さによって手関節離断（前腕部100％残存），前腕長断端（前腕部80％以上残存），前腕中断端（前腕部55〜79％残存），前腕短断端（前腕部35〜54％残存），前腕極短断端（前腕部35％未満残存）に分けられる．

　断端の長さによってソケットの種類が異なるが，特にソケット開口部のトリミングやアライメントが変わってくる（図5）．また，断端長によって前腕部の回内外の可動域も異なる．すなわち前腕義手では，断端長に応じたソケットや継手などの部品選択が重要となる．

　義手は手先具の機能によって，能動義手，装飾用義手，作業用義手に大別で

**図4　母指が残存した手部に能動義手を処方した症例**

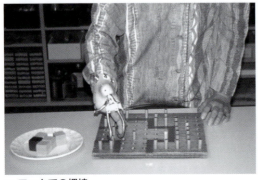

a．フックでの把持

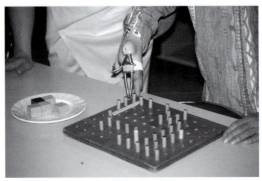

b．残存指とフックでの把持

きる。次項からそれぞれについて解説する。

### 能動義手

能動義手は，肩甲帯，断端部，および残存上肢の運動でハーネスやコントロールケーブルシステムを制御して手先具を開閉する体内力源義手と，筋電義手のようにモーターや電池で手先具を動かす体外力原義手の2種類がある。

コントロールケーブルシステムで操作する手先具は，フック型とハンド型に大別される（図6）。

#### 図5 前腕部ソケット開口部における断端長別のトリミング

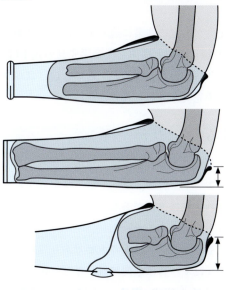

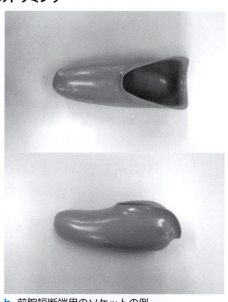

a. 断端長別の開口部トリミング例：断端長の違いにより，皮膚との接触面が異なる。自己懸垂力を高めるために，断端長に比例して肘頭部のソケットが薄くなる

b. 前腕短断端用のソケットの例

（a：文献2より引用）

#### 図6 前腕能動義手と手先具

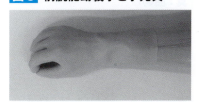

能動ハンド

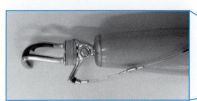

能動フック

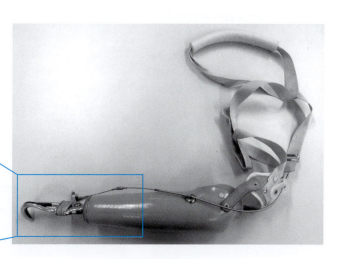

### ◼ 装飾用義手

　装飾用義手は，ハンド部分をシリコーンやポリ塩化ビニルなどで作成した，装飾性を重視した手先具である。どれだけ手に似た外観であるかが重要であるため，シリコーンを用いたものが主流となっており，指紋やしわ，浮かび上がる血管まで表現した装飾ハンドが開発されている。

　装飾ハンドは動かないため，作業において意味がないように思われがちであるが，ハンドの摩擦や形状を利用すれば，物を押さえたり袋の持ち手を引っかけたりすることなどが可能である。装飾用義手の使用方法を指導することは大きな意味がある（図7）。

### ◼ 作業用義手

　外観は一切考慮されておらず，手先具が特定の作業に適応することを目的に製作された義手である。曲鉤（図8）や鎌持ちなど開閉しない手先具の義手は，コントロールケーブルシステムを必要としないものが多い。近年では，ゴルフやバスケットボールなどのスポーツ用手先具も開発されている。

## 前腕能動義手使用者に対するリハビリテーション

　前腕能動義手は最も多く装着されており，また日常生活で使用できる。

　義手のパーツは，手先具，継手，ソケット，幹部，コントロールケーブルシステム，ハーネスに分けられるが，それぞれに役割があり，義手の使用目的に応じて各パーツを選択することができる。

　また，手部切断と同様に前腕切断でも断端の評価は大変重要であり，断端の形状がソケットの適合に大きな影響を及ぼす。特に手関節離断などで橈骨茎状突起が残存している場合には，ソケットを有窓式（図9）としてソケット内に断端が密着するよう工夫する。

　上肢切断者のリハビリテーションは一般情報の収集や面談などから始まり，

**図7　シリコーン製の装飾用義手**

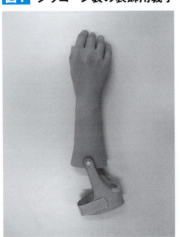

**図8　前腕作業用義手（手先具：曲鉤）**

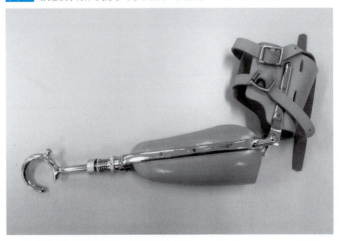

各種の検査・測定や観察，評価，目標設定，計画立案，義手操作練習，フォローアップとなる．ただし，上肢切断の特徴として断端の評価が重要であり，義手の操作や日常生活での活用，作業の獲得に焦点を当てた練習法を実施しなければならない．

### ◻ 前腕能動義手の操作のための運動と指導

能動義手の使用とは，手先具を操作することである．ここでは，能動フック（随意開き式）の基本操作について解説する．

前腕能動義手の手先具の開大操作に必要な運動は，基本的には肩関節の屈曲である[2]．これによりハーネスのハンガーと上腕カフの間の距離が延長し，ケーブルが引かれて手先具が開大する（図10）．肩関節を屈曲位から戻すとケーブルの緊張がなくなり，フックの力源ゴムの力で手先具が閉じる．

この基本操作を作業療法士と義手使用者がともに理解したうえで，操作訓練を開始する．まずは肘関節屈曲90°程度で，前腕部をゆっくりと前に押し出すように肩関節を屈曲し，フックが開くことを確認する．また，元の肢位に戻すと手先具が閉じることも確認する．

#### 図9 有窓式前腕ソケット

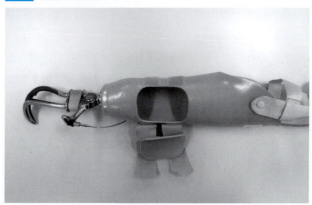

#### 図10 能動フックの開大操作：随意開き式

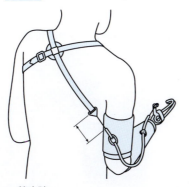

a. 静止時

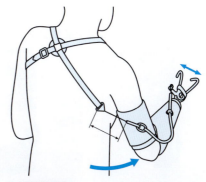

b. 肩関節屈曲

（文献8より一部改変引用）

手先具の閉じる力すなわち把持力は，力源ゴムの枚数により変化する．最初は2枚程度から始めて，3〜4枚程度（約1.5 kg）にしていく[7]．段階的に上肢の肢位を変えながら，手先具を開大できるか確認する．その際，ソケット内の断端の痛みなども評価する．

### ▪ 物品の「握り」と「離し」

能動フック型手先具は，手鉤型に湾曲した金属によって，指で物をはさむ機能を代償する手先具である．鉤の部分は固定鉤と可動鉤に分かれているため，操作時のフックの動きと，はさむ対象の物品を考慮して，「握り」と「離し」を指導する．

なお，能動ハンドはフック型とは形状が異なるため，手先具の選択によって作業療法における義手操作の指導方法が異なる．

基本操作としての物品の「握り」と「離し」は，物品を「取りにいく→握る→保持して運ぶ→離す」という流れになる．基本操作訓練の過程では段階付けを考えながら，物品自体や移動する方向などを変化させる．

対象物品については，大きさ，形状，硬さ，素材の4点に着目する．この4点を目標に応じて段階付けする．これらが変化すると，手先具の鉤部分と対象物品が接触する面や，フックの開大幅なども変化する（図11）．また，手先具が物品へ向かう方向や，安定した把持形態などがあり（図11d），指導の重要なポイントとなる．

手先具の操作は「握り」と「離し」だけではなく，押さえたり引っかけたりなど，さまざまな方法があるため，それらも訓練に加えるようにする．

### ▪ ボディイメージの再構築

上肢切断者の多くは，後天的な原因で切断となる．義手は失われた身体の一部を補完するが，義手を装着しても切断者のボディイメージは容易には再構築されない．

義手使用者のなかには，義手を身体の一部のように感じ，思うまま操作できる人もいる．そのような人は義手が適合しており，物品の操作や残存肢と協調

**図11 対象物の違いによる能動フックの開大幅および対象物とフックの位置関係**

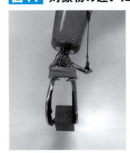
a. 立方体

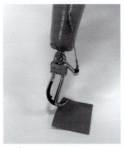
b. 布

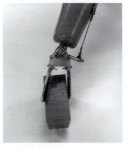
c. 直方体

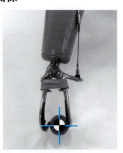
d. 球：重心をはさんだ安定した把持形態

した義手の操作に熟練している。また，日常や社会生活のなかで義手に具体的な役割があり，実用的に操作し，義手を使用して主体的な生活を営んでいる。

練習にあたっては，物品を用いた「握り」と「離し」といった基本操作から，日常生活における応用操作訓練まで，適切な方法を指導することが重要である。

### ■ 両手動作と ADL・IADL 訓練

両手動作や ADL・IADL（instrumental activities of daily living：手段的日常生活活動）を行う訓練を，応用操作訓練という。応用操作訓練は，さまざまな要素のある課題を，義手で遂行できるようにする訓練である。応用操作が可能になることで，「義手を操作できる」から，「日常生活で義手が役に立つ」へと変化する。

#### 両手動作

両手動作では，基本操作の能力をさらにレベルアップさせ，残存肢の手との協調した動き，および物品の操作を行うことが目的となる。

リハビリテーションでは，日常生活で必要な動作の要素を分析し，対象者の能力や興味に応じた課題を担当者が選択する。また，反復練習が重要で，手工芸や木工などの活動を用いながら，習熟した両手動作の獲得を目指す（図12）。

この期間は，ダイナミックな動きや巧緻性を要する動きなど，多くの動作を体験しながら習得する。その過程で，義手使用者が自らが考え行うことで動作のコツを習得することが多く，手先具や手継手などの部品を交換し，最も適した義手の部品構成を検討するよい時期でもある。

#### ADL・IADL 訓練

ADL・IADL 訓練は，基本操作と両手動作を基盤として行われる義手使用者の日常生活課題であり，さまざまな環境を想定するため，多くの生活用品を用いる。実際の生活場面を想定したシミュレーションを行うことが大切である。

切断者の多くが片側切断であるため[8]，残存上肢で大半の ADL・IADL を行うことが可能であるが，動作の質や速さなどの習熟度を考えると，義手を有効

### 図12　仮義手訓練時の両手動作課題：木工作業

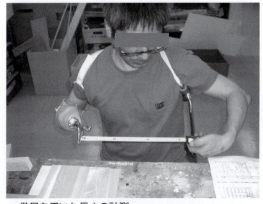

a. 巻尺を用いた長さの計測

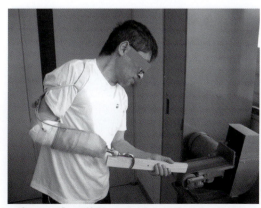

b. グラインダーの使用

に活用できることは，ADLやIADLの質の向上につながる。また，仕事などの社会参加においても，両手を使えるほうが作業の質や完成度は高いことが報告されている[9]。具体的には，空間での物品操作である洗濯物を干す作業（図13a），傘を開く動作（図13b），茶碗と箸の使用など，多くの両手動作が必要な作業がある。

リハビリテーションの目標は，ADLやIADLをはじめとする主体的な生活の獲得である。実際の生活場面での義手の使用体験も行うことで，義手本体や操作の課題を見出し，それに対応しなければならない（図14）。

### ■ フォローアップとチーム連携

義手使用者は，義手という道具を用いて生活を営む。道具は消耗し破損することもある。手の機能を代償する義手が使用できないと，生活に大きな問題を抱えることになる。また，道具は進化し，新しい製品が生まれる。セラピストは義手使用者の義手の不具合や生活の変化にも関心をもち，フォローアップを行う。

**図13　両手動作が必要となる空間での物品操作**

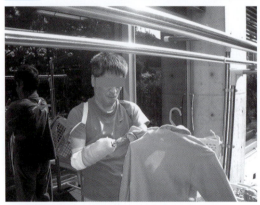 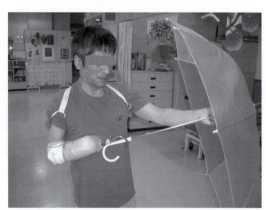

a. 洗濯物を干す　　　　　　　　　　　　　　　b. 傘を開く

**図14　実際の生活場面におけるIADL**

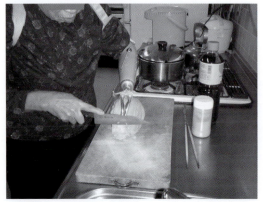 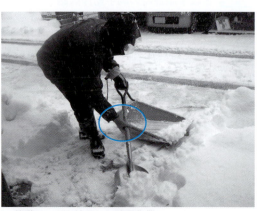

a. 能動フックを使用した調理　　　　　　　　　b. 能動ハンドを使用した除雪作業

義手を製作するのは義肢装具士であるため，義肢装具士との連携は必須である。医師や義肢装具士，リハビリテーションエンジニアなど，義手使用者にかかわるスタッフが連携することが，義手使用者が安心して生活を営む基盤となる。

担当者は義手使用者の心身機能を評価し，適切なリハビリテーションゴールに則した目標および計画を立案して，さまざまな手段を用いて義手使用者の生活支援を行うべきである。

## 症例紹介

### 症例の基本情報（表1）

**表1** A氏の基本情報

| 年齢・性別 | 30歳代，男性 |
|---|---|
| 職業 | 線路保安員 |
| 家族 | 両親（キーパーソン：母親） |
| 診断名 | 両側前腕切断：左前腕長13.0 cm，右前腕長14.0 cm（図15） |
| 経過 | ・20XX年12月：電車の高圧電線の保守作業中に感電。5 mの高さから転落し受傷。救急医療センターに搬送され両上肢電撃傷，肋骨骨折，骨盤骨折の診断。両上肢デブリドマン施行<br>・20XX＋1年1月：両前腕切断施行。骨盤骨折は保存的加療<br>・同年5月：筋電義手訓練希望で当院入院 |
| ニーズ | 筋電義手の訓練がしたい |

当院：兵庫県立リハビリテーション中央病院

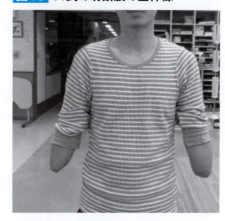

**図15** A氏の切断肢の全体像

### 外来でのオリエンテーション

両親とともに来院。両断端の創部，皮膚の状態は良好（図16）。著明な幻肢痛および断端痛はなし。受傷時の骨盤骨折の影響で腰痛の訴えがあった。

**図16** A氏の両断端部

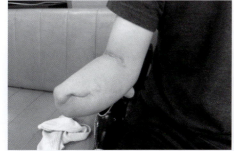

a. 右前腕断端

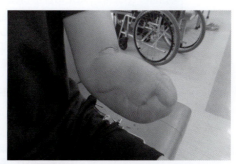

b. 左前腕断端

ADLは，食事や更衣（下衣）などは自助具を用いて自立していたが，その他は全介助であった．本人，両親とも筋電義手に興味を示した．

## 作業療法評価（表2）

**表2　A氏の入院時における身体機能およびADL**

| 関節可動域 | | 両肩関節に可動域制限あり：屈曲110°，外転90° |
|---|---|---|
| 筋力（MMT） | | 両上肢5レベル |
| ADL | 食事 | 自立（自助具要：専用スプーン） |
| | 整容 | 全介助 |
| | 更衣 | 下衣一部介助，上衣自立 |
| | 排泄 | 自立（排便は一部介助） |
| | 入浴 | 全介助 |
| | 移動 | 下肢機能問題なく独歩 |

## 作業療法方針

A氏は義手の機能への期待が大きく，入院初期から筋電義手へのニーズが聞かれた．

当院は従来から能動義手訓練を主体に実施しており，そのなかで上肢操作能力の獲得を図っている．そのため，筋電義手訓練の前に，能動義手訓練を行うこととしている．

作業療法では，自助具を活用したセルフケア（食事，排泄，入浴）の拡大を図り，同時に右側の訓練用仮義手を製作，一定の基本操作を訓練した後，左側の訓練用仮義手を製作することとした．各基本操作の訓練を行い，両手の協調性訓練へつなげた．また，両肩関節の可動域制限が残存していたため，理学療法士と連携して機能改善を図ることとした．

## リハビリテーションの目標と作業療法プログラム（表3）

**表3　A氏のリハビリテーションの目標と作業療法プログラム**

| リハビリテーションゴール | 在宅生活，さらには復職に向けた両上肢機能の再獲得 |
|---|---|
| 長期目標（3カ月） | ADLの自立（能動義手，断端のみ） |
| 短期目標（1カ月） | ・義手操作能力の向上<br>・断端の成熟を促し，ソケットの適合を管理する<br>・手継手や手先具など，各種パーツの試用開始 |
| 作業療法内容（プログラム） | 1. 義手装着前訓練：肩関節可動域の改善，筋力増強，自助具製作（食事，入浴）<br>2. 訓練用能動仮義手製作（ギプスソケット），ハーネシング等調整<br>3. 義手操作訓練<br>　①基本操作訓練<br>　②両手動作訓練<br>　③ADL訓練（外泊訓練）<br>　④本義手処方，製作 |

## 作業療法経過

### 第1期：左右手各々の義手操作訓練

入院当日，夕食から使用する改良スプーンを製作，適合評価を行った（図17）。

翌日，右手訓練用仮義手（ギプスソケット）を採型，基本操作訓練を開始（図18）。訓練内容を確認しながら，肩甲帯の動きや物品の形状に合わせた上肢操作，能動フックでの把持訓練を行った。

右手の操作能力が安定したため，入院1週間後には，左手訓練用仮義手を製作し，一側のみで右手同様に操作訓練を開始した。

訓練物品の形状や大きさ，重さ，素材などを段階付け，水平や垂直方向への移動など義手と四肢体幹との関連性を学習させた。そして，義手装着時間の延長を図り，さらなる操作能力の獲得と断端の成熟を促した。ADLでは入浴動作の自立に向け，洗体用や入浴後に体を拭くためのタオルの改良，洗髪用ブラシを製作した。

### 第2期：両義手のハーネスの結合と両手動作の導入

各基本操作に習熟してきたため，両側のハーネスを結合し（図19），両手動作訓練を開始した。

訓練物品の持ち替えや，ひも結びといった両手の対称的な活動（図20）から，書字や切り絵など実用手（右手でペンやカッターを使用）と補助手（左手で紙を押さえる）といった役割に応じた使い方，さらに手先具を能動ハンドに変更して屈曲手継手等の試用を行うなど（図21），多様化な課題で義手の適合を図った。

作業活動を用いて道具の使用を必然的に導入し，訓練の準備から後片付けといった一連の流れを自己管理していくなど，病棟での試用にも結びつけた。

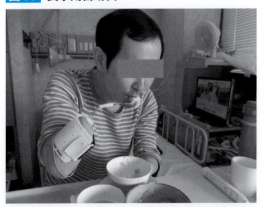

**図17** 食事用自助具

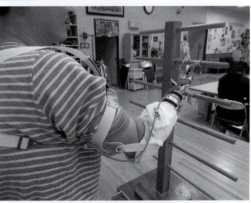

**図18** 訓練用能動仮義手

### ■ 第3期：本義手処方，適合判定

　断端の成熟および各種パーツの試用評価が完了し，A氏が日常生活において義手を使用できる見通しが立ったため，本義手を処方した（**図22**）。

　処方義手は殻構造，能動式とした。ソケットはノースウエスタン式，素材は熱硬化性樹脂で，手先具は能動フック（5Xa, Hosmer社），手継手は迅速交換式・回旋式・屈曲式（10V39, Otto Bock HealthCare社），懸垂装置は8字ハーネスとした。

　製作した義肢装具士の立ち会いの下，適合判定に沿って義手本体の確認とソケット（**図23**）の適合，ハーネシングを行った。

## 最終評価と社会（家庭）復帰

　入院時に認められた両肩関節の可動域制限はほぼ改善し，ADLはすべて自立した（**図24**）。

　労災保険の義肢等補装具費申請（筋電義手）を行うために，いったん自宅退院した。自宅では家事手伝いを行い，獲得した義手操作能力の維持を図った。

　労災保険の義肢等補装具費支給を受けるには，1カ月程度の期間が必要なた

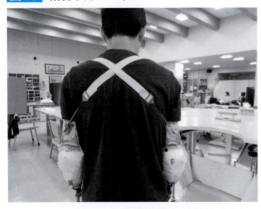

**図19** 結合したハーネス

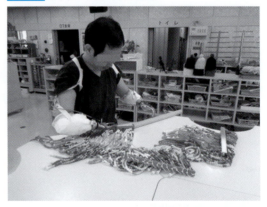

**図20** 両手の対称的な活動

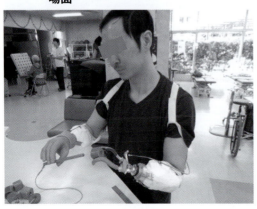

**図21** 能動ハンドと能動フックを用いた作業場面

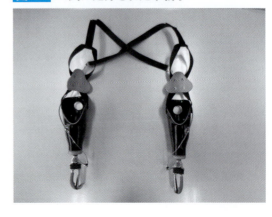

**図22** A氏に処方された本義手

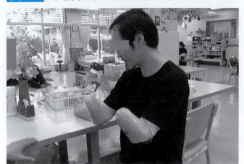

図23 本義手用のチェックソケット

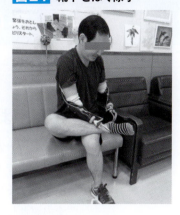

図24 靴下をはく様子

め，その間は自宅療養とし，就労に関しては筋電義手の給付を受けてからの課題となった。

【文 献】
1) 日本整形外科学会，日本リハビリテーション医学会 監：義肢装具のチェックポイント 第8版，100-101, 医学書院，2014.
2) 澤村誠志：切断と義肢 第2版，137-150, 医歯薬出版，2016.
3) 日本義肢装具学会 監：義肢学 第2版，259-262, 医歯薬出版，2010.
4) 三上真弘 ほか 編：最新義肢装具ハンドブック，134-135, 全日本病院出版会，2007.
5) 日本作業療法士協会 監：作業療法学全書 改訂第3版 第9巻 作業療法技術学1 義肢装具学，16-20, 協同医書出版社，2010.
6) 澤村誠志：切断と義肢 第2版，22-24, 医歯薬出版，2016.
7) 柴田八衣子 ほか：義手の訓練方法のポイントと指導のコツ：前腕能動義手．232-239, 日本義肢装具学会誌 29(4); 232-239, 2013.
8) 増田章人 ほか：新型屈曲回旋迅速交換式手継手を使用した能動義手の制作経験－3例報告－．日本義肢装具学会誌 25(Suppl): 102, 2009.
9) 大庭潤平 ほか：片側前腕切断者における筋電義手と能動義手の作業能力の比較－両手動作を用いたADLと心理的影響について．総合リハビリテーション 34(7); 673-679, 2006.

2章 義手

# 5 | 筋電義手の構造と部品

柴田八衣子

## 筋電義手とは

継手や手先具を操作するための力源に電気を用いる義手を電動義手という。そのなかでも筋電電動義手（以下，筋電義手）は，筋電（筋肉が収縮するときに発生する微弱な電位差）をシグナル（入力信号）として用いるもので，電気を力源としてモーターが内蔵された継手や手先具を操作する。

### 筋電義手の構造

筋電義手は，手先具（電動ハンド・電動フック），装飾用グローブ，継手（リスト・電動肘），電極，バッテリーおよび充電器，支持部，ソケットなどで構成されている（**図1**）。

筋電義手は世界中でさまざまなタイプの製品が販売されている[1]が，ドイツのOtto Bock HealthCare社製の前腕用筋電義手（MyoBock®）が世界で最も普及しており，わが国でも主流となっている。

手先具にはハンド型と作業用のフック型があり，ハンド型には外観と防水のために装飾用グローブ（インナーグローブとアウターグローブの2つ）をかぶせて使用する。

ハンドのサイズと適応を**表1**に示す。乳幼児（1歳）用〜成人用まで7サイズあり，さまざまな年代に対応可能となっている。

**表1** ハンドのサイズと適応年齢

| サイズ [inch] | おおよその適応年齢 |
|---|---|
| 5 | 1〜3歳 |
| 5 1/2 | 3〜6歳 |
| 6 | 6〜10歳 |
| 6 1/2 | 10〜13歳 |
| 7 | 13歳〜成人女性 |
| 7 1/4 | 成人女性・男性 |
| 7 3/4 | 成人男性 |

**図1** 成人用（上）と小児用（下）の筋電義手

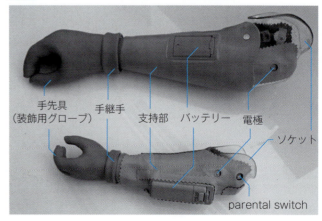

手先具（装飾用グローブ）／手継手／支持部／バッテリー／電極／ソケット／parental switch

## 筋電義手の制御システム

ここでは学術的な分類と，Otto Bock HealthCare社で実用化されている制御方式を紹介する．

### 2サイト2ファンクション

2個の電極を利用して2つの動きを制御する．それぞれの筋電シグナルが閾値を超えると手先具が作動（開・閉）するシステムである．

前腕切断の場合，手先具を制御する主な筋はハンドを開く（open）ための手関節背屈筋群と，閉じる（close）ための手関節掌屈筋群からそれぞれ選択する（図2）．

#### ON-OFFシステム（Otto Bock HealthCare社：デジタルシステム）

閾値を超えると一定の速度で手先具が作動する．利点は，制御が容易で筋電シグナルが小さくても操作が可能な点である．欠点は，開閉速度が一定なため，細やかな制御がしにくい点である．

#### 比例制御システム〔Otto Bock HealthCare社：DMC（dynamic mode control）システム〕

閾値を超える筋電シグナルの強さと速さに比例して，手先具の開閉速度や把持力が変化して作動する．利点は，速く強い力での把持や，ゆっくりとした弱い力での把持など，調節が可能な点である．欠点は，筋電シグナルの制御の習熟が不可欠な点である．

### 1サイト2ファンクション

1個の電極で2つの動きを制御するシステムである．

#### ダブルチャンネルシステム（Otto Bock HealthCare社）

1個の電極に2つの閾値を設定する．筋電シグナルの強さ（強・弱）に応じ，

**図2** 2サイト2ファンクション

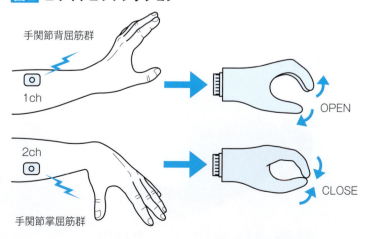

手先具が作動（開・閉）するシステムである。

EVO（evolution of Ottobock myoelectric system）システム（Otto Bock HealthCare社）

電極は1個で，筋電シグナルが入力される（筋肉が収縮する）とハンドが開き，筋電シグナルがなくなる（筋肉が弛緩）と自動的に閉じるシステムである。乳幼児が小児筋電義手を使う場合は，このシステムから開始する。

### ◼ 2サイト4ファンクション（Otto Bock HealthCare社：4チャンネルシステム）

1サイト2ファンクションを2セット利用し，4つの動きを行うもので，手先具（開・閉）とリストの回旋（回内・回外）の動きを制御する。

## ◼ 手先具の種類

手先具には主に，ハンド型とフック型がある。ハンド型は，その名のとおり手の形をしており，母指と示指・中指が向かい合う対立位となっている。3指駆動型で把持できるようになっている。ハンドにはさまざまな種類があり，サイズや制御システム，後述する断端長を基準に選択し，ハンドの動くスピードも選択できる。フック型には，作業用グライファー（Otto Bock HealthCare社）などがある（図3）。

## ◼ 断端長に応じたハンドおよびリスト（手継手）の種類

Otto Bock HealthCare社の成人用の電動ハンドは，断端長に応じて標準断端，前腕切断長断端・手関節離断，手部切断の3種類から選択することができる。

①標準断端：通常のハンドで基本構成のパーツの組み合わせを選択する（図4）。リストはQuick Disconnect，またはリストローテーター（電動で回旋），屈曲リスト（手動で屈曲伸展）などを選択することができる。

②前腕切断長断端・手関節離断：通常のハンドで，リストはラミネーションリング（手関節離断用）を選択する（図5）。

③手部切断：トランスカーパルハンドを選択する。この場合，リストは使用せ

**図3** グライファー

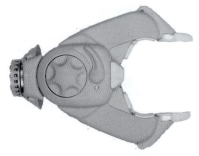

（画像提供：オットーボック・ジャパン株式会社）

ず，ラミネーションプレートで直接ハンドをソケットに固定するため，ハンドの回旋が不可能である．そのため，前腕の回旋運動を伝えるソケットの製作が必要となる（図6）．

### 図4 基本構成パーツ組み合わせ

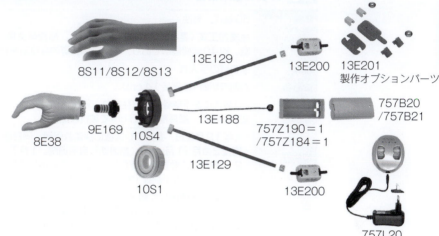

（画像提供：オットーボック・ジャパン株式会社）

### 図5 前腕切断長断端・手関節離断用パーツ組み合わせ

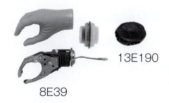

装飾用グローブおよび継手より近位の部品は，図4に準じる

（画像提供：オットーボック・ジャパン株式会社）

### 図6 トランスカーパル用パーツ組み合わせ

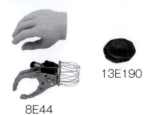

装飾用グローブおよび継手より近位の部品は，図4に準じる

（画像提供：オットーボック・ジャパン株式会社）

# 症例紹介

## 症例の基本情報（表2）

**表2** A氏の基本情報

| 年齢・性別 | 60歳代，男性 |
|---|---|
| 職業 | 金属加工業（妻と息子との3人暮らし）。高校卒業後，金属加工の工場に就職。約40年間働いており，職場では指導的な役割を担っている |
| 趣味 | 家の庭の手入れ |
| 診断名 | 右前腕切断（断端長14 cm） |
| 既往歴 | 20歳代に左下腿骨折の既往あり。術後治癒したが，20歳代前半に股関節の変形が生じ，脚長差が2.5 cmで跛行がある |
| 現病歴 | ・X年12月Z日，金属プレス機に挟まれ受傷。同日断端形成術施行。<br>・術後2カ月（1月中旬），創治癒し自宅退院。1月下旬当院外来受診。<br>・2〜6月：能動義手訓練目的で入院。退院後は能動義手で職場復帰<br>・8月から筋電義手訓練（労災）目的で再入院 |
| ニーズ | ・能動義手を使用して職場復帰しているが，機械解体や工具の使用などで把持力が不足しているため，筋電義手を使用したい<br>・家事の分担が増えた分をスムーズにできるようになりたい |

当院：兵庫県立リハビリテーション中央病院

## 受傷から訓練開始までの経緯

急性期病院で断端形成術を施行し，術後2カ月の1月中旬に自宅に退院した。1月下旬に兵庫県立リハビリテーション中央病院（以下，当院）を外来受診し，オリエンテーションを行った。

能動義手訓練のために2〜6月まで入院し，退院後は能動義手で職場復帰を果たした。自宅退院してから2回目の入院までの期間に，リハビリテーション目的で妻が行っている家事を分担するようになり，食器洗いや庭掃除，調理など，自宅での家事動作が増えた。

労働災害（以下，労災）での受傷のため，労災保険における筋電電動義手購入の申請を行い，外科後処置承認の決定通知が届いたため，術後9カ月から装着訓練目的で入院となった。

## 外来でのオリエンテーション

1月下旬，A氏に上腕切断に対する義手のリハビリテーションについて，映像や実際の義手を用いてオリエンテーションを行った（図7）。

装飾用義手・能動義手（能動フック・能動ハンド）・筋電義手の各特性を説明し，また操作方法やそのための練習方法を簡単に説明した。さらに，義手を実際に動かしているところや，仕事や家事動作で活用している映像を見せながら，義手や労災補償法の仕組みを理解してもらい，リハビリテーションを行うかどうかの意思を確認した。

### 図7 A氏のオリエンテーション

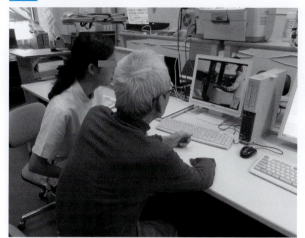

a. 映像を用いた説明

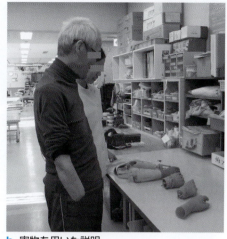

b. 実物を用いた説明

　オリエンテーションでA氏は職場復帰に向けて意欲的であり，筋電義手に興味を示していた．オリエンテーション後に主治医の診察があり，入院して能動義手と筋電義手それぞれについてリハビリテーションを実施することとなった．

## 作業療法評価

　A氏の性格は明るく，義手についての理解が良好で，物事を前向きにとらえる人との印象を受けた．体格は小柄で痩せ型である．能動義手を使いこなすための練習も積極的に行い職場に復帰したが，能動義手では難しい作業が筋電義手ならできるようになるのではと期待していた．

　職場には長年勤務しており，職人として後輩の指導やA氏が専門とする作業内容などがあるため，同僚や社長は早期の職場復帰を望んでいた．

　身体機能面では，切断側の関節可動域（ROM）・筋力ともに義手操作を阻害する大きな問題はないものの，20歳代からの脚長差による跛行がみられた．また，脚長差による脊椎側弯が存在した．

　立位姿勢は，脊柱に左凸の側弯があり，左肩甲骨挙上傾向で，左の僧帽筋上部・中部，腰背部に過緊張があり，静止時でも右体幹が前方に回旋している傾向があった．右肩関節屈曲時に体幹回旋し，肩甲骨外転・上方回旋が早く出現して肩甲骨挙上の代償が早期に出現していた．

　断端は一部が瘢痕化していた．断端長は14 cmで，幻肢があり，指が残っている感じがするとのことであった．また，骨先端部（橈骨・尺骨）が突起状になっており，先端からの圧迫によって痛みが生じやすい状態であった（**図8**）．

　A氏の作業療法評価の結果を**表3**に示す．

### 図8 A氏の断端

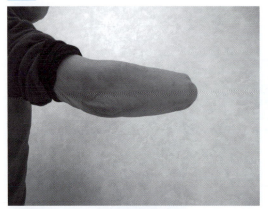
a. 背面

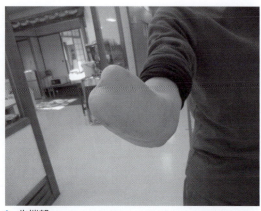
b. 先端部

### 表3 A氏の作業療法評価

| | | | 初期評価（X＋1年8月） | 最終評価（X＋1年11月） |
|---|---|---|---|---|
| 断端長 | | | 14.0 cm　標準断端（58%） | 著変なし |
| 周径 [cm] | 外側上顆から0.5 cm | | 24.0 | 24.5 |
| | 外側上顆から10 cm | | 21.5 | 21.5 |
| ROM [°] | 肩関節 | 屈曲 | 180 | 180 |
| | | 伸展 | 70 | 70 |
| | | 外転 | 180 | 180 |
| | 肘関節 | 屈曲 | 135 | 135 |
| | | 伸展 | 0 | 0 |
| | 前腕 | 回内 | 45 | 50 |
| | | 回外 | 45 | 50 |
| 筋力（MMT） | 体幹・左上肢・両下肢 | | 5 | 著変なし |
| | 右上肢 | | 5 | |
| | 右前腕回内外 | | 4 | |
| 筋電 | | | ・筋収縮が弱く，分離困難<br>・疲労も早く過剰収縮となっている | ・適切な強さでの収縮や分離した収縮が行え，弛緩も良好に行える<br>・耐久性も向上した |
| 感覚 | | | 断端先端部にしびれ感あり | 特に異常感覚なし |
| 疼痛 | | | 安静・運動時ともになし | 著変なし |
| 幻肢 | | | 指が残っている感じで動かない | 指が残っていて，手を握ったり開いたりできる |
| 精神面 | | | 前向きで訓練に対して意欲的 | 職場復帰や家事動作（家での役割）に対し意欲的 |
| ADL | | | 残存肢で自立 | ADLは残存肢で実施可能だが，起床後から義手を装着しているため，ADL・IADLとも両手動作で実施 |
| IADL | | | 妻と分担 | |

## 作業療法方針・予後予測（評価のまとめ）

　A氏は，1回目の入院で能動本義手を製作した．今回の入院までの間に，能動義手を使用して金属加工会社に復職していた．そのため筋電義手には，能動義手では実施が難しい仕事内容の解決を期待していた．また，家庭では妻と家事を分担し，食器洗いや庭の掃除など，家事関連動作の習得に対する意欲も向上していた．

　作業療法では，まず筋電採取のための筋収縮練習を実施し，筋収縮の分離ができたら仮義手ソケットを製作し，筋電仮義手で装着訓練を開始することとした．そして，筋電仮義手での操作方法の習熟，義手を用いた両手動作のイメージ形成を図ることを目的とした．

　具体的な内容としては，筋電仮義手で基本操作訓練を行い，その後日常生活訓練へ移行し，次に生活場面で使用できることを目標とし，操作定着後に家事動作練習や外泊での試用を行うこととした．

　40分間/日，週5回の頻度で，作業療法と理学療法を行った．また，訓練時間以外に自主練習課題を確認し，徐々に義手装着時間を延長した．本義手処方前は，自宅と職場での試用評価を実施した．筋収縮によって断端周径が安定し，年間をとおして仕事と日常生活で義手を使用できることをゴールとした．**表4**に作業療法の課題分析を示す．

### 表4　A氏の作業療法の課題分析

| | 利点 | 問題点 | 予後 |
|---|---|---|---|
| 心身機能・構造 | ・断端部の状態良好<br>・幻肢痛や痛みなし<br>・筋力が保たれている<br>・訓練意欲があり，前向きである | ・断端部先端の骨端部に圧痛あり<br>・脚長差がある<br>・軽度側弯がある | 良好な断端の状態を持続し，訓練に意欲的に取り組める |
| 活動 | ・日常生活は能動義手を使用し自立<br>・家事関連活動を行っており意欲がある | ・筋収縮時に過剰収縮が出現する<br>・筋電出力時，過剰な力が入りやすく誤操作の原因となる | ・義手の使用により両手活動が可能となり，復職・家事可能<br>・筋電義手を使用し，効率的な操作や強い把持動作が可能 |
| 参加 | ・一度，職場復帰しており，現在でも会社はA氏の復帰を望んでいる | 脚長差・側弯のため，腰痛再発の可能性がある | ・職場復帰し，筋電義手の使用で，できる仕事が拡大する<br>・趣味や地域活動の際に，義手を使用することができる |
| 環境 | ・妻や息子がとても協力的である<br>・職場の友達も多く，交流を継続しており援助を受けることができる | 職場での責任業務や本人しかできない仕事があり，仕事の内容を引き継ぐ必要がある | 職場での金属加工の仕事や，自宅での家事動作をスムーズに行える |

## リハビリテーションの目標と作業療法プログラム（表5）

### 表5 A氏のリハビリテーションの目標と作業療法プログラム

| | |
|---|---|
| リハビリテーションゴール | 生活に適応した義手を処方・製作し，義手を両手動作時など生活で活用できるようになる |
| 長期目標（3カ月） | 筋電義手を用いて，両手でADLや家事動作などがスムーズに行える |
| 短期目標（1カ月） | ・外泊や職場訪問を行い，筋電義手の適応を評価し，本義手の処方・製作を行う<br>・筋収縮練習を行い，分離した筋収縮が可能となった後に，筋電仮義手を製作する<br>・仮義手での筋電義手操作を獲得し，義手を使用したさまざまな生活動作を体験する<br>・断端の形状に応じて，顆上支持ソケットに変更する |
| 作業療法内容（プログラム） | 1. 義手装着前訓練：ROM拡大，筋力の維持・向上，筋緊張のコントロールのためのモビライゼーション，ストレッチ，リラクセーション，利き手交換練習など（前回の入院からの継続）<br>2. 筋電仮義手製作<br>3. 義手装着練習（仮義手）<br>　①基本操作練習：開閉・物品操作練習<br>　②両手動作練習：電動ハンドでの両手動作練習<br>　③日常生活：更衣・傘の使用<br>　④家事動作練習：調理・掃除・洗濯など<br>5. 自宅での家事動作や職場での金属加工業務での試用<br>6. 本義手処方 |

## 作業療法経過

### ■ 第1期：筋電採取のための筋収縮コントロール練習（X年8月上旬〜中旬）

#### 電極位置の決定

　前腕切断の場合，電動ハンドを制御する主な筋は，ハンドを開くための手関節背屈筋群と，閉じるための手関節掌屈筋群からそれぞれ選択する。そのため，まず触診しながら，随意収縮が可能な筋を確認し，MyoBoy®（Otto Bock HealthCare社製）を使用し，電極にある筋電位増幅装置の感度を調整しながら電極の位置を決定する。

#### 筋収縮練習

　電極の位置が決まったら，その位置で筋収縮練習を実施する。切断後は，筋の損傷や廃用による筋萎縮で十分な筋収縮を得られなかったため，筋疲労に留意しながら練習を行った。また，幻肢を活用することで動きのイメージがしやすくなり，スムーズな収縮が行えるようになった。随意収縮だけではなく，筋の弛緩を意識することで，屈筋と伸筋それぞれの十分な筋収縮と分離収縮が可能となった（図9）。

　そこで，義肢装具士と連携し，仮義手のソケット製作へと移行した（図10）。

### ■ 第2期：筋電仮義手操作練習（X年8月中旬～10月上旬）

#### 筋電仮義手の製作

ソケットは顆上支持式ソケットとし，コポリマー素材で作成した筋電仮義手が完成した（図11）。

次に，ソケットなどのチェックアウトを行った。良好な適合であったため，筋電義手を装着して操作練習を開始した。まずは基本操作練習を行い，その後，応用動作練習として，両手動作練習やADL練習，家事動作練習を行っていった。

#### 基本操作練習

基本操作練習では，最初は物品を使用せず，ハンドの開閉を行った。十分に行えることを確認し，さまざまな物品を使用した練習に移行した。物品の形状や素材に応じたハンドの開きや把持力の調節，また，プレポジションなどのリストの角度（ハンドの位置）を調整したリーチ動作など，どのようにすると行いやすいかという学習を促した（図12）。その際，姿勢の非対称性が悪化しないようA氏に意識させ，全身の調整を行いながら実施した。

両手動作練習は，ネット手芸や木工で本棚を製作するなど，職場復帰を見据えて，机上の作業や全身を使った動きのなかで筋電義手を使用できるように段階付けを行っていった（図13）。

#### ADL練習

自宅で能動義手を装着して家事動作を行っていたこともあり，筋電義手の強

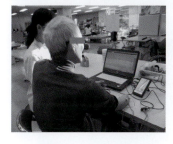

図9 A氏の筋収縮練習

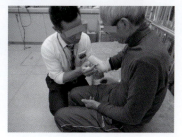

図10 仮義手ソケット調整

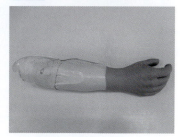

図11 A氏の筋電仮義手

図12 A氏の基本操作練習

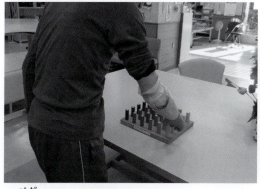

a. ペグ

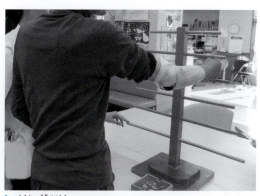

b. リングツリー

い把持力や軟らかい物の把持ができ，どこでも操作できるという特性を活かしながら，洗濯・掃除・調理などさまざまな練習を行った．A氏自身も，筋電義手は能動義手よりもやりやすいことが多くなると言って，さまざまな発見をしていた（図14）．

外泊時には自宅で使用してもらい，朝起床してから入浴前まで装着し，1日の使用状況を確認していった．その際，筋疲労やソケットの適合など長時間の使用における問題が生じないかを評価したが，良好な使用が確認できた．

### ■ 第3期：職場での筋電義手の試用と本義手処方（X年10月上旬～11月中旬）

自宅退院し，実際の職場での試用に移行した．自宅では家事動作で筋電義手を活用し，職場ではさまざまな金属加工業務に使用した（図15）．重量物の把持，レバーの回転操作やその調整などの際に，把持し続けられることがとても便利だと話していた．

**図13** 木工

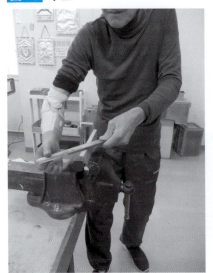

a. 金ヤスリの使用

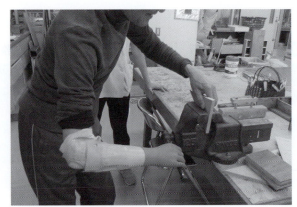

b. バイス（万力）よる材料の固定

**図14** 家事動作

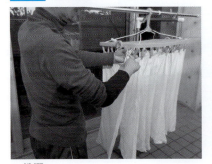

a. 洗濯

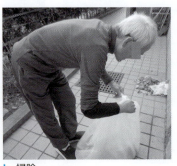

b. 掃除

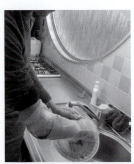

c. 調理器具を洗う動作

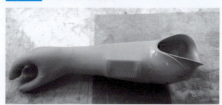

5 筋電義手の構造と部品

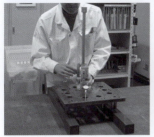

図15 職場での試用の様子

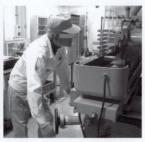

図16 A氏の本義手

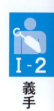

　筋電義手は，朝の起床後から就寝前までずっと装着しているとのことで，汚れ防止のため使い捨てのビニール手袋（ミトンタイプ）を装着することが多いとのことであった。

　11月中旬にA氏・医師・作業療法士・義肢装具士で検討し，本義手を処方した。顆上支持式ソケット，MyoBock®のDMCハンド（サイズ：7 1/4）とし，リストは故障時の取り換えが簡便なQuick Disconnectを選択した（図16）。

　本義手のチェックアウト後，自宅・職場で問題なく使用可能であったため，作業療法は終了となった。

## 最終評価と社会（家庭・職場）復帰

　A氏は筋電仮義手での操作練習を終了し，10月上旬に自宅退院（表3参照）となった。自宅での生活では，朝の起床直後から義手を装着し，妻とともに朝食の準備や洗濯をするなど，生活全般で筋電義手を活用し，また職場でも良好に使用していた。

　筋電義手の操作は「握る・離す」の2つの動作であるため一見，単純にみえるが，物品やレバーの操作，強い把持力，把持する角度や開閉速度など，使用者が考えなければならない点が多い。しかしA氏は，とても自然な動きができていた。職場でも以前と同様の仕事ができており，退職まで残り数年，後進育成に向けて意欲的に取り組んでいきたいと話していた。

【文　献】
1）日本義肢装具学会 監：義肢学 第3版, 医歯薬出版, 314-328, 2015.
2）陳　隆明 編：筋電義手訓練マニュアル, 全日本病院出版会, 2006.

# 6 義手のチェックポイント

柴田八衣子

## はじめに

　義手の完成後，その義手が処方を満たす仕様かどうかを確認するために，義手および操作上の評価を行う。

　能動義手では，切断者に対して十分な機能を発揮できるか，また基本的な操作が可能であるかを確認するために適合検査（チェックアウト）を行い，必要に応じて調整する。

## 義手本体の検査

　切断者が義手を装着する前に，次に挙げる項目について義手の仕上がり具合を点検する。

1. 処方された構成部品で製作されているか。各部品は適切に可動するか，もしくは固定部分に緩みはないか。
2. ソケットの内面やトリミングラインの処理など，断端が皮膚に接する部分は滑らかであるか。
3. 継手やそれらに関連する各種機能が，適切に働くように調整されているか。
4. ハーネスの縫製や本体への取り付け部分の処理は適切か。
5. コントロールケーブルシステムの可動に支障はないか。
6. 義手の重さを量る。

## 義手の長さ

### 片側切断の場合

　残存上肢の肩峰から母指先端までの上肢長と，切断肢に義手を装着した際の肩峰から手先具先端までが同等の長さになるようにする（**図1**）。

### 両側切断の場合

　身長を基準として，Carlyle Index（下の計算式）を用いて適切な義手の長さを算出する。

上肢長 = 0.19 × 身長 [cm]
前腕長 = 0.21 × 身長 [cm]

**6 義手のチェックポイント**

## 前腕義手（能動式）のチェックアウト

　チェックアウトに使用する物品を**図2**に，兵庫県立リハビリテーション中央病院（以下，当院）で使用している義手検査表を**表1**に示す。なお，ここでのチェックアウト項目の解説は，**表2**の検査番号順ではなく，実施を推奨する順に記載する。

### ◼ ソケットの適合確認：圧迫時の装着感（**表1**：検査番号⑦）

　義手を装着させ，肘関節90°屈曲位で義手（手先具）に外力を加え，切断者へ外力に抵抗する力を出すように指示し，断端末部や肘頭・外側上顆・内側上顆・トリミングライン部分などソケットと皮膚の接触部に痛みや不快感がないか確認する。

　まずソケット部位を固定し，断端を屈曲（**図3a**），伸展（**図3b**）の方向へ動かすように指示し，次に下面（**図3c**），先端（**図3d**），回旋方向に外力を加え，切断者はそれぞれの動きに抵抗するよう力を加える。

#### ◻ 不適合の原因

　ソケットの適合（チャンネルの確保，押さえ，きつさ，緩さ）不良や上腕カフなど懸垂装置の適合不良，ソケット内部のリベットの処理が不十分であることなどが考えられる。また，断端の感覚異常なども不適合の原因となるため，事前の評価が不可欠である。

**図1** 義手の上肢長

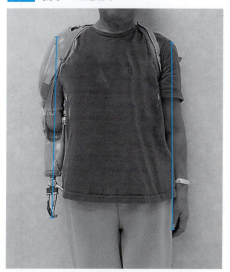

**図2** 使用物品

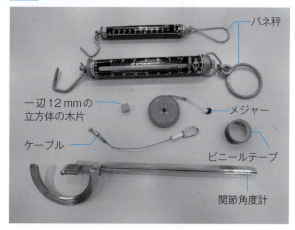

## 義手装着時および除去時の肘関節可動域の測定(表1：検査番号①)

　自動運動による可動域を関節可動域測定法で計測する。計測法は，日本リハビリテーション医学会の方法に準拠する。

　断端の肘関節の最大屈曲および伸展角度を計測し，義手を装着して同様に測定する(図4)。義手の装着の有無にかかわらず，肘関節の自動運動の可動域は同程度でなければならないが，顆上支持式ソケット(ミュンスター型，ノースウエスタン型)では，可動域に制限がある。

### 表1　前腕義手(能動式)検査表

前　腕　義　手　(能動式)　検　査　表

氏　名：　　　　　　　　　年　齢：　　　歳　性別：男・女
切断側：　　長さ：　　　　B/E　義手の種類：ハーネス　　　末端装置
検査日：　　年　　月　　日　　　　　　　検査者氏名：

| 検査番号 | 検査項目 | 成　績 | 標　準 |
|---|---|---|---|
| ① | 義手装着時および除去時の肘関節可動域 | 除去時屈曲　　　°<br>除去時伸展　　　°<br>装着時屈曲　　　°<br>装着時伸展　　　° | 自動屈曲は装着時も除去時も同程度でなければならない<br>※ソケットのタイプ<br>(　　　　　　) |
| ② | 義手装着時および除去時の前腕回旋角度 | 除去時回内　　　°<br>除去時回外　　　°<br>装着時回内　　　°<br>装着時回外　　　° | 装着時の自動回旋角度は除去時の1/2はできなければならない |
| ③ | ケーブルシステムの効率の確認<br>(伝達効率) | 手先具　　　　kg<br>ケーブル　　　kg<br>　　　　　　　% | ○伝達効率は，70％以上はあるべきである |
| ④ | 肘関節90°屈曲位での手先具操作<br>(操作効率) | 自動開き幅　　cm<br>他動開き幅　　cm<br>　　　　　　　% | 他動的開大・閉鎖の程度まで，自動的に完全に開大・閉鎖できなければならない<br>○操作効率は，100％ |
| ⑤ | 身体各部位<br>(口およびズボン前ボタン位置)での手先具操作<br>(操作効率) | 口　　　　　　cm<br>他動開き幅　　cm<br>　　　　　　　%<br>ボタン　　　　cm<br>他動開き幅　　cm<br>　　　　　　　% | 肘関節90°屈曲位での手先具操作(自動完全開閉)の70％はできなければならない<br>○操作効率は，70％以上 |
| ⑥ | 引っ張り荷重<br>(下垂力，張力)に対する安定性 | 　　　　　　　cm | 約20kgの牽引力で断端からソケットが2.5cm以上ずれてはならない |
| ⑦ | ソケットの適合確認<br>圧迫時の装着感 | | 加圧力が不具合や痛みの原因となってはならない |
| ⑧ | 義手の重さ | 　　　　　　　Kg | できるだけ軽量が望ましい |

# 6 義手のチェックポイント

### ■ 不適合の原因

義手装着の前後で肘関節屈曲・伸展可動域に差がある場合は，ソケットの成形や適合（上腕二頭筋のチャンネルやトリミングライン）の不良や，肘ヒンジ継手のアライメントの不良や上腕カフの形状，肘関節周囲の筋力低下などの問題が考えられる。

#### 図3 前腕義手ソケットの適合確認：圧迫時の装着感

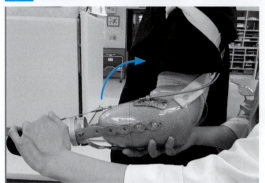

a. 屈曲方向

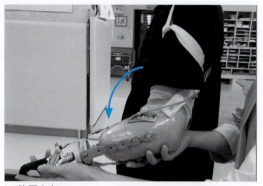

b. 伸展方向

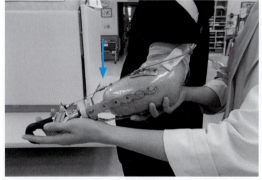

c. 下面方向

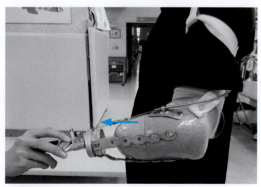

d. 先端方向

#### 図4 肘関節の可動域の測定

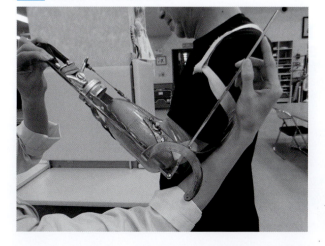

### ■ 義手装着時および除去時の前腕回旋可動域の測定（表1：検査番号②）

肘関節90°屈曲位で，断端の最大回内および回外位の角度を計測し，義手を装着して同様に測定する（図5）。

前腕中断端から長断端で，たわみ式肘継手を使用している場合，義手装着時の回旋角度は非装着時の50％が基準となる。長断端では基準を超えるが，短断端では基準に達しない場合もある。

### ■ 不適合の原因

義手の装着前後で前腕回旋可動域に差がある場合は，ソケットの成形や適合の不良，肘継手の長さや固定場所の問題，前腕回旋筋の筋力低下などが考えられる。

### ■ ケーブルシステムの効率の確認：伝達効率（表1：検査番号③）

手先具単体で開く力 A をバネ秤で計測する。その値が，ケーブルシステムを介して開くときの力 B の70％以上であるかどうかを確認する（伝達効率）。次の計算式で算出する。

$$伝達効率\,[\%] = \frac{フックを開くために要した力\,A\,[kg]}{ケーブルを介してフックを開くために要した力\,B\,[kg]} \times 100$$

力 A およびBの計測法は次のとおりである。
① 肘関節90°屈曲位でケーブルを能動フックから外し，フックの指鉤の先端に一辺12 mm の立方体の木片を挟む。
② フックの制御レバー（フックの母指）にバネ秤を付け，ケーブルの方向にバネ秤を引っ張り，木片がフックから離れる瞬間の値（A）を読みとる（図6a）。
③ フックにケーブルを取り付け，同じ木片をフックに挟む。
④ ケーブルハンガーにバネ秤を付けてハーネスの方向に引っ張り，木片がフックから離れる瞬間の値（B）を読みとる（図6b）。

#### 図5 前腕可動域の測定

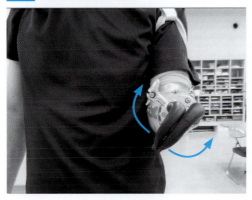

なお力の計測では，手先具の先端を内側に向けて，つまみの強さ（力源ゴムの強さ）を1.5 kgに設定する。最低3回以上計測し，数値にばらつきがないかを確認する。

### 肘関節90°屈曲位での手先具操作：操作効率（表1：検査番号④）

切断者に義手を装着させ，肘関節90°屈曲位で手先具を自動的に最大に開く（最大開き幅の距離C，図7），もしくは閉じることができるかを確認する。

他動的な最大開き幅と閉鎖の距離Dと比較し，開大率あるいは閉鎖率が100％でなければならない。

なお，手先具操作やケーブルシステム効率の確認では，手先具の種類によって開き幅や閉鎖などに違いがある。次に示す計算式は便宜上，能動フック（随意開き式：力源ゴム）を想定している。また，不適合の原因も同様である。

$$操作効率 [\%] = \frac{肘関節90°屈曲位での自動的なフックの最大開き幅の距離 C [cm]}{他動的なフックの最大開き幅の距離 D [cm]} \times 100$$

**図6** 手先具を開く力の計測方法

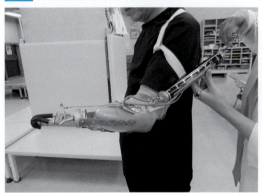
a. 手先具単体の計測

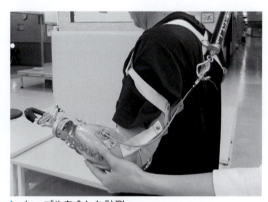
b. ケーブルを介した計測

**図7** 肘関節90°屈曲位における手先具開き幅の計測

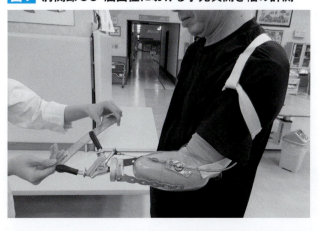

### ◻ 不適合の原因

- コントロールケーブルシステムの設定や走行の問題
    - ▶ リテーナー，ベースプレート，クロスバーの取り付け位置の不適
    - ▶ ケーブルハウジングの先端が長すぎる
    - ▶ ケーブルとケーブルハウジングの不良
- ハーネスの適合不良：ハーネスのたるみや，ハーネスが背中の中央で重なるクロスポイントの調整不適
- 手先具の力源ゴム〔ゴムバンド（テンションバンド）〕の枚数やスプリングの強さが不適切
- ソケットの適合不良：チャンネルの確保，押さえ，きつさ，緩さ
- 肩・肘関節の可動域や筋力低下

### 身体各部位での手先具操作：操作効率（表1：検査番号⑤）

口元とズボンの前ボタン（ファスナー）の位置で，手先具の最大開き幅 C を計測する（図8）。それぞれの値が，手先具単体での最大開き幅 D の70％以上であるかを確認する。

なお，計測は能動フックの先端を内側に向けて行う。

$$操作効率[\%] = \frac{口元または前ボタンの位置でのフックの最大開き幅 C [cm]}{他動的なフックの最大開き幅 D [cm]} \times 100$$

### 引っ張り荷重（下垂力，張力）に対する安定性（表1：検査番号⑥）

肘関節伸展位で手先具にバネ秤を取り付け，約20 kgの下方へ引っ張る力を加えたときに，断端と義手のずれが2.5 cm以内であるか，ハーネスが破損しないかを確認する。

計測位置は，肩峰から上腕カフまで，または上腕骨外側上顆からソケット上縁までの距離とする。

#### 図8 口元での手先具操作

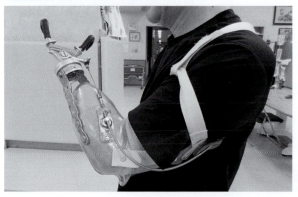

なお，バネ秤での牽引は切断者に大きな負荷がかかるため，20 kgの重量物を牽引させるのが望ましい（**図9**）。

### ◼ 不適合の原因

ソケットの適合不良，ハーネスの適合調整や材質，縫製の不良が考えられる。

## 上腕義手（能動式）のチェックアウト

当院で使用している上腕義手検査表を**表2**に示す。なお，ここでのチェックアウト項目の解説は，**表2**の検査番号順ではなく，実施を推奨する順に記載する。

### ◼ ソケットの適合確認：圧迫時の装着感（**表2**：検査番号13）

切断者に義手を装着させ，肘継手90°屈曲位で継手を固定する。義手に外力を加え，切断者にはそれに抵抗する力を出すように指示し，断端末部，肩峰部，腋窩部などソケットと皮膚の接触部分に痛みや不快感がないかを確認する。

切断者に断端を屈曲（**図10a**），伸展（**図10b**），外転（**図10c**）方向へ動かすよう指示し，検者はそれに抵抗する力を加える。次に，断端を下方向へ押し下げる（**図10d**）ように指示し，外力を加える。また，ソケットを両方向に回旋させ，断端の周囲でスリップしないかを確認する。

**図9** 前腕義手の引っ張り荷重に対する安定性

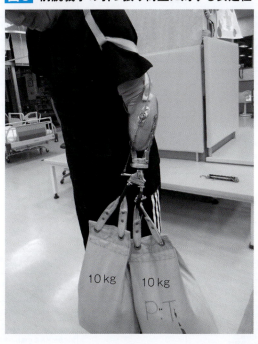

### ◻ 不適合の原因

ソケットの適合（きつさ，緩さ，押さえ，チャンネルの確保）不良や内部のリベットの処理が不十分であるなどの原因が考えられる。また，断端の感覚異常なども不適合の原因となるため，事前の評価が不可欠である。

## 義手装着時および除去時の肩関節可動域の測定（表2：検査番号1, 3）

まず，義手を装着しない状態で断端の肩関節の最大屈曲・外転・伸展・回旋角度を角度計で計測する。次に，切断者に義手を装着させて肘継手伸展位で固定し，肩関節の可動域を計測して次の基準に達しているかを確認する。断端長が短いと基準に達しない場合がある。

- 屈曲：90°以上

### 表2 上腕義手（能動式）検査表

| 上腕義手（能動式）検査表 ||||
|---|---|---|---|
| 氏名： || 年齢： 歳 性別・男・女 ||
| 切断側： | 長さ： A/E | 義手の種類：ハーネス | 末端装置 |
| 検査日： 年 月 日 ||| 検査者氏名： |

| 検査番号 | 検査項目 | 成績 || 標準 |
|---|---|---|---|---|
| 1 | 義手除去時の肩関節可動域 | 屈曲<br>外転<br>伸展<br>回旋 | °<br>°<br>°<br>° | 屈曲 90°（非切断肢：180°）<br>外転 90°（非切断肢：180°）<br>伸展 30°（非切断肢：60°）<br>回旋 45°（非切断肢：60°） |
| 2 | 義手本体（前腕部）の<br>肘継手・屈曲角度 || ° | 肘継手の他動的な完全屈曲角度は，135°以上なければならない |
| 3 | 義手装着時の肩関節可動域 | 屈曲<br>外転<br>伸展<br>回旋 | °<br>°<br>°<br>° | 屈曲 90°（非切断肢：180°）<br>外転 90°（非切断肢：180°）<br>伸展 30°（非切断肢：60°）<br>回旋 45°（非切断肢：60°） |
| 4 | 肘継手の能動的な<br>屈曲可動域の測定 || ° | 肘継手の能動的な完全屈曲角度は，135°以上なければならない |
| 5 | 肘継手の最大屈曲に要する<br>肩関節の屈曲角度の測定 || ° | 肩関節の屈曲角度は，45°を超えてはならない |
| 6 | 肘継手を（屈曲90°から）<br>屈曲するのに必要な力量 || kg | 引っ張る力は，4.5kgを超えてはならない |
| 7 | ケーブルシステムの<br>効率の確認<br>（伝達効率） | 手先具<br>ケーブル | kg<br>kg<br>% | ○伝達効率は，50%以上はあるべきである |
| 8 | 肘継手90°屈曲位での<br>手先具操作<br>（操作効率） | 自動開き幅<br>他動開き幅 | cm<br>cm<br>% | 他動的開大・閉鎖の程度まで，<br>自動的に完全に開大・閉鎖<br>できなければならない<br>○操作効率は，100% |
| 9 | 身体各部位（口および<br>ズボン前ボタンの位置）<br>での手先具操作<br>（操作効率） | 口<br>他動開き幅<br><br>ボタン<br>他動開き幅 | cm<br>cm<br>%<br>cm<br>cm<br>% | 肘関節90°屈曲位での<br>手先具操作（自動完全開閉）の<br>50%はできなければならない<br>○操作効率は，50%以上 |
| 10 | 肘継手の不随意的動き ||| 歩行時または，肩関節外転（側方挙上）60°するときに，肘継手が不随意に固定してはならない。 |
| 11 | 回旋力に対するソケットと<br>肘継手ターンテーブルの<br>安定性の確認 ||| 内側・外側の両側に共に，1kgの引っ張りに抵抗できなければならない |
| 12 | 引っ張り荷重<br>（下垂力，張力）<br>に対する安定性 || cm | 約20kgの牽引力で断端からソケットが2.5cm以上ずれてはならない |
| 13 | ソケットの適合確認<br>圧迫時の装着感 ||| 加圧力が不具合や痛みの原因となってはならない |
| 14 | 義手の重さ || Kg | できるだけ軽量が望ましい |

# 6 義手のチェックポイント

### 図10 上腕義手ソケットの適合確認：圧迫時の装着感

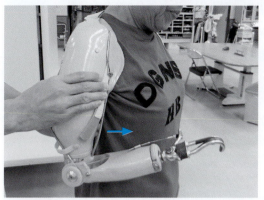

a. 屈曲方向

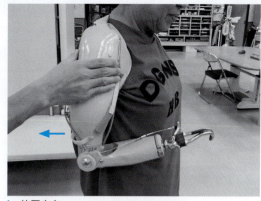

b. 伸展方向

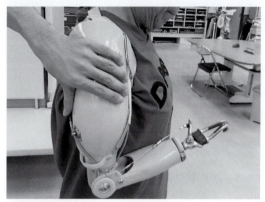

c. 外転方向

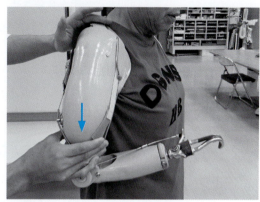

d. 下方

- 外転：90°以上
- 伸展：30°
- 回旋：45°

#### ■ 不適合の原因

義手の装着前後で可動域に差がある場合は，ソケットの成形や適合（ソケットの前壁・後壁，ソケットのトリミングラインの大きさ，大胸筋や広背筋・小円筋チャンネルなど）の不良や，ハーネス調整などの問題，肩関節周囲の筋力低下などが原因として考えられる。

## 義手本体（前腕部）の肘継手・屈曲角度の測定 (表2：検査番号2)

切断者に義手を装着させて肘継手を他動的に最大屈曲し，135°以上屈曲しているか角度計で計測する（図11）。

#### ■ 不適合の原因

前腕部の上縁の切り込み（トリミング）不足，肘継手の調整不良や初期屈曲角度が不十分，ケーブルハウジングが長すぎるなどの原因が考えられる。

## 肘継手の能動的な屈曲可動域の測定（表2：検査番号4）

切断者に義手を装着させて肘継手を能動的に最大屈曲させ，135°以上屈曲しているか角度計で計測する（図12）。

### ■ 不適合の原因

前腕部の上縁の切り込み（トリミング）不足，肘継手の調整不良や初期屈曲角度が不十分，コントロールケーブルシステムの不良，ハーネスの調整不良などの原因が考えられる。

## 肘継手の最大屈曲に要する肩関節屈曲角度の測定（表2：検査番号5）

切断者に義手を装着させ，肘継手を能動的に最大屈曲させた際に，肩関節の屈曲角度が45°以内であるか角度計で計測する（図13）。

### ■ 不適合の原因

ハーネス，ケーブルシステム（ケーブルハウジングが長い，走行が不適），肘継手の調整不良などが考えられる。

## 肘継手90°屈曲位からさらに屈曲するのに必要な力量の確認（表2：検査番号6）

切断者に義手を装着させて手先具をテープで開かないように固定し，肘継手をフリー（遊動）にする。コントロールケーブルのハンガーにバネ秤を付け，肘継手の角度を90°屈曲位（遊動）にセットする。

バネ秤を引っ張り，ケーブルハウジングを介して前腕部が屈曲し始めるときの力量を計測する。このときの力は，4.5 kg以内でなければならない。

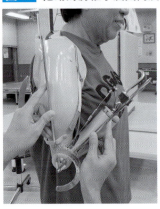

図11 他動的肘継手屈曲角度

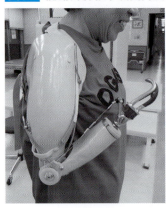

図12 能動的肘継手屈曲角度

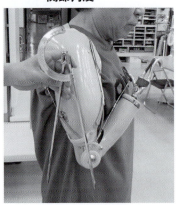

図13 肘継手最大屈曲時の肩関節角度

## 6 義手のチェックポイント

### ◻ 不適合の原因

レバーループの取り付け位置や高さの不良，コントロールケーブルの走行不良，ケーブルやケーブルハウジングの長さが不適切であることなどが考えられる。

### ◼ ケーブルシステムの効率の確認：伝達効率（表2：検査番号7）

切断者に義手を装着させ，肘継手を90°屈曲位でロック（固定）して実施する。前腕能動義手と同様に，手先具単体で開く力 A をバネ秤で計測する（図14）。その値が，ケーブルシステムを介して開くときの力 B の50％以上であるかどうかを確認する（図15）。

なお，手先具操作やケーブルシステムの効率の確認では，手先具の種類によって開大・閉鎖に要する力に違いがある。次に示す計算式は便宜上，能動フック（随意開き式：力源ゴム）を想定している。また，不適合の原因も同様となる。

$$伝達効率[\%] = \frac{フックを開くために要した力 A [kg]}{ケーブルを介してフックを開くために要した力 B [kg]} \times 100$$

### ◻ 不適合の原因

- コントロールケーブルシステムの設定や走行の問題
    - ▶ リテーナー，ベースプレート，クロスバーの取り付け位置の不適
    - ▶ ケーブルハウジングの先端が長すぎる
    - ▶ ケーブルとケーブルハウジングの不良
- ハーネスの適合不良：ハーネスのたるみやクロスポイントの調整不適
- 手先具の力源ゴム〔ゴムバンド（テンションバンド）〕の枚数やスプリングの強さが不適切

**図14** 手先具単体で開く力の計測

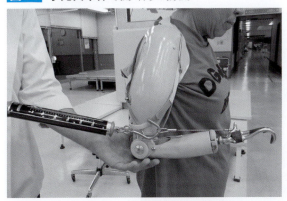

**図15** ケーブルを介した計測

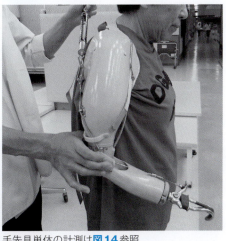

手先具単体の計測は図14参照

- ソケットの適合不良
- 肩関節の可動域や筋力低下

## 肘継手90°屈曲位での手先具操作：操作効率(表2：検査番号8)

切断者に義手を装着させて肘継手を90°屈曲位でロックし，手先具を自動的に最大に開く（最大開き幅 C），もしくは閉じることができるかを確認する（図16）。

他動的な最大開き幅と閉鎖の距離 D と比較し，開大率あるいは閉鎖率が100 % でなければならない。

$$操作効率\,[\%] = \frac{肘継手90°屈曲位での自動的なフックの開き幅\,C\,[\mathrm{cm}]}{他動的なフックの最大開き幅\,D\,[\mathrm{cm}]} \times 100$$

## 身体各部位での手先具操作：操作効率(表2：検査番号9)

能動義手と同様に，口元とズボンの前ボタン（ファスナー）の位置で手先具を最大に開いたときの開き幅 C を計測する（図17）。それぞれの値が，手先具単体での最大開き幅 D の 50 % 以上であるかを確認する。

$$操作効率\,[\%] = \frac{口元または前ボタンの位置でのフックの開き幅\,C\,[\mathrm{cm}]}{他動的なフックの最大開き幅\,D\,[\mathrm{cm}]} \times 100$$

## 不随意的な動きで肘継手のロックが起こらないかの確認(表2：検査番号10)

切断者に義手を装着させ，歩行時の腕の振りの際に，または肩関節を60°外転（側方挙上）する際に，肘継手が不随意にロックされないかどうかを確認する。

### 図16 肘継手90°屈曲位での手先具操作

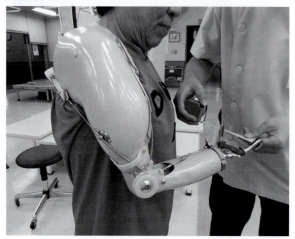

## 6 義手のチェックポイント

### ◼ 不適合の原因

コントロールケーブルの走行やテンションの程度が不良であることが考えられる。

### 回旋力に対するソケット・肘継手ターンテーブルの安定性の確認(表3：検査番号11)

切断者に義手を装着させて肘継手を90°屈曲位にロックし，肘継手軸より約30 cm遠位の部分に対して，内外側ともに1 kgの牽引力を加え，それに抵抗できるかを確認する（図18）。

フックの母指の位置にバネ秤を取り付け，肘継手ターンテーブルが回旋する方向（内側・外側）に力を加え，ソケットが断端の周囲でスリップしないか，またターンテーブルが容易に緩むことがないかを調べる。

### ◼ 不適合の原因

ソケットの適合不良，ハーネスの調整不良，ターンテーブルの締め付け不足が原因として考えられる。

### 図17 身体各部位での手先具操作

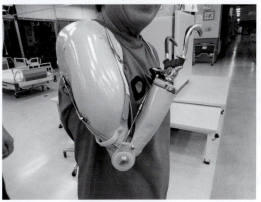

a. 口元での手先具操作

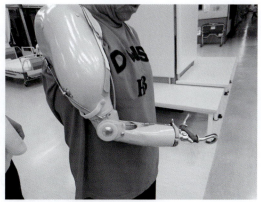

b. 前ボタンの位置での手先具操作

### 図18 回旋力に対する安定性の確認

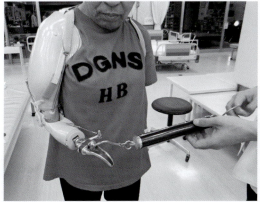

a. 内側

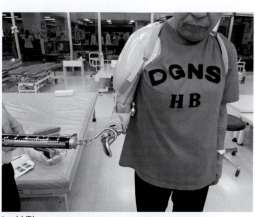

b. 外側

### 引っ張り荷重（下垂力，張力）に対する安定性（表2：検査番号12）

前腕能動義手と同様に，肘継手伸展位で手先具にバネ秤を取り付け，約20kgの下方へ引っ張る力を加えたときに，断端と義手のずれが2.5cm以内であるか，ハーネスが破損しないかを確認する。ソケット上縁のずれの距離を確認する。

なお，バネ秤での牽引は切断者に大きな負荷がかかるため，20kgの重量物を牽引させることが望ましい（図19）。

#### ■ 不適合の原因

ソケットの適合不良，ハーネスの適合調整や材質，縫製の不良などが考えられる。

## 能動義手の伝達効率向上

### ソケット，ハーネス，コントロールケーブルシステム

能動義手を操作するための力の伝達効率向上には，断端長や潜在能力を含めた残存能力の評価と，義手の構成要素であるソケット，支持部，継手，手先具，ハーネス，コントロールケーブルシステムの適切な組み合わせが不可欠である。

ソケットは，断端と義手をつなぐインターフェース部分としてとても重要である。断端を適切に収納し，切断者の残存機能である力と運動を伝達し，義手自体を懸垂するという役割があるため，適切に採型・製作しなければならない。

ハーネスは能動義手の操作性に大きな影響を及ぼすため，切断者の体型（肩

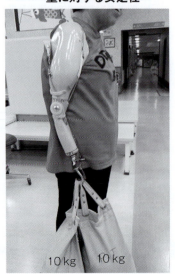

**図19** 上腕義手の引っ張り荷重に対する安定性

幅・肩の形状・胸の厚み）等に適合した調整が求められる。

また，コントロールケーブルシステムは，手先具や肘継手（上腕切断以上の場合）を操作するためにハーネスと連結し，両側の上肢帯（肩甲骨・肩関節），肘関節や体幹の運動をケーブルを介して伝達するシステムであり，どのような走行を選択するかによって操作効率に大きな差が出る。

## 肘プーリーユニット（HCR方式）

伝達効率向上の取り組みとして，複式コントロールケーブルシステムにおける肘プーリーユニット〔HCR（兵庫県立総合リハビリテーションセンター）方式，**図20**〕が製作されている[1]。肩義手や上腕義手において，従来のリフトレバー方式では肘継手を屈曲するのに必要な力が均一に伝達しにくく，またケーブルシステムの構造上，肘継手屈曲に伴ってケーブルのたるみが生じ，肘継手最大屈曲位では手先具操作が十分に行えていなかった。

肘プーリーユニットでは，肘継手軸に取り付けた直径35 mmのプーリーにケーブルを1回転分巻きつけることによって，ケーブルのたるみを減少させることができる。これにより，伸展位から肘継手を屈曲する際の引張力を減少させ，また肘継手屈曲位での手先具操作の効率を改善できる。

## その他の方法

そのほかにも，摺動性に優れたプラスチック〔超高分子量ポリエチレン（ultra high molecular weight polyethylene：UHMWPE）〕ライナー（**図21**）を内包したケーブルハウジングを使用することで，ケーブルの摩擦や摩耗を軽減することができる[2]。

また，コントロールケーブルシステムの走行において，摩擦を少なくし，できるだけ抵抗のかからない走行にするために，リテーナーを増やし，ケーブルのぶれや抵抗を少なくする方法（HCR方式）もある[3]。

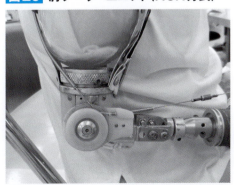

**図20** 肘プーリーユニット（HCR方式）

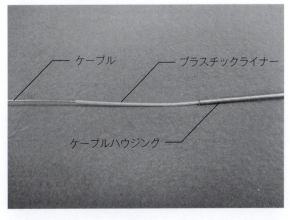

**図21** プラスチックライナーを内包したケーブルハウジング

## 動作分析

　臨床では，適切な部品の選択，切断者の残存能力（潜在能力を含める）の評価と抽出，そして，適切な義手の製作が求められる．切断者の断端を快適にソケットに収納して残存機能（運動方向や力）を適切に評価し，ハーネスによって適切に義手本体とつなぎ，どのような方向へ動かすことで力がケーブルを伝い，効率よく義手を操作できるかを動作分析しなければならない．

　治療者自らケーブルやハーネスを牽引し，リテーナーの位置やケーブルの走行を検討し，徒手的な誘導で義手の評価を行い，義手の操作練習を行いながら調整することで，最適な義手を製作できる．

---

【文　献】
1) 澤村誠司 ほか：切断と義肢 第2版，医歯薬出版，186-188，2016．
2) 北山一郎 ほか：能動義手の伝達効率改善に関する研究．日本義肢装具学会誌 9 (2)；216-221，1993．
3) 日本整形外科学会，日本リハビリテーション医学会 監：義肢装具のチェックポイント 第6版，p.98，医学書院，2003．

## 6 義手のチェックポイント

**MEMO**

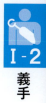

I-2 義手

## Question 知識の確認　義手

1　義手の分類を挙げよ。

2　義手を構成している部品名を挙げよ。

3　コントロールケーブルについて説明せよ。

4　手先具の随意開きと随意閉じの特徴を説明せよ。

5　断端形成の重要性について説明せよ。

6　義手の装着および操作法について説明せよ。

7　筋電義手の制御システムについて説明せよ。

## Answer 解答

1　①装飾用義手，②作業用義手，③能動義手（能動フック型，能動ハンド型），④筋電義手
　＊義手の構造から，殻構造義手，骨格構造義手という構造分類もある。

2　①ハーネス（腋窩ループ）　　　　　　　⑥手先具（ハンド型，フック型，作業用）
　　②コントロールケーブル　　　　　　　　⑦ハンガー（ケーブルハンガー）
　　③ケーブルハウジング　　　　　　　　　⑧リテナー
　　④ソケット（肩ソケット，上腕ソケット，前　⑨ベースプレート
　　　腕ソケット）：オープンショルダー，差し　⑩リフトレバー
　　　込みソケット，スプリットソケット，ミュ　⑪クロスバー
　　　ンスター型，ノースウエスタン型，有窓式，⑫カフ
　　　全面接触式，吸着式，ライナー式　　　　⑬ターミナルボール
　　⑤継手（肩継手，肘継手，肘倍動継手，肘
　　　ヒンジ継手，肘ブロック継手，手部継手）

3　能動義手を操作するためにコントロールケーブルシステムが存在する。これには，単式コントロールケーブルシステムと複式コントロールケーブルシステムがある。
　・単式コントロールケーブルシステム：前腕義手に用いられる。ハーネスで得た力がハンガーを介してケーブルに伝達し，手先具を開閉する。
　・複式コントロールケーブルシステム：肩義手，上腕義手，肘義手に用いられる。1つのハーネスで得た力がハンガーを介して2本に分かれたケーブルに伝達される。1本は肘関節の

ロック・アンロック作用に働き，もう1本は手先具に連結して肘関節がロックされた状態で手先具を開閉する。

4 ・随意開き型：ハーネスで得た力がハンガーを介してコントロールケーブルに伝わり，手先具のフックやハンドの指が開くもの。手先具を閉じる動作はゴム（平ゴム，輪ゴムなど）の張力を利用する。
  ・随意閉じ型：ハーネスで得た力がハンガーを介してコントロールケーブルに伝わり，手先具のフックやハンドの指が閉じるもの。閉じる力を随意的に調節できるため，軟らかい紙コップや野菜などを持つことができる。

5 ・断端はソケットに直接触れることがあるため，皮膚の接触耐性を高めておかなければならない。断端が過敏な場合は，各種の刺激を加えて，皮膚耐性を整えるが必要がある。
  ・断端はソケットに入れやすいように弾性包帯を巻いて紡錘形に整えていく。抜糸前から弾性包帯を巻く。遠位部を強く巻き，近位部に近づくほど緩く，8の字を描くように巻く。弾性包帯は徐々に緩んでくるので，1日に数回巻き直す。

6 随意開きの前腕義手の場合は，義手のソケットに断端部を挿入し，三頭筋パッドなどで固定する。ハーネスを健側腋窩まで通し，ケーブルが張るようにハーネスを調整する。次に，健側肩関節を屈曲し，手先具が開大することを確かめる。また，両側肩甲帯の外転でも手先具が開大することを確かめる。肘関節伸展・屈曲位で手先具の開大幅が異なることを確認する。

7 筋電義手の制御システムは次の3種類が存在する。
  ① 2サイト2ファンクション：屈筋群（手関節屈筋群または手指屈筋群）と伸筋群（手関節伸筋群または手指伸筋群）が残存している場合，手先具の開大は伸筋，閉小は屈筋群の筋収縮によって行われる。
  ② 2サイト4ファンクション：伸筋群の弱い収縮で手先具が開大し，速く強い収縮で手先具が回外する。屈筋群の弱い収縮で手先具が閉小し，速く強い収縮で手先具が回内する。
  ③ 1サイト2ファンクション：筋収縮が確認できる筋が1つの場合に用いる。弱い収縮で手先具が開大し，速く強い収縮で手先具が閉小する。

# 3章

# 義足

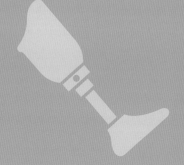

# 3章 義足

## 1 義足 総論：構造と部品

野坂利也

### はじめに：義足とは

　義足とは下肢切断に用いる義肢の総称で，ソケット，懸垂装置，支持部，継手，足部で構成される。継手は切断の部位により，足継手，膝継手，股継手が用いられる。

　義足は，その構造から殻構造義肢と骨格構造義肢とに分けられる。殻構造義肢は外骨格義肢ともいわれ，甲殻類のように形状の再現と体重支持を外表面で担う。一方の骨格構造義肢は内骨格構造義肢ともいわれ，体重支持を骨に相当する金属などで担い，外観はウレタン材などを削ったものをかぶせて再現する。

### ソケット

　ソケットは切断者と義足をつなぐ部分であり，断端を快適に収納するだけではなく，体重支持，運動伝達，義足自体の懸垂など重要な役割を担う。適切なソケットは，断端が適切な位置に収納され，適切な位置で体重支持がなされ，圧痛・擦過傷が起こらず，断端の力が効率よく義足に伝わるように備えられている。

　ソケットは，その機能，形状（デザイン）で分類することができる。また，それぞれの切断レベルに合わせてソケットが用いられる。

#### ■ 股義足ソケット

**▪ カナダ式ソケット（図1a）**

　股関節離断者に使用されるソケットで，体重支持は坐骨結節およびその周辺組織で行う。上縁は腸骨稜上部まで覆うことで，懸垂機能を得ることができる。

**▪ 片側骨盤切断用ソケット（図1b）**

　断端部分に骨性支持部がなく，体重支持を軟部組織で行うため沈み込みが生じやすい。ソケット上縁は第10肋骨レベルまで覆うことで体重支持を負担させ，また軟部組織を逃がさないようにする。

**▪ ダイアゴナルソケット（図1c）**

　体重支持はカナダ式ソケットと同様であるが，腸骨稜と大転子の軟部組織に適度な圧を加えることで側方への支持性と懸垂性が得られるため，極短断端の大腿切断者に適応となる場合が多い。

### 図1 股義足ソケット

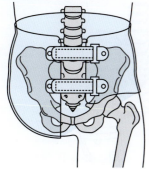
a. カナダ式ソケット

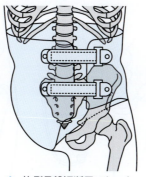
b. 片側骨盤切断用ソケット

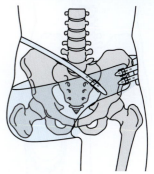
c. ダイアゴナルソケット

## 大腿義足ソケット

### ◼ 差込式（図2a）

断端とソケット内面との間に余裕をもたせ，断端袋できつさを調整して装着するものである。ハードソケット内にソフトインサート[*1]を使用したものや，ソケット底部を開放したオープンエンドのものなどがある。自己懸垂機能がないため，肩吊り帯や腰バンドなどで懸垂する。

### ◼ 吸着式（図2b）

ソケット近位部の周径を断端周径より小さくし（コンプレッションを付ける），断端の軟部組織を適度に圧迫することで，ソケット内面と断端表面との吸着作用を生じさせて自己懸垂作用をもたせるソケットである。

断端末に隙間があると，歩行の遊脚相で陰圧が生じて浮腫やうっ血を起こすことから，全面接触ソケット（total contact socket）が原則となる。

力の伝達効率などの点では最も優れているが，断端周径の変化に対応できないなどの問題のほか，高齢者，健足での立位バランス不十分，上肢機能に障害がある場合などは，装着時に断端誘導帯（引き布）を用いての装着が困難な場合がある。

### ◼ ライナー[*2]式（図2c）

下腿義足用に開発されたシリコーンライナーであるが，大腿義足用に応用されたものがある。シリコーンライナー底部にピンを付け，義足本体のアタッチメント機構で結合して懸垂するピン式のほか，ライナーの外側にゴムを巻いてソケットとの間の空気の出入りを遮断し密閉することで，懸垂機能をもたせた

---

[*1] ソフトインサート：硬ソケットと断端の間に入れ，断端にかかる力を分散させるために用いるもの。皮革やゴム，発泡ポリエチレンなどの素材でできている。

[*2] ライナー：ソフトインサートの代わりに断端に被せるカバー（下履き）。シリコーンや熱可塑性エラストマー，ウレタンなどの素材が用いられる。ライナーは皮膚に対する密着度が高いので，摩擦軽減効果，力の分散，断端保護機能などに優れている。

### 図2 大腿義足ソケット

a. 差込式　　b. 吸着式　　c. ライナー式

ものなどがある。

吸着式に比べて軟らかいライナーを介して力を伝達させるため，高活動者などには不向きな場合もあるが，ライナーとソケットとの間にライナー用断端袋を用いることで周径の調整ができることや，座位でも装着ができるなどの利点もある。

■ ソケットの形状：四辺形ソケット，坐骨収納型ソケット

四辺形ソケットは，坐骨結節を義足後壁の上に乗せて体重を支持するように，ソケットの前後の長さが狭く，若干内外側に広い形状となっている（図3）。差込式，吸着式ともに用いられる形状であるが，吸着式では近位部にコンプレッションを付けることと全面接触式ソケットが原則である。

坐骨収納型ソケット（ischial-ramal containment socket，図4）は，四辺形ソ

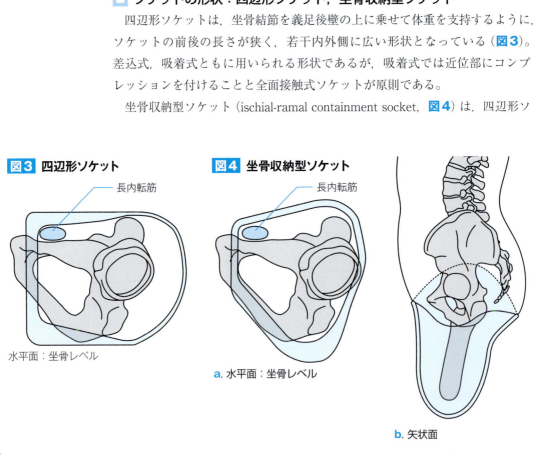

図3 四辺形ソケット
長内転筋
水平面：坐骨レベル

図4 坐骨収納型ソケット
長内転筋
a. 水平面：坐骨レベル
b. 矢状面

ケット装着時の側方不安定を改善するために考案されたソケット形状で，坐骨枝を収納する形状からこうよばれている。坐骨枝から大転子直下の距離（骨M-L）と，坐骨結節直下から40 mm遠位の内外側径（軟部組織M-L）を設定し，坐骨結節周辺の形状は四辺形ソケットに比べて三次元的な形状となっている。

## 膝義足ソケット

### ■ 無窓全面接触式ソケット（図5a）

膝義足ソケットのデザインは，断端末での体重の支持の可否，断端末の形状によりさまざまである。

### ■ 有窓式ソケット（図5b）

大腿骨顆部よりも近位部の周径が小さい場合に，大腿骨顆部の形状の突出した面に窓を開ける。ただし，殻構造の場合は内外側に支柱が取り付けられるため，窓の位置に制約がある。

### ■ 在来式ソケット（図5c）

断端末の形状が著しく膨隆している場合，ソケットへの断端の挿入が困難となるため前方をオープンにした在来式を用いる。

## 下腿義足ソケット

### ■ 体重支持方法での分類

#### 差込式

差込式はPTB（patellar tendon bearing）ソケットが開発される以前に多く用いられてきたもので，主な体重支持部は脛骨粗面および脛骨内側顆フレア始部である（図6a）。断端袋の枚数を重ねて適合具合を調整する。

**図5 膝義足ソケット**

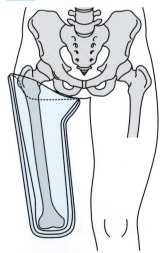

a. 無窓全面接触式ソケット

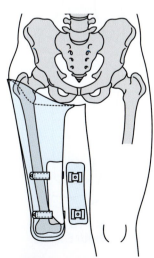

b. 有窓式ソケット

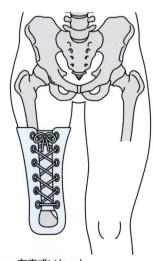

c. 在来式ソケット

### PTBソケット

広く普及しており，膝蓋靱帯とそのカウンターである膝窩部で体重を支持する。選択的に体重支持できる軟部組織の部分と，骨突起部などのできない部分を分けている（図6b）。ソケットに初期屈曲角を付けることでスムーズな歩行ができ，また断端前面での体重支持面を増やし，断端にかかる剪断力を和らげている。ソケット形状が異なり自己懸垂機能のあるKBMソケットやPTSソケットも，体重支持方法は同様である。

### TSB（total surface bearing）ソケット

PTBが選択的な体重支持面をもっているのに対し，耐圧性の有無にかかわらず断端表面全体で体重を支持するものである（図6c）。非接触部分がないため血液循環もよく，浮腫などを軽減できる。

## ◻ 懸垂方法での分類

### 近位部での懸垂

差込式ソケットと併用されてきた大腿コルセットには，側方に金属支柱が取り付けられる（図6a参照）。極短断端で側方の安定が得られない場合には，PTBソケットやTSBソケットに大腿コルセットを付ける場合もある。PTBソケット開発時に考案された膝カフ（図7a）や膝スリーブ（膝サポーター）などもある。ほかには両大腿骨顆部を覆うKBMソケット（図7b），膝蓋骨前面か

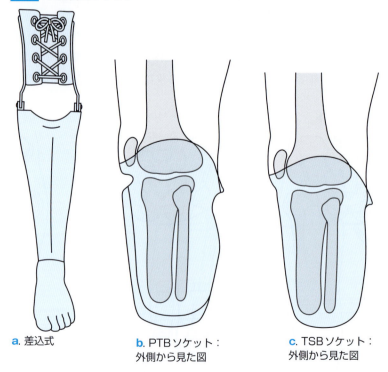

**図6** 下腿義足ソケット

a. 差込式　　b. PTBソケット：外側から見た図　　c. TSBソケット：外側から見た図

# 1 義足 総論：構造と部品

ら側方にかけて覆うPTSソケット（図7c）がある。

### 遠位部での懸垂

インナーライナー[*3]としてシリコーンライナーを用いたTSBソケットと併用されることが多い。シリコーンライナーの先端部分にピンアタッチメントを取り付け，義足本体のライナーロックアダプターとの結合で確実な懸垂を可能にしている（図8）。PTB膝カフ（図7a参照）などの近位部での懸垂とは異なり，歩行時の膝屈曲・伸展運動の制限がないことや，座位などの膝屈曲で生じる膝近位部周辺の筋の萎縮が生じないという利点がある。

### 吸着式

大腿義足ソケットと同様に，断端に断端誘導帯を用いて軟ソケットなどに装着し，密閉して吸着させるものであったが，近年はピンなしのシリコーンライナーと膝スリーブを用いたり（図9a），膝スリーブを用いずにシールインライナーをソケットに装着して密閉する吸着式ソケットが使用されることが多い（図9b）。

## サイム義足[*4]

体重支持の可否と内外果の膨隆程度によってソケットの形状が異なる。断端末での体重支持が困難な場合は，PTSソケットと同様に膝蓋靱帯とカウンターである膝窩部で体重を支持する必要がある。しかし，PTBソケットよりもソケット後縁のトリミングを下げても問題にはならない。

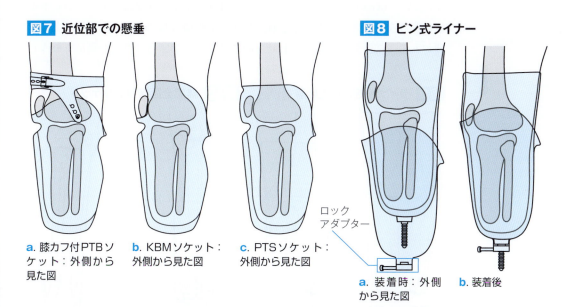

**図7 近位部での懸垂**
a. 膝カフ付PTBソケット：外側から見た図
b. KBMソケット：外側から見た図
c. PTSソケット：外側から見た図

**図8 ピン式ライナー**
ロックアダプター
a. 装着時：外側から見た図
b. 装着後

---

[*3] インナーライナー：硬ソケットと断端の間に装着するライナーの総称。
[*4] サイム義足：サイム切断では断端末での体重支持ができることが多く，義足を使用せずに歩行可能であるが，脚長差，歩行時の踏み切りができないという点から，義足を使用してより正常に近い歩行ができるようにすることが望ましい。

### ■ 無窓全面接触式ソケット（図10）

内外果の膨隆がなく，近位部の周径よりも遠位が細い場合は特別な工夫を必要としない。

内外果の膨隆が近位部よりも大きい場合は，ソフトインサートを用いて内外果上部の細い部分にスポンジ材を張り，膨隆部との差を埋める。断端の膨隆によりソフトインサートへの挿入が困難な場合は，挿入できるように縦方向に割りを入れる。

強度面で有利，装着が容易という利点があるが，足関節部分が太くなるため，特に女性には不人気である。

### ■ 有窓式ソケット（図11）

内外果の膨隆がある場合に，ソケット装着時には下腿を挿入できる程度の窓をあらかじめ開けておき，断端装着後に窓に蓋をして懸垂効果をもたせるものである。

内側有窓式で蓋を使用するものをVAPC（Veterans Administration Prosthetic Center）式，後方有窓式をノースウエスタン式，後方が全面的に空いているタイプをカナダ式とよんでいる。

## ソケットのフィッティングの重要性

義足ソケットには，断端の収納，体重支持，力の伝達，懸垂効果（一部を除く）という役割がある。ソケットには，痛みがなく，きつ過ぎず，しかし不用意に脱げないことなどが要求され，ソケットの適合具合はパーツ選択以上に重要である。切断者が義足に合わせるのではなく，切断者に合った義足を製作し

**図9** ライナーを用いた吸着式

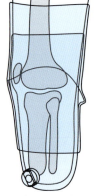
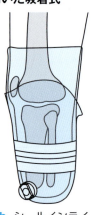

a. 膝スリーブを用いた場合：外側から見た図

b. シールインライナーを用いた場合：外側から見た図

**図10** 無窓全面接触式ソケット

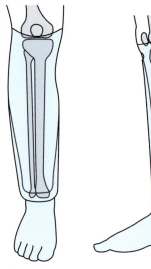

a. 前面から見た図　　b. 内側から見た図

### 図11 有窓式ソケット：VAPC式

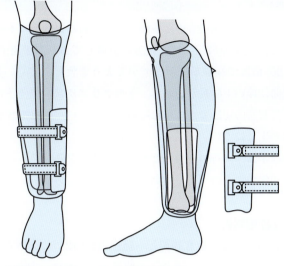

a. 前面から見た図　　b. 内側から見た図

なければならない。

　短時間の仮合わせで問題がなくても，1日中装着すると問題が生じることもある。また，新規切断者では通常，訓練過程で断端が痩せていく。さらに透析患者の場合，透析前は徐々に断端が太くなり，透析後は断端が痩せるといった変化が起きる。これらのような問題があるため，ソケット製作には細心の注意が必要である。

　断端が変化した際に，切断者自身が断端袋で調整できるような方法を指導したり，どのような状態になったら義肢装具士によるソケット調整が必要かといった判断基準など，切断者に対する装着管理指導も重要である。

## 継手

### 股継手

　股継手には固定式と遊動式があり，固定式は座位時に外すようになっている。通常は，高齢者であったり特殊な事情があったりする場合でない限り，遊動式を使用する。遊動式では，ストライドコントロール装置で義足の歩幅を制御する。ストライドコントロールバーがある構造の股継手では，バーとそれを受けるストッパーとの隙間を調整することで歩幅を設定できる。また，油圧，輪ゴムの本数，内蔵されたコイルバネの強さなどで歩幅を調整する構造もある。

　股継手は，ソケットの下方に取り付けるものと，前方に取り付けるものがある。下方のものは，座位時に切断側に厚みが生じ，座りづらいという欠点がある。

## 膝継手

膝継手には単軸のものと多軸のものがある。多くの多軸膝継手の瞬間回転中心[*5]は，完全伸展位には上後方に位置しており，屈曲するに従い急激に下降し，90°前後で膝継手位置まで戻るような軌跡を描く。多軸の利点としては，膝屈曲に伴い下腿長が短縮し，トウクリアランスが良好でつまずきにくい。また，長断端の切断者が椅子に腰掛けたときに，単軸膝継手よりも膝の前方への突出が生じにくい。

膝継手は，歩行の立脚相と遊脚相で機能を分けている。まず立脚相での安定性を確保し，そのうえで遊脚相制御を考える必要がある。

### 立脚相制御

立脚相制御は，随意制御と不随意制御の2つに分けられる。随意制御とは，股関節伸展筋を働かせることで膝継手に伸展する力を発生させるものである。不随意制御とは，切断者の筋力による制御ではなく，アライメントスタビリティと，膝継手そのものの立脚相制御装置によるものとがある。

アライメントスタビリティは，床反力ベクトルが膝軸中心よりも前方を通ると膝継手が伸展し，後方を通ると膝継手が屈曲する現象を利用したものである。膝継手位置を後方に設置することで，立脚相の踵接地時などである程度の安定性を確保できるが，その反面，立脚相後半での膝屈曲が起こりにくい，遊脚相でのトウクリアランスが不良になるなどの問題も生じやすい。

立脚相制御装置は，立脚相を機械的に安定させる機構であり，static stabilizing（静的安定化）とdynamic stabilizing（動的安定化）に分けることができる。前者はさらにpositive lockingとnon-positive lockingとに分けられ，positive lockingは固定膝継手，non-positive lockingは荷重ブレーキ膝継手が相当する。

#### 静的安定化

固定膝継手は，切断者自身の随意制御ができない場合や，アライメントスタビリティでは立脚相での膝安定性が確保できない場合などに用いられる。歩行中は膝継手をロックすることになるため，常に棒足で歩行することとなる。ロックを解除することで膝継手がフリーとなり，座位が可能となる。

荷重ブレーキ膝継手（図12）は安全膝ともよばれ，体重がかかると膝継手の上下から膝軸が挟まれ，摩擦力が発生してブレーキがかかる機構である。摩擦クランプ式や面摩擦式がある。

---

[*5] 瞬間回転中心：2本のリンクで結合された物体が運動するとき，その物体はリンクの規制によって，ある仮想点を中心に回転していると考えられる。この仮想点を，瞬間回転中心という。

#### 動的安定化

バウンシング（bouncing，図13）は健常者と同様に，立脚初期の踵接地時に膝継手が軽度屈曲してその後ロックする構造になっており，床からの衝撃を吸収しながら膝折れを防止する機構である。バウンシング機構が作用してロックしたときの瞬間回転中心は，上方かつ後方に大きく移動する（図13b）。

イールディング（yielding，図14）は，膝継手よりも後方に荷重がかかっているときに，油圧抵抗などでゆっくりと膝が屈曲する機構である。この機構を利用することで，坂道や階段の下り動作で左右交互に歩行することが可能となる。

### 図12 荷重ブレーキ膝継手

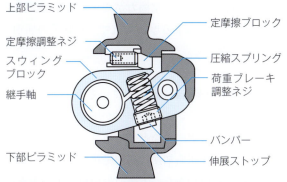

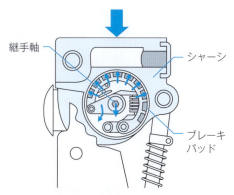

**a.** 摩擦クランプ式の例：構造が簡単でコンパクトであり，耐久性に優れる。荷重により膝継手周りのクランプ型ブロックが狭まり，継手軸を挟み込むことで摩擦が働き，ロックする構造になっている

**b.** 面摩擦式の例：荷重時に継手軸周りの円筒形シャーシにドラム型ブレーキパッドが押し当てられ，摩擦を得る構造になっている。ブレーキパッドとシャーシの接触面積が大きいため摩擦力も大きく，ブレーキ効果が高い

（文献1より引用）

### 図13 バウンシング

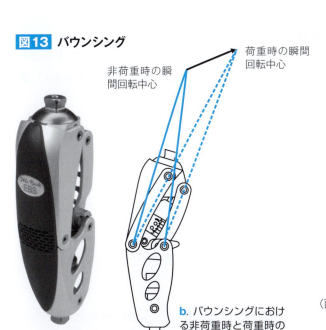

**a.** 3R60-EBS

**b.** バウンシングにおける非荷重時と荷重時の瞬間回転中心

（画像提供：オットーボック・ジャパン株式会社）

### 図14 イールディング：3R80＋

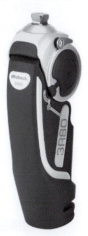

（画像提供：オットーボック・ジャパン株式会社）

### 遊脚相制御

下肢切断者では，遊脚相における随意制御は困難である．膝継手の制御なしでは，遊脚中期に義足の踵が過度に跳ね上がり，遊脚後期に膝は減速されず最終伸展時に衝撃が生じる．

歩行速度の変化への追従性のある可変摩擦機構や流体制御装置などがある．

#### 伸展補助装置

スプリングが入っており，膝屈曲時にはそれが抵抗として，伸展時には膝関節の伸展補助として働く．構造的に，膝継手にスプリングが内蔵された内部型と，膝継手の外側にスプリングが配置された外部型がある．

#### 機械的摩擦装置

摩擦力が一定の定摩擦と，屈曲角度によって摩擦力が変化する可変摩擦がある．調整ネジで膝軸を締めつけることによる摩擦抵抗で，膝継手の屈曲・伸展を制御する．

#### 流体制御装置

空圧・油圧の抵抗を利用するものが数多く製品化されている．

空圧式では，屈曲角度の変化に伴いシリンダ内の空気が圧縮され，抵抗が変化する．急激な抵抗力を必要とするスポーツなどには適さないが，ゆっくりした歩行から早歩き程度であれば，膝屈曲初期は屈曲抵抗が小さく，遊脚中期で屈曲抵抗が大きくなるという特徴があり，下肢の軽い振り出しでも膝継手が屈曲しやすいなどの利点がある．

油圧式は空圧に比べてシリンダ容量が小さくても大きな抵抗力を瞬間的に発生できるため，通常の歩行からスポーツ動作まで対応できるものがある．

### コンピュータ制御膝

遊脚相制御において，マイクロプロセッサで空圧シリンダの空気弁を調整するもの (図15a)，立脚相，遊脚相ともにコンピュータ制御するもの (図15b) などが販売されている．

## 足継手・足部

足継手および足部は，理想的には正常の足関節および足部の運動をできるだけ代償すべきであるが，その機能や重量，価格はさまざまである．切断者の身体機能，使用する環境，活動レベルに合わせて適切に選択する必要がある．

### 機構面での分類

#### サッチ足部

サッチ (SACH) 足部とは足継手軸がないもので，solid ankle cushion heel の略である．踵部にクッション材が配置され，キール (竜骨) 部分には木材などが使用されており変形しない．中足趾節関節 (metatarsophalangeal joint)

**図15** コンピュータ制御膝

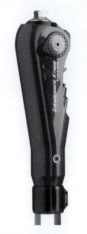

a. NI-C111t
（画像提供：ナブテスコ株式会社）

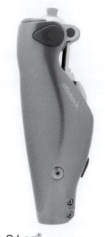

b. C-Leg®
（画像提供：オットーボック・ジャパン株式会社）

に相当する部分が，ある程度たわむようになっており，ここをトウブレークとよんでいる。

#### 単軸足部

距腿関節に相当する軸により，中間位から底屈方向には後方バンパーの抵抗で底屈制動が働く構造となっている。これにより踵接地時の衝撃吸収を行う。一部の足部を除いて背屈方向にはクッション作用はない。背屈方向については，トウブレーク部分に背屈機能がある。

#### 多軸足部

底背屈のほか，内外反や回旋の軸を有する足部である。

#### ■ エネルギー蓄積足部

弾性のあるキールなどにより，エネルギーの吸収と放出の機能を有した足部である。低活動者向けのものから走行に特化したものまで，さまざまなタイプがある。

## 義足の不適合による歩行障害

### 大腿義足吸着式ソケットの不適合

大腿義足ソケットの適合では，断端が適切に収納されていることが前提となるので，長内転筋の位置や，坐骨結節がソケットの所定の位置にあるかといった確認が必要となる。そのうえで，問題に対する適切な処置が必要となる。吸着式ソケットの不適合で生じる問題を**表1**に示す。

適切な全面接触式吸着ソケットであれば，軟部組織がバルブ孔から5〜

### 表1 大腿義足吸着式ソケットの不適合で生じる問題

| | | | |
|---|---|---|---|
| 恥骨の圧痛 | ・坐骨結節がソケット内に落ち込む<br>　▶ソケットの前後径が大きすぎる<br>　▶前壁が低すぎる<br>　▶ソケットの周径が大きすぎる<br>・前壁が高すぎる<br>・ソケット製作時に初期屈曲角や内転角が不足している<br>・ソケット内外径が小さすぎる | ハムストリングスの圧迫と痛み | ・ソケット内側の前後径が小さすぎる<br>・ソケットの内外側径が小さすぎる<br>・ソケット内側後面のコーナーとハムストリングのチャンネルが合っていない<br>・坐骨支持面のフレアが小さすぎる |
| 坐骨結節の圧痛 | ・ソケット内側の前後径が大きすぎる<br>・ソケット初期屈曲角が少ない<br>・坐骨支持面のフレアが小さすぎる（図16）<br>・坐骨結節部分とソケット内軟部組織の体重支持の割合が不適切 | ソケット底部の圧迫と痛み | ・ソケットが浅すぎる<br>・ソケットが深すぎて断端末部に空間ができ、陰圧が生じる<br>・ソケット遠位部がきつすぎる（図17） |
| 坐骨の浮き上がり | ・ソケット内の周径が小さすぎる<br>・ソケットが浅すぎる<br>・ソケット前後径が小さすぎる | 義足を持ち上げた際の空気の漏れ | ・ソケットが緩すぎる<br>・吸着バルブおよびバルブ取り付け部分の不良<br>・ソケット形状と断端形状が合わない |
| 長内転筋の圧痛 | ・ソケット内側壁が高い<br>・長内転筋腱とソケットのチャンネルが合っていない<br>・ソケット前壁の内側が高すぎる<br>・ソケット内側上縁のフレアが小さすぎる<br>・ソケットの内外側径が小さすぎる<br>・ソケット内転角が少ない | 座位時に義足が脱げる | ・断端近位部のトリミングが高すぎる（図18）<br>・ソケット近位部の周径が大きすぎる |

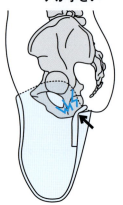

**図16** 坐骨支持部のフレアが小さい

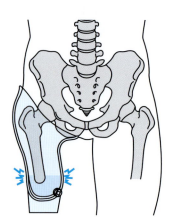

**図17** ソケット遠位部がきつい

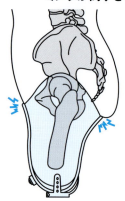

**図18** 断端近位部のトリミングが高すぎる

10mm程度膨隆した状態となる。断端末部分に隙間が生じた状態で歩行すると、ソケット内に過度の陰圧が生じ、断端末がうっ血した状態となる。

## ライナーの不適合

### シリコーン素材などの不適合

　ライナーは直接断端に接触するため、シリコーンアレルギーのパッチテストなどで、事前に皮膚の問題がないか確認しておく必要がある。

## 1 義足 総論:構造と部品

### ■ ピン式ライナーでの異常音,空気漏れ,断端末部の痛み

ピン式ライナー使用時に,ピンアタッチメントがライナーロックアダプターに最後まで挿入されていない場合,立脚相前半に金属音が発生する。また,遊脚相で義足を浮かせた際に軟部組織が伸ばされた状態となるため,立脚相前半に空気の漏れる音が生じる。この場合,採型時にピンを遠位方向に引き伸ばしながら採型をするなどの対処が必要となる。

ピン式ライナーでは義足本体との接合が遠位部であるため,遊脚相ではピン部分で義足を懸垂することとなる。装着後に遠位方向に引っ張っても痛みが生じない場合にのみ使用可能となるため,事前の確認が必要である。

### ■ シールインライナーの吸着不良

成熟した下腿切断,中・長断端にはライナーを用いた吸着式が有用である。しかし,シールインライナーなどの使用において,断端遠位部分が痩せた場合や緩すぎるライナーを選択すると,ソケットとの吸着効果をもたせるシール部分に内部でしわが生じ,吸着しなくなる(図19)。この場合は,シールインライナーのシールを含めた近位部に厚みを調整する袋をかぶせることで対処できる。硬ソケットをきつくしても問題の解決にはならないので注意が必要である。

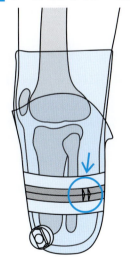

図19 シールインライナーの内部のしわ

---

【文 献】
1) 日本義肢装具学会 監: 義肢学 第3版, 医歯薬出版, 2016.
2) 日本義肢装具士協会 監: 義肢製作マニュアル, 医歯薬出版, 2010.
3) 日本整形外科学会, 日本リハビリテーション医学会 監: 義肢装具のチェックポイント 第8版, 医学書院, 2014.
4) 澤村誠志: 切断と義肢 第2版, 医歯薬出版, 2016.

# 3章 義足

## 2 切断・義足のリハビリテーションのコンセプト

梅澤慎吾,岩下航大

### セラピストに求められる役割

下肢切断と義足を取り巻く2016年現在の状況は,末梢循環障害に起因する切断の増加や入院期間の短縮というネガティブな要素がある一方で,関連製品の選択肢が多様化するといったポジティブな要素も存在する。このような動勢はセラピストに求められる役割にも変化を与えており,切断者の断端管理と身体評価を行うだけでは,一定期間内に義足を実用的手段とすること,切断者が求めるニーズに応えることが困難である。

昨今の義足分野でセラピストに求められる役割は,医師の管理下でソケット製作およびパーツを組み合わせる義足製作者(義肢装具士)・製品を取り扱う者〔メーカー,ディストリビューター(流通業者)〕と,当事者である切断者の間に入り,相互のやり取りを円滑化させるファシリテーター(調整役・促進者)としての要素が強い。ここでいうファシリテーターとは,すべての義足構成要素を個々の条件に応じて最適化する提案者であり,切断者がその環境を活かして効率よく義足習熟を図るための運動指導・身体機能回復を行うためのサポート役でもある。

次に示す1〜4の手続きを,切断者の属性やリハビリテーションを阻害する因子に対応しながら,義足装着の継続を最低限の目標として進めることが重要である(**表1**)。

1. 切断者の条件に応じた有効な製品の選択〔断端管理・装着・荷重/懸垂・関連部品(ライナー・継手・足部・その他)〕
2. 客観的な義足の評価(ソケット適合・アライメント設定など)
3. 義足に順応できる身体機能の構築(関節可動域・断端/残存肢/上肢/体幹の機能・主に断端の疼痛軽減など)
4. 上記1〜3から導き出せるゴール(期間・自立度)の適宜設定

### 義足の重要性

義足装着に至るプロセスでは,①義肢製作所のかかわるウエイトが大きい,②支給制度がかかわる,③経験豊富なセラピストが少ないなど,迅速な判断とアプローチが容易ではない理由が存在する。義足に関連する選択が義肢装具士を中心に行われる場合は,その仕組みのなかで情報共有を行い,最適な判断を模索すべきである。

しかし,次に示すような理由により,少なくとも義足製作は可及的速やかに

## 2 切断・義足のリハビリテーションのコンセプト

**表1** 義足リハビリテーションの基本的な考え方

| リハビリテーションのゴール | | 1stゴール<br>（2～8週） | 2ndゴール<br>（4～16週） | 3rdゴール<br>（8～20週） | | |
|---|---|---|---|---|---|---|
| | | 屋内独歩監視レベル<br>（杖使用 or 2足歩行） | ・身体機能改善<br>・義足装着技術向上<br>・歩行能力改善<br>・断端管理の意識向上 | 個別のゴール | | |
| | | | | | 通勤・通学 | 自宅復帰 |
| 義足リハビリテーションの進行例 | 若壮年の外傷 | 1. 筋力<br>2. 関節可動域<br>3. 静的動的バランス | ＋ | ＋ | 1. 多様な歩行環境の経験<br>2. 心肺機能向上<br>3. 実生活の想定<br>4. 職場（自宅）環境の整備 | |
| | 高齢者の循環障害 | ＋ | 1. アライメントの歩み寄り<br>2. 装着方法の熟慮<br>3. 装着介助<br>4. 相応なパーツ選択<br>5. 疼痛管理 | ＋ | ＋ | |
| 義肢装具士・MSWとの連携 | | 【環境設定による歩み寄り】<br>1. 痛くない・怖くない<br>2. 傷をつくらない<br>3. 立ちやすく歩きやすい<br>4. 力が伝わりやすい | 【チェックソケットの義足装着】<br>1. 荷重によるシュリンケージ＊<br>2. 残存肢の能力向上<br>3. アライメント・パーツの検討<br>4. 装着方法の検討 | 【切断者の習熟による変更】<br>1. アライメント（スライダー）<br>2. パーツ（各継手・足部）<br>3. 装着方法（荷重・懸垂）<br>4. ライナーのサイズ | 【断端成熟に応じた変更】<br>1. ソケット修正<br>2. 断端袋の活用 | 1. 樹脂製仮義足の完成（例：ライナーサイズの決定）<br>2. パーツの決定<br>3. 更生用義足の情報提供<br>4. 社会資源の利用 |

■ 身体機能＋環境設定　■ 環境設定　■ 身体機能　MSW：medical social worker

＊シュリンケージ（shrinkage）：直訳すると「縮小，減少」の意．切断義肢領域では，軟部組織量が減少して断端容積が小さくなる現象のことを示す

行うことが望ましい．これは，昨今の医療制度における時間的制約のなかで成果を出すためには必要不可欠である．特に，膝関節が残存する下腿切断者にとっての義足は「足に装着する杖」であり，義足荷重と平行棒内歩行に限れば，決して難易度の高い動作ではない（**表2**）．

1. 訓練用義足を装着する切断者の多くは初めて義足を装着するため，習熟に時間がかかる．
2. 片脚での義足装着前訓練は負荷が大きく，目標遂行型アプローチになりにくい．
3. 早期の義足製作で起こりうるリスクは回避できる．
    例1：チェックソケットの過程で最終形に至るまでの課題を抽出できる．
    例2：関連部品は製作所・メーカー・ディストリビューターのいずれかでレンタル可能．
4. 義足を装着して行う練習は，非切断肢側に加わる運動負荷が適当であり，

**表2** 義足非装着・装着で行うリハビリテーションの難易度

| リハビリテーション内容 | | 義足非装着 | | | | | 義足装着 | | | | | |
|---|---|---|---|---|---|---|---|---|---|---|---|---|
| | | 起居移乗動作 | 車椅子駆動 | 弾性包帯管理 | 立ち上がり・片脚立位 | 松葉杖移動 | 義足装着 | 義足荷重 | 立位保持 | 平行棒内歩行 | 屋内歩行 | 応用歩行 |
| 習熟難度 | 高 | ○ |  | ○ | ○ | ○ | ○ | ○ |  |  | ○ | ○ |
| | 中 | ○ | ○ |  |  |  |  | ○ |  |  | ○ |  |
| | 低 |  | ○ |  |  |  |  |  | ○ | ○ |  |  |

身体機能向上 →

断端の創部閉鎖・断端管理の徹底 / シュリンケージの促進

医療的管理が行いやすい場合もある（**表1**，1stゴール・2ndゴール参照）。
5. 義足装着での立位〜歩行の機会創出により，残存能力の回復が早い。

## 訓練用仮義足装着を前提としたマネジメント

訓練用仮義足装着を前提としたマネジメントは，次のような考え方を基本とする。

1. 訓練初期には，切断者が安楽に動作達成に至る環境設定を心がけて義足装着を継続する（痛くない[*1]，怖くない，傷をつくらない[*2]，立ちやすく歩きやすい，力を伝達しやすい）。
2. 装着に介助が必要であったとしても，身体機能が低下している者ほど義足は訓練補助具として有効に機能する（主に片側切断）。
3. 義足の設定（ソケット適合・部品選択・アライメント）は，歩行習熟とともに訓練過程で変化する。そのため，関連部品はレンタルを利用し，適宜調整を行えるように退院前まで外装用のスポンジなどは付けない状況で行う

### 高齢者の疫学解釈

高齢の下肢切断者は増加しているが，義足製作数は減少傾向となっている。これは，義足を装着しない切断者の増加を示すものであるが，理由として次のような2つのパターンが考えられる。
①末梢循環障害を呈する高齢者が義足装着の対象になっていない場合。
②患肢温存治療によって足趾および足部が残存するため，義足を必要としない場合。

①は，疾病が重篤化して義足での活動性を保障できず，リハビリテーションのゴールを車椅子生活の自立とするケースである。②は残存する足底面を支持

---
*1 適切に荷重できている場合の自制内の痛みは含まない。
*2 軽度の擦過傷は含まない。軽度の腫脹・熱感・発赤は含まない。

## 2 切断・義足のリハビリテーションのコンセプト

面として，後の創傷管理を行いながら生活を継続するケースである（図1）。患肢温存を目的に医療を行う分野では，足関節より近位の切断を大切断，足関節より遠位の切断を小切断と区別している。

### 多様なマネジメント

脳卒中や骨折はそれ自体が疾病だが，下肢切断はさまざまな原因を経て起こりうる観血的手段であるため，病院によって主治医の診療科目は多岐にわたる。近年は切断原因の変化に伴い，救急救命科，整形外科，形成外科，皮膚科，循環器科，リハビリテーション科などさまざま診療科がかかわっている。

多くの診療科がかかわる下肢切断は，担当医師の「切断〜義足の知識」「温存治療の知識」の差異によって，その後のマネジメントが変動し切断患者に多大な影響を及ぼすことがある。しかし，自立生活を最終的なゴールにすることは共通している。

### 切断者のリハビリテーションゴール

下肢切断の症例を担当するとき「○歳，○○による○○切断，術後○日経過，断端長○cm，○○保険で義足製作」という情報で，リハビリテーションの方向性とゴール設定をイメージできるセラピストはどれほど存在するだろうか。

例えば，脳卒中による片麻痺のリハビリテーションに比べると，上記のような情報からリハビリテーションのコンセンサスが得られにくいことが切断〜義足分野の根本的な課題である。知見の蓄積が少なく，ガイドラインなどが活用されにくいこと，また切断者の身体条件は変わらないが義足の構成要素は常に進化し，部品支給の考え方も変化することが，普遍的な情報として整理しにく

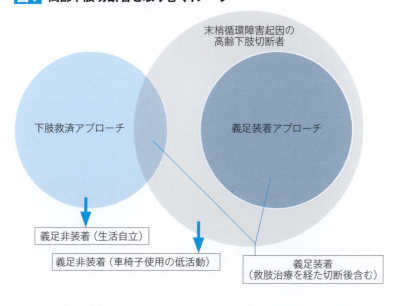

**図1** 高齢下肢切断者を取り巻くイメージ

い理由と考えられる。

想定しやすい切断者の属性に合わせた大枠のゴール設定を**表3**に示す。実際に切断症例を担当する際に，参考にしてほしい。

## 主要な評価

実務として想定しうる切断者の評価を**表4～13**に示す。切断症例を診るうえで重要なことは，みえる課題が「身体」「義足」のどちらに起因するものなのか（双方が原因の場合も多い）を常にニュートラルな視点で評価することである（**図2**）。

セラピスト単独ですべてを把握できれば理想的だが，義足の選択肢や機能についてわからないことは，製作所，メーカー，ディストリビューターと連携することで解決できる。

**図2 義足リハビリテーションにおける評価のバランス**

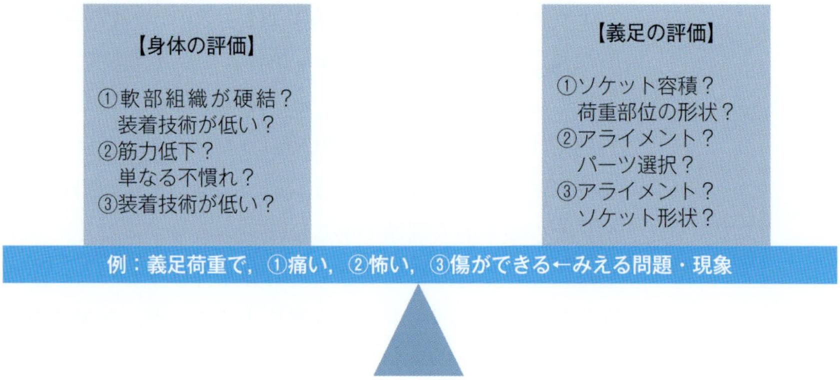

【身体の評価】
①軟部組織が硬結？
　装着技術が低い？
②筋力低下？
　単なる不慣れ？
③装着技術が低い？

【義足の評価】
①ソケット容積？
　荷重部位の形状？
②アライメント？
　パーツ選択？
③アライメント？
　ソケット形状？

例：義足荷重で，①痛い，②怖い，③傷ができる←みえる問題・現象

## 2 切断・義足のリハビリテーションのコンセプト

### 表3 切断者モデルのリハビリテーションにおける大枠のゴール設定

| 切断者のモデルケース | | 装着方法 | 荷重方法 | 懸垂方法 | パーツ構成 | 断端管理 | アライメント | 義足費用[万円] | リハ期間[カ月] | 達成可能な自立度 |
|---|---|---|---|---|---|---|---|---|---|---|
| リハビリテーション初期の方向性 | 下腿切断 A | | 選択荷重or全面荷重のいずれかを選択 | キャッチピン | 中等度のエネルギー蓄積型足部 | | 切断者が義足に荷重しやすい設定を最優先に考慮 | ― | ― | ― |
| | 下腿切断 B | インターフェイスにシリコーンライナーを使用（断端サイズが変わるための中古品レンタルを推奨） | 選択荷重を推奨 | キャッチピンorカフベルトを選択 | 単軸足部/サッチ足部のいずれか | 昼間：シリコーンライナー<br>夜間：スタンプシュリンカー | | ― | ― | ― |
| | 大腿切断 C | | | キャッチピン | 多軸/遊脚相制御膝継手<br>中等度のエネルギー蓄積型足部 | | | ― | ― | ― |
| | 大腿切断 D | | 坐骨荷重 | | 固定膝継手or多軸/遊脚相流体制御膝継手<br>単軸足部/サッチ足部/安価なエネルギー蓄積型足部 | | | ― | ― | ― |
| 入院時の最終ゴール | 下腿切断 A | | 選択荷重or全面荷重（創傷等のトラブルがなければどちらでもよい） | キャッチピン | 高機能型エネルギー蓄積型足部 | | | 70~80 | 2~3 | 屋外長距離持続歩行（杖不要） |
| | 下腿切断 B | 断端変化に対応したサイズのシリコーンライナーを処方 | | | 単軸足部/サッチ足部のいずれか | 昼間：シリコーンライナー<br>夜間：スタンプシュリンカー | ①残存能力の活性<br>②歩容改善を考慮 | 30~50 | 3~4 | 終日装着と短中距離持続歩行（屋外は杖携帯） |
| | 大腿切断 C | | | キャッチピン | 多軸/遊脚相位相制御膝継手<br>中等度のエネルギー蓄積型足部 | | | 80~100 | 4~5 | 屋外長距離持続歩行（屋外は杖携帯） |
| | 大腿切断 D | | 坐骨荷重 | キャッチピン（本義足以降にシールインライナーの可能性） | 固定膝継手or多軸/遊脚相流体制御膝継手<br>単軸足部/サッチ足部/安価なエネルギー蓄積型足部 | | | 70~90 | 4~5 | 終日装着と短中距離持続歩行（屋外は杖必須） |

*切断者のモデルケースは，ほかに阻害因子（例：植皮術，残存肢の骨折，合併症の増悪，透析，抗がん薬治療の継続など）がないことを前提としている

【モデルケースの設定】

| モデル | 年齢・性別 | 切断原因 | 断端長 | 身長[cm] | 医療保険の種類 |
|---|---|---|---|---|---|
| A | 20歳代，男性 | 外傷 | 短断端 | 175 | 労災保険 |
| B | 70歳代，男性 | 循環障害 | 長断端 | 165 | 生活保護 |
| C | 40歳代，男性 | 悪性腫瘍 | 中断端 | 170 | 医療保険 |
| D | 60歳代，男性 | 循環障害 | 長断端 | 172 | 医療保険 |

I-3 義足

### 表4 主要な義足評価：装着方法

| 装着方法 | 特性 | 有利な点 | 不利な点 | アプローチの時期（方向性の決定） ||| 連携の頻度 |||
|---|---|---|---|---|---|---|---|---|---|
| | | | | リハ初期 | リハ中期 | リハ後期 | 医師 | PO | メーカー・流通 |
| 吸着式 | 断端とソケットが直に接する唯一の装着方法 | 一体感が得られるので義足を軽く感じ、かつパフォーマンスがよい | 装着に習熟を要し、立位保持での装着を求められる<br>断端変化の大きい新規切断者には、頻回のソケット修正が必須 | 身体機能向上<br>環境設定<br>（初装着～平行棒外） | 歩行能力改善 | 個別ゴール | ○ | ◎ | |
| 差し込み式 | 断端袋やソフトインサートを介してハードソケットに断端を収納する | 装着が簡便<br>発汗による トラブルが少ない | 長断端以外では不利な要素<br>【大腿切断で不利な要素】<br>荷重↔懸垂で断端のピストン運動が生じ、パフォーマンスが低い | | | | ○ | ◎ | |
| シリコーンライナー式 | シリコーンライナーを介してハードソケットに断端を収納 | 装着が簡便<br>疼痛や創傷管理に有効<br>未成熟な断端（形状が末広がり）でも形状を整えることが可能 | 衛生面の管理が必要（発汗）<br>（ほかの形式より費用が高い（約10万円）<br>ライナー上縁と皮膚との接触で痒みが生じる可能性 | | | | | ◎ | ○ |

PO：prosthetist and orthotist（義肢装具士） ＊：連携の頻度…◎非常に多い、○多い
断端の特性（創傷・植皮術など）に応じて暫定的な装着方法を選択することがある（例：リハビリテーション初期は差し込み式、リハビリテーション終期はシリコーンライナー式など）

### 表5 主要な義足評価：荷重方法

| 荷重方法（下腿義足） | 特性 | 有利な点 | アプローチの時期（方向性の決定） ||| 連携の頻度 ||
|---|---|---|---|---|---|---|---|
| | | | リハ初期 | リハ中期 | リハ後期 | 医師 | PO |
| 選択荷重 | 解剖学的形状に合わせて荷重部と除圧部を区別する方法<br>主に膝蓋腱・前脛骨筋・脛骨内側・下腿後面を荷重部位とする<br>断端周径や形状変化に合わせて調整を図る（断端袋、パッド貼付による荷重促進、ソケット修正による除圧など）<br>荷重↔除圧部位を特定せず軟部組織を含めた断端全体で荷重を行う方法<br>緩衝用にインターフェイスが必須（ウレタン・シリコーン） | 植皮術や創傷を伴う断端に有効 | 身体機能向上<br>環境設定<br>（初装着～平行棒外） | 歩行能力改善 | 個別ゴール | ○ | ◎ |
| 全面荷重 | 断端周径の変化に対しして断端袋で調整 | 解剖学的形状における荷重部位（選択荷重）に、なんらかの理由（痛みや創傷など）で積極的に荷重できない場合に有効 | | | | | |

## 2 切断・義足のリハビリテーションのコンセプト

### 表3 主な義足の懸垂方法

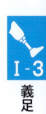

I-3 義足

| 懸垂方法 | | 特性・目的 | 有利な点 | 不利な点 | アプローチの時期（方向性の決定） ||| 連携の頻度 ||||
|---|---|---|---|---|---|---|---|---|---|---|---|
| | | | | | リハ初期 | リハ中期 | リハ後期 | 医師 | PO | メーカー・流通 |
| 解剖学的懸垂 | 肩吊り・腰バンド（大腿義足） | ・差し込み式装着方法などの併用で用いることが多い<br>・腰バンドは補助懸垂としても機能する | 陰圧で生じる断端トラブルが少ない | 革ベルトや面ファスナーなどの使用で装着は簡便だが、衣服との兼ね合いで装着感は悪い | | | | | | |
| | 大腿骨顆部（膝離断用義足） | ・インターフェイス（断端袋、インサート）を介しても装着する際に、大腿骨遠位の解剖学的形状を利用して行う懸垂<br>・有窓式ソケットも同様 | ― | 断端末が未成熟の新規切断者リハ初期では、創傷・荷重痛の可能性がある | | | | | | |
| | カフベルト（下腿義足） | ソケット内外側をまたぐバンドで、装着の簡便性を調整できる（革ベルト、面ファスナー）<br>・陰圧で生じる断端トラブルが少ない | 装着者の手指巧緻性・把持力に応じて、装着の簡便性を調整できる（革ベルト、面ファスナー）<br>・陰圧で生じる断端トラブルが少ない | キャッチピン懸垂に比べて歩行時の断端のピストン運動が大きい | | | | | | |
| 吸着懸垂 | 吸着式（大腿義足） | 表4．吸着式を参照 | ― | ― | | | | | | |
| | シールインライナー（大腿・下腿義足） | ・懸垂用アンブレラを使用するコーンライナーを使用する<br>・一方向に空気を排出するバルブ（one way valve）を取り付けたソケットに、シリコーンライナー装着で荷重しながら吸着状態を作る方法（passive vacuum） | 差し込み式の簡便さと吸着式の懸垂性を兼ね備えている | 断端とシリコーンライナーのフィッティングに依存する懸垂方法のため、断端変化の大きい新規切断者には懸垂性低下のリスクがある | | | | | | |
| | ユニモニー ハーモニー（大腿・下腿義足） | ソケット内の空気を積極的に排出する装置（ポンプなど）を使用して吸着する方法（active vacuum） | one way valveのみの吸着に比べて立脚相↔遊脚相で断端にピストンが起こる可能性があり、懸垂性が最も良好 | 植皮術を伴う断端はトラブルが起きる可能性があり高価である | | | 身体機能向上<br>環境設定<br>(初装着〜平行棒外) | 個別ゴール | ○ | ◎ | ◎ |
| 機械的懸垂 | キャッチピン（大腿・下腿義足） | シリコーンライナー先端のキャッチピンを義足本体のロックアダプターに差し込んで装着する方法 | 断端変化の多い断端ではピンの方向付けが難しい状態で装着すると、遊脚相で義足重量に引かれて水疱を形成するリスクがある | 軟部組織の多い断端ではピンの方向付けが難しい状態で装着すると、遊脚相で義足重量に引かれて水疱を形成するリスクがある | | | | | | |
| | キヌスシステム（大腿義足） | シリコーンライナーに取り付けたバンドをハードソケットの穴に通して結合→懸垂する方法 | ・座位装着に適した方法のため、高齢者・低体力者の義足装着に有効<br>・回旋防止に機能する | バンドを取り付ける断面とソケットの接触が強く、全体的な適合が得られない | | | | | | |
| | ニースリーブ（下腿義足） | ソケットから大腿部をカバーするように装着する | 補助懸垂としても役割を果たし、義足荷重時の左右動揺を抑える効果が大きい | 断端のピストン運動が大きく、単独の懸垂機能は低い | | | | | | |

PO : prosthetist and orthotist（義肢装具士）　＊：連携の頻度…◎非常に多い、○多い

トラブルが想定される断端（創傷、植皮、特徴的な形状）は、リハビリテーションと並行して適宜相応しいものを選択することが望ましい（例：リハビリテーション初期は解剖学的懸垂（断端トラブルの考慮が優先）を行い、断端が成熟したリハビリテーション後期にはパフォーマンスを優先して機械的懸垂とする）

### 表7 主要な義足評価：アライメント

| アライメント | | 目的・着眼点 | アプローチの時期（方向性の決定） | | | 連携の頻度 | | |
|---|---|---|---|---|---|---|---|---|
| | | | リハ初期 | リハ中期 | リハ後期 | 医師 | PO | メーカー・流通[*] |
| 大腿切断 | 矢状面 | ・臨床におけるアライメント設定は，スタティックアライメント，ダイナミックアライメントを中心に評価する<br>・特にリハ初期のアライメント設定の実際は，教科書のセオリーどおりとは限らない。獲得ゴールや進行状況に応じて「現状で最適な設定」を考慮する<br>・アライメント設定（荷重線⇔（膝継手）⇔支持基底面の位置関係の操作）は主に，以下の目的で行う<br>①残存能力の活性化<br>②歩行安定性と安心感の考慮（義足への荷重促進）<br>③歩行を伴う機能改善<br>④疼痛管理<br>・「断端の解剖学的形状」「義足製作工程」「切断者の身体機能低下」などによって，より柔軟な調整が必要な場合を想定し，ソケット以下に三次元調整可能な平行移動用の部品を取り付けることが有効 | | 身体機能向上<br>環境設定<br>（初装着〜平行棒外） | | ○ | ◎ | ○ |
| | 前額面 | | | | | | | |
| | 水平面 | | | | | | | |
| 下腿切断 | 矢状面 | | | | | | | |
| | 前額面 | | | | | | | |
| | 水平面 | | | | | | | |
| 義足長 | | | | | | | | |

PO：prosthetist and orthotist（義肢装具士）　　［*］：連携の頻度…◎非常に多い，○多い

## 2 切断・義足のリハビリテーションのコンセプト

**表8 主要な義足評価：部品選択**

| 部品選択（軸構造の区分） | | | 特性・目的 | 有利な点 | アプローチの時期（方向性の決定） | | | 連携の頻度 | | |
|---|---|---|---|---|---|---|---|---|---|---|
| | | | | | リハ初期 | リハ中期 | リハ後期 | 医師 | PO | メーカー・流通 |
| 膝継手 | 固定 | 固定膝継手 | 歩行の際に膝が常時ロックされ、座位では手動でロック解除を行う | ・股関節伸展筋力、可動域、アライメントの影響を受けずに、義足荷重と歩行の導入に有効<br>・歩容は特徴的だが、歩調が多様で安全性は高い | | 身体機能向上<br>環境設定<br>（初装着～平行棒外） | | ○ | ◎ | ◎ |
| | 遊動 | 多軸膝継手 | 多節リンクの構造 | ・構造が膝折れ転倒を防止するのに役立つ<br>・基本構造から多様に派生する製品群の臨床使用頻度が高い | | | | | | |
| | | 単軸膝継手 | 随意制御（股関節伸展）能力とアライメント設定が重要になる構造 | 旧来の製品からコンピュータ制御の製品まで機能の幅が広い | | | | | | |
| 足部（足継手） | 無軸 | | ・特定の運動機構が存在しない<br>・底面のフットプレートとの一体構造 | ― | | | | | | |
| | 単軸 | | ・足関節の機能は、カーボン、樹脂、ゴム、木など素材の可撓性によって補われる | ― | | | | | | |
| | 多軸 | | ・足継手を起点に、矢状面における底背屈の一軸運動をなす構造<br>・底背屈のエネルギー吸収と放出は、ゴム硬度・油圧抵抗で調整される | ― | | | | | | |
| その他 | ターンテーブル | | 継手とフットプレートの間に、内外反や回旋の動きを可能にする特定の機構が存在する（生体の足関節より可動範囲は少ない） | 胡座での座位が可能・靴の脱ぎ履きが円滑 | | | | | | |
| | トーションアダプター | | 大腿義足での股関節内外旋を模した手動の水平面可動パーツ | | | | | | | |
| | | | CKCでの股関節内外旋を可能にする部品 | 大腿＆下腿切断の双方で使用可能 | | | | | | |

PO：prosthetist and orthotist（義肢装具士）　CKC：closed kinetic chain　＊：連携の頻度…◎非常に多い、○多い

表9 主要な義足評価：支給制度・義足費用の捻出

| 支給制度・義足費用の捻出 | 特性・目的 | アプローチの時期（方向性の決定） | | | 連携の頻度 | | | |
|---|---|---|---|---|---|---|---|---|
| | | リハ初期 | リハ中期 | リハ後期 | 医師 | PO | メーカー・流通 | MSW |
| 事故の保険（自損除く） | ・少なくとも医療用仮義足は、過失割合に応じて保険会社より費用捻出<br>・更生用本義足以降は身体障害者手帳で製作する場合あり | ・身体機能向上<br>・環境設定（初装着～平行棒外） | ・歩行能力改善 | ・身体機能向上<br>・環境設定 | | | | |
| 労災保険 | ・労基署の認可の下、費用捻出・職業復帰を目的として義足部品を選択する<br>・人生を通じて労災保険で行う（義足製作に身体障害者手帳は利用しない） | | | | ○ | ◎ | ○ | ◎ |
| 医療保険 | ・医療用仮義足の費用は3割負担（償還払い扱いの義足は100%費用を支払った後に7割が還付される仕組み）<br>・更生用本義足の費用は37,200円（償還払いではない。多くの対象者がこの金額だが所得によっては自費になる場合あり、2016年時点） | | | | | | | |
| 生活保護 | ・治療材料費として都道府県より捻出<br>・日常生活復帰を目的として部品選択する | | | | | | | |

＊：連携の頻度…◎非常に多い、○多い

PO：prosthetist and orthotist（義肢装具士）　MSW：medical social worker　労基署：労働基準監督署

## 2 切断・義足のリハビリテーションのコンセプト

### 表10 主要な身体評価:切断前の活動度、疼痛、関節可動域、筋力

| 評価項目 | | | 目的や着眼点 | アプローチの時期(重点を置くタイミング) | | | 連携の頻度 | | |
| --- | --- | --- | --- | --- | --- | --- | --- | --- | --- |
| | | | | リハ初期 | リハ中期 | リハ後期 | 医師 | PO* | |
| 切断前の活動度(問診) | | | ゴール設定の指標≒患者自身が望むゴール | — | — | — | ◎ | ○ | |
| 疼痛 | 安静時痛・夜間痛 | | ・痛みが強ければ義足装着困難<br>※新規切断者の訴えでは、軟部組織の動きによる痛みを想定する場合が多い<br>・断端管理方法の再考(弾性包帯⇔スタンプシュリンカー) | | | | | | |
| | 運動痛 | | ・自動運動で痛い→軟部組織の癒結・炎症所見を確認<br>・断端遠位に徒手抵抗を加えて関節運動を行うと痛い<br>→①正確な能力を活かす環境設定(ソケット内の調整・装着法の再考)<br>②潜在能力を活かす環境運動が困難 | | | | | | |
| | 荷重痛 | | ・軟部組織が重力方向に動くことで生じる剪断力の想定<br>→荷重すべき部位(坐骨・膝蓋腱など)の触知とピアリング<br>※荷重が痛い場合は緩衝または再考。不適切な荷重の場合は、①装着の工夫、②アライメント再考、③ソケット調整 | | | | | | |
| | 幻肢痛 | | ・義足またはシリコーンライナー装着時間を増やすことで改善する<br>※訴えの多くは義足非装着時に起きている<br>※服薬やミラーセラピーなどの対処もあるが、効果に確証なし | | 身体機能<br>向上<br>環境設定<br>(初装着〜<br>平行棒外) | 歩行能力改善 | 個別ゴール | ◎ | ◎ | |
| 関節可動域 | 骨盤前後傾 | | ・股義足歩行の歩様形成や歩容に関与 | | | | | | |
| | 股関節 | 大腿切断 | ・伸展可動域→矢状面での義足に対する荷重線を決定づける<br>①歩行の義足立脚後期に影響<br>②義足の矢状面アライメントに影響<br>・内転可動域→前額面での義足の活用に影響<br>①股関節外転筋群に影響<br>②義足の前額面アライメントに影響<br>※屋内歩行自立を起点として、歩行によって可動域改善(股関節・膝関節)を図ること<br>が有効(条件に応じてアライメントを設定) | | | | | | |
| | | 下腿切断 | ・伸展可動域→矢状面での義足に対する荷重線を決定づける<br>※膝が残存する下腿切断は多様なアライメント調整が困難なため非常に重要(大腿切断はソケット以下での位置関係の調整幅が多様) | | | | | | |
| | 膝関節 | | ・著明な拘縮では座位に影響 | | | | | | |
| 筋力 | | | ・非切断肢側は下肢全般の筋力強化が求められる<br>・情報共有や客観的な変化を示すにはMMTが有効だが、切断端の筋力評価はブレイクテストではなく、自重を操る能力からの見極めが重要<br>・切断の不利を補うには断端遠位での筋出力の評価が重要(疼痛との関連)<br>・大腿切断の股関節伸展筋力は、義足接地時の随意制御に重要 | | 身体機能向上<br>環境設定<br>(初装着〜平行棒外) | 個別ゴール | | | |

PO:prosthetist and orthotist(義肢装具士)　MMT:Manual Muscle Testing(徒手筋力テスト)　＊:連携の頻度・・・◎非常に多い、○多い

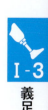

I-3
義足

### 表11 主要な身体評価：非切断肢側

| 評価項目 | 目的や着眼点 | アプローチの時期（重点を置くタイミング） ||| 連携の頻度[※1] ||
| --- | --- | --- | --- | --- | --- | --- |
| | | リハ初期 | リハ中期 | リハ後期 | 医師 | PO |
| 視診[※2] | ・皮膚の色（赤み、蒼白、紫、黒色など）、創の発生、水疱形成の有無<br>・浮腫の有無<br>※血管原性の症例は創トラブルを自身で発見しにくく、また、創発生すると治癒が遷延しやすい | | 身体機能向上<br>環境設定<br>（初装着～平行棒外） | | | |
| 触診[※2] | ・皮膚温の確認（冷たい、正常、熱いなど）<br>・浮腫の確認（圧迫により陥凹が残るか）<br>・動脈の触診（膝窩動脈、後脛骨動脈、足背動脈） | | | | | |
| 感覚[※2] | 糖尿病性末梢神経障害のリスクマネジメント<br>※両側性の足先および足底の「しびれ」「疼痛」「異常感覚」、両側アキレス腱反射の低下あるいは消失、両側内果の振動覚低下（128 Hzで10秒以上）、モノフィラメントを用いた触圧覚の低下 | | | | ◎ | ◎ |
| 静的バランス（片脚立位保持） | 理想的な義足装着に必要な条件となる<br>①シリコーンライナー装着→座位<br>②ハードソケットへの断端収納→立位<br>※軟部組織の多い断端でリハ初期に痛みが出現する場合、立位でシリコーンライナー装着を行うと疼痛管理に有効 | 個別ゴール | | | | |
| 動的バランス | ・歩行時の非切断肢側単脚支持期に必須<br>※特に、2足歩行をゴールとする場合に重要（杖などを使うことを前提とした場合も同様）<br>・非装着時や方向転換や応用歩行（階段・坂道など）に必須 | | 身体機能向上<br>環境設定<br>（初装着～平行棒外） | | | |

PO : prosthetist and orthotist（義肢装具士）　※1：連携の頻度…◎非常に多い、○多い　※2：特に末梢循環障害には必須

## 2 切断・義足のリハビリテーションのコンセプト

### 表12 主要な身体評価：断端，断端管理

| 評価項目 | | 目的や着眼点 | アプローチの時期（重点を置くタイミング） | | | 連携の頻度[*1] | | |
| --- | --- | --- | --- | --- | --- | --- | --- | --- |
| | | | リハ初期 | リハ中期 | リハ後期 | 医師 | PO | メーカー・流通 |
| 断端 | 断端長 | リハによって変化しない最も客観的な情報<br>例：短断端<br>有利な点→パーツを組み込むスペースが多い<br>不利な点→ソケット適合に時間を要する，筋出力の限界，入院期間が長い | | | | | | |
| | 断端周径 | ・ソケット適合を判断する客観的数値（例：大腿切断では坐骨レベル周径の均衡が望ましい）<br>・日内変動の観察から装着の工夫を試みる際の指標 | | | | ○ | ◎ | ○ |
| | 軟部組織量 | 新規切断～義足初装着の多くは軟部組織が多い<br>・シリコーンライナーに多様な形状（縦長・横広）で収納されるため適切な装着を行うのに苦労することがある（例：坐骨や膝蓋腱に適切に荷重されない，ピンが届かない，ハードソケットの装着感やタイトで痛みが生じるなど） | | | 身体機能向上<br>環境設定<br>（初装着～平行棒外）<br>個別ゴール | | | |
| | 形状 | 使用するインターフェイスの種類や懸垂方法を考慮する必要が生じる<br>例：<br>・断端末が円柱形→一般的なシリコーンライナーを使用<br>・断端末が円錐形→コニカル[*2]を使用<br>・断端末縫合部の形状が陥入しているカフベルトで懸垂 | | | | | | |
| 断端管理 | | 弾性包帯，スタンプシュリンカー，シリコーンライナーを用いて行うが，現在は簡便なシリコーンライナーが主流<br>ソケット装着に相性のよい形状に変化させるのが本来の目的だが，実際に義足荷重～歩行を行うことが最もシュリンケージに有効<br>断端成熟過程で起きるソケット不適合の対処は，装着の工夫（断端袋），頻回のソケット修正が必須 | | | | ○ | ◎ | ◎ |

PO：prosthetist and orthotist（義肢装具士）　＊1：連携の頻度…◎非常に多い，○多い　＊2：Össur社製品名

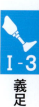

I-3 義足

## 表13 主要な身体評価：非装着時，受傷・既往歴

| 評価項目 | | 目的や着眼点 | アプローチの時期（重点を置くタイミング） ||| 連携の頻度* ||
|---|---|---|---|---|---|---|---|
| | | | リハ初期 | リハ中期 | リハ後期 | 医師 | PO |
| 非装着時 | 車椅子駆動 | • 車椅子を自走できなければ，義足装着が困難な可能性が高い<br>※ハンドリムを操作する程度の把持力は義足装着にも求められる | 身体機能向上<br>環境設定<br>（初装着～平行棒外） | 個別ゴール | | | ◎ |
| | ベッドや便座に移乗 | • 残存肢（下肢）を含めた操作自立が最低限必要<br>• 脳梗塞後の片麻痺→非麻痺側（健常側）から移乗対象にアプローチ<br>• 下肢切断の義足非装着時→切断肢側から移乗対象にアプローチ | | | | ◎ | ◎ |
| | 入浴 | 例：車椅子→床（浴室）の移動<br>• 下腿切断：両上肢と非切断下肢で支えながら，断端全面を接地<br>※下腿切断者は屋内でも義足を装着することが多い<br>• 大腿切断：床面に両上肢を接地させる瞬間がある（このとき，足関節背屈の可動域も重要）<br>※大腿切断者は屋内で義足を外していることがある | | | | | |
| | 松葉杖での移動 | • 松葉杖使用が可能な時点で，少なくとも切断端以外の要素は義足装着に堪えうる身体状況にあると評価できる（プッシュアップ可能な上肢筋力と単脚支持が可能な非切断肢側） | | | | | |
| 受傷・既往歴 | | • 外傷では受傷時の整形外科的既往<br>• 循環障害では，主に糖尿病性合併症が非切断肢側にも影響を与えている可能性がある（例：骨折による関節可動域制限，糖尿病性神経症による感覚鈍麻など） | | | 個別ゴール | ◎ | ◎ |

PO：prosthetist and orthotist（義肢装具士） ＊：連携の頻度…◎非常に多い，○多い

## 2 切断・義足のリハビリテーションのコンセプト

**MEMO**

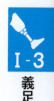
I-3 義足

# 3 股義足

梅澤慎吾，岩下航大

## はじめに

　股義足の対象となるのは，股関節離断以外に片側骨盤切除や大腿切断の極短断端の場合も考えられるが，本稿では股関節離断後の義足装着者のリハビリテーションについて取り上げる。

## 障害像

　寛骨臼より大腿骨頭以下を除いた状態が股関節離断である。実数の報告は存在しないが，ほかの切断部位と比べて症例数は少ない。

　切断原因は悪性腫瘍によるものが多い。治療後の経過および全身状態に問題がなければ，杖なしか一本杖使用による実用歩行獲得の可能性は高い。

　縫合部は弾性包帯により管理することもあるが，特段の管理をしない場合もある。術後数日でリハビリテーション適応となり，残存機能の維持・向上を目的として装着前のリハビリテーションを開始する。

　股関節離断は下肢レバーアームが存在しない。この障害特性のため，次のような点を前提にリハビリテーションを思考することが有効である。

- 義足を操作するという観点での生体機能向上に限界がある→非切断肢側の能力向上と，義足を最大限に活用できる環境設定（義足の調整）が必須である。
- 切断部位が広範であることは，生体質量の左右差が大きいことを意味している→下腿・大腿切断に比べて，体重や骨盤の大きさ（男女差）が，より重要な条件になりうる。
- 義足を含めた全体重に対する義足重量の割合が，最も大きい切断障害である→例：体重の軽さは歩行獲得に有利な条件だが，義足操作には習熟を要し，外的な環境に影響を受けやすい（強風でバランスを崩すなど）。

　股義足ユーザーが終日義足を装着する可能性は低い。そのため，リハビリテーションでは目的に応じて利用価値を見出すゴール設定が重要である。例えば，都会での就労をゴールとする場合，通勤に必要な持続歩行能力と公共交通機関を利用できる歩行多様性の獲得を目的とし，地方での就労の場合は，地域間は車で移動し，職場内を義足で移動できる能力獲得を目指す。また，主婦の場合は，両手の利用が必要な動作時の義足習熟と非装着時の移動手段の検討となり，すべての股離断者にとって公共の場でのソケット持続装着と立ち座りの基本動作を習熟する必要がある。

# リハビリテーションの実際

## 主要なポイント

### 股義足の特徴と歩行への影響
- 股継手運動軸が矢状面の1軸であるため，歩行で体幹〜骨盤の回旋要素が少ない。
- 遊脚相の制御の多様性が乏しいため，ケイデンスを増やす速歩には条件が伴う。
- 矢状面における立脚相の安定性（義足の過度な振り出しによる転倒，遊動膝継手の膝折れによる転倒防止）は，アライメントスタビリティや股継手・膝継手の性能に依存する。
- 前額面における立脚相の安定性は，①ソケット適合，②前額面アライメント，③体重の影響を受ける。
- 歩行能力は，非切断肢側の機能をはじめとした残存部位の能力によるところが大きい。
- 義足重量が重くなる（部品にもよるが，多くは4 kg前後）。

### ソケットの特徴
- 素材はプラスチックや樹脂製である。
- 前開きの構造を自らバンドを締めることで適合させるので，ソケット形状や容積以外に「装着の技術」がソケット適合に影響する。
- インナーにはくものは適合そのものに影響を与えるが，その工夫によって疼痛管理につながる場合もある（例：厚手のインナーの着用など）。
- 懸垂目的で左右腸骨稜をソケットが覆う構造では，特に夏季の発汗対策が必須である。
- 装着時の快適性・コスメティックを考慮した選択肢もあるが，簡易的で軟性のソケット構造は快適性が高い反面，歩行時の支持性が低下するという不都合も生じやすい。
- 座位時に，ソケット底面と生体の坐骨の高さを合わせる工夫が必要である。
- ほかの切断高位では，チェックソケット（プラスチック製）を経て樹脂ソケットを製作する行程だが，股義足の多くは初回製作のソケットを治療用仮義足として継続使用する。

## 股義足のリハビリテーションモデル(表1〜3)

### 主な初期の理学療法評価・計測
- 片脚立位保持能力
- 手指の把持力
- 体幹筋力
- 体重
- 断端評価（軟部組織量・縫合部の走行や位置）
- 非切断肢側の関節可動域
- 疼痛評価（坐骨の耐圧性，軟部組織への圧迫）

**表1 股義足のリハビリテーションモデル：開始〜4週**

| リハビリテーションの手順 | セラピストの視点 | 想定されるトラブル | 解決法など |
|---|---|---|---|
| 完成した義足の確認（ベンチアライメント、図1） | ・矢状面アライメント<br>・使用部品の特性 | 膝折れの可能性 | 図1 |
| ソケット装着（図2） | ・片脚立位で義足を扱う能力<br>・バンドを締める上肢の能力 | 独力で装着できない | ・下腿・大腿義足は座位装着が可能だが，股義足は不可能なため立位で義足を操作する能力が必要．ソケットロを広げてソケット荷重面に断端を滑り込ませるように装着する開放されたソケット構造では，バンドを締める能力から良好なソケット適合を作る行為となるため，バンドを締める習熟に時間がかかることも多く，リハビリテーション初期は両脇装着技術は歩行よりも補助しながらバンドを締めることも多い<br>・良好な装着状態が良好なパフォーマンス向上につながるため切断者自身が実感できると，モチベーション向上につながる |
| 平行棒内の立位保持（スタティックアライメント，図3） | ・荷重時の痛み<br>・懸垂のレスポンス<br>・安定した荷重 | ・義足荷重で痛い<br>・懸垂性が悪い<br>・立位保持が安定しない | 義足荷重時のスタティックアライメントは，以下を確認する．これらは立位安定性，痛み，歩行効率に影響を与える．前方付けの股継手（図6）では荷重によるソケット底面のためわずかに傾斜した， やや前傾よりの水平保持を検討<br>①ソケット底面の角度<br>②股継手の取り付け位置<br>③坐骨荷重の角度<br>④骨盤傾斜<br>坐骨結節での荷重は，直下〜後下方からの正での荷重痛の可能性が低い |
| 立ち座りの動作・座位保持 | ・非切断肢側の動的バランス<br>・ソケットのトリミングライン | ・股継手と膝継手が屈曲しない<br>・座位時に痛い | 図4〜6 |
| 平行棒内歩行（ダイナミックアライメント） | ・左右の歩幅形成<br>・体重心の前方推進<br>・ソケットのトリミングライン | ・義足立脚相で痛い<br>・義足遊脚相で足部の地面との接触<br>・義足立脚相での推進が困難 | 表4 |
| 義足への荷重促進（体重の全荷重，図7，8） | ・評価の再考（痛み，アライメント，ソケット適合，装着，パーツ，動的バランス，体重） | 再確認事項のいずれかが最適でない可能性 | ・義足への全荷重は実用歩行に向けて最も重要な課題．すべての評価項目は全体重を義足に委ねることで可能になる<br>・精査すべき評価項目：①装着（ウェイトコントロール），②ソケット適合，③荷重痛，④アライメント，⑤パーツ選択，⑥体重の影響（ウェイトコントロール）→下肢アームの存在しない股関節離断着は，残存能力強化によって義足立脚相の改善を図ろうとしても限界がある．動作改善のアイデアは①〜⑤「義足の環境設定」と⑥「ウェイトコントロール」に集約される．可能なら義足装着後早期に行うべきであり，義足全荷重が可能になればリハビリテーションの進行は円滑 |

# 3 股義足

## 表2 股義足のリハビリテーションモデル：4〜10週

| リハビリテーションの手順 | セラピストの視点 | 想定されるトラブル | 解決法など |
|---|---|---|---|
| ・屋内歩行<br>・義足装着時間の延伸 | ・歩行時の推進と制動の要素<br>・断端シュリンケージ*<br>・ウェイトコントロール<br>・現実的なゴールの再共有 | ・義足立脚時間が短い<br>・非切断肢側の重心移動が少ない<br>・義足立脚時の体幹側屈 | 図9〜12，表5 |
| ・歩行能力向上（速度，歩容，持久力，方向転換） | ・パーツの検討<br>・二次障害予防<br>・断端変化に対応 | ・歩行速度が改善しない<br>・残存部位の運動痛（腰背部，下肢関節） | |
| ・着衣を想定した義足装着（図13） | ・義足装着の手順<br>・発汗対策 | ・脱着が面倒<br>・義足を外せない不快感<br>・発汗によるかゆみ | ・着衣を想定すると股義足の脱着は簡便ではない<br>・トイレ動作は衣服だけでなく義足もすべて外して行うため，義足を立て掛けるスペースなども必要 |

## 表3 股義足のリハビリテーションモデル：10〜16週

| リハビリテーションの手順 | セラピストの視点 | 想定されるトラブル | 解決法など |
|---|---|---|---|
| ・段差傾斜の昇降（図14）<br>・床への姿勢変換<br>・屋外歩行 | ・パーツの検討<br>・環境に応じた動作の指導<br>・屋外歩行に必要なアライメント<br>・断端変化に対応 | ・前を向いて階段を降りられない<br>・傾斜の下りで膝折れの恐怖感<br>・屋外で義足が地面に接触<br>・断端変化でソケットが緩い | ・階段下り動作では，股義足の特性を踏まえた指導が必要<br>・ソケット内壁にパッドを貼付して緩みを解消する |
| ・公共交通機関の利用（図15）<br>・車の乗降（図16）<br>・エスカレータの利用<br>・非装着時の移動手段 | ・非切断肢側の歩幅形成<br>・住宅環境 | ・電車やエスカレータの乗降で転倒<br>・自宅で車椅子が使えない | ・歩幅形成が必要かつ接地位置が限定される環境では，非切断肢で1歩目を出すのが原則である<br>・股義足装着者は移動で車を使用することが多い。狭いスペースで股義足は取り回しが悪いため，片脚立位や着座の状況ではターンテーブルを利用して膝継手以下を折りたたむことがポイント |
| ・本義製作時の足手続きの説明<br>・使用パーツの説明（金額，本義足判定の見通し）<br>・外装装着後の歩行（図17） | ・断端シュリンケージ<br>・社会復帰後の活動性の予測<br>・本義足以降のパーツ認可状況 | ・断端変化でソケットが緩い<br>・歩行遊脚相で膝継手が曲がりにくい<br>・膝継手が完全伸展しない危険性 | 表6，7 |

### 図1 股義足の評価部位

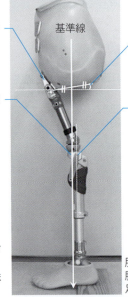

左：多軸膝継手
右：単軸膝継手（荷重ブレーキ機能付き）
（画像提供：ナブテスコ株式会社）

股継手：前方取り付けタイプ（伸展補助バネによる調整）
膝継手：多軸遊脚相空圧制御膝継手
足部：エネルギー蓄積型足部，差高（底背屈）調整機能付き

- 膝継手が安定位にあれば，立位歩行時に膝折れしない
- 安定位は，①アライメントスタビリティ，②膝継手選択で得られる
- 下肢アームが存在しない股義足装着者の立脚相の安定性は，荷重線（ベンチアライメントでは基準線）と，膝継手軸の位置関係によってのみ形成されるため，基準線が膝継手軸よりも前に位置することが重要
- ①はもちろん，②で多軸膝継手を選択する場合は，間接的にアライメントスタビリティを形成すると考えてよい．単軸膝継手は視認位置が回転軸と一致するが，多軸膝の実質の回転軸は上後方に存在するためである

### 図2 股義足の装着

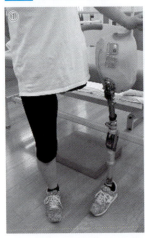

①

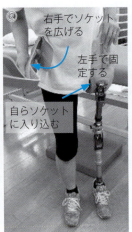

② 右手でソケットを広げる
左手で固定する
自らソケットに入り込む

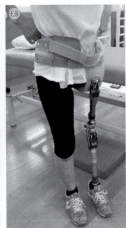

③

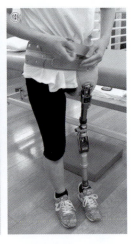

④

ソケットの曲線に腸骨稜を合わせる装着補助．懸垂性を担保する

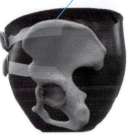

a. 良好な断端収納 ○

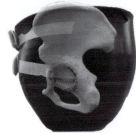

腸骨稜を利用する解剖学的懸垂

b. 懸垂が課題となる装着 ×

# 3 股義足

### 図3 スタティックアライメントの評価

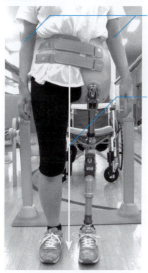

a. 二足かつ左右均等な荷重での立位保持：正面から見た図

- 上肢支持を必要とせずに立てるか（装着時に両上肢を使うため）
- おおよその左右均等荷重を目視で評価

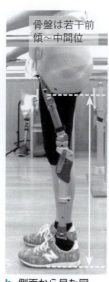

b. 側面から見た図

荷重時に骨盤の前傾角度と足底面の水平が保たれている

- 骨盤は若干前傾～中間位

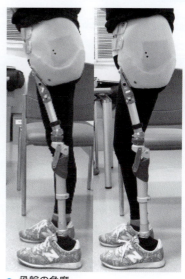

c. 骨盤の角度

骨盤が過度に前傾（左）していると，歩行時の義足立脚後期に過度な腰椎前弯となる可能性がある．一方，骨盤が過度に後傾（右）していると，静止立位で後方にバランスを崩す可能性や，歩行における義足遊脚移行期に骨盤を振り出す位置エネルギーを形成できない

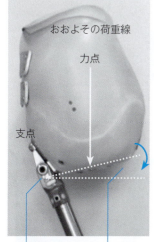

d. ソケット底面の角度

- おおよその荷重線
- 力点
- 支点
- 前方に取り付ける股継手の運動軸
- 荷重の影響でソケット底面がたわむ

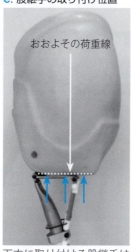

e. 股継手の取り付け位置

- おおよその荷重線
- 下方に取り付ける股継手は面で体重を受ける

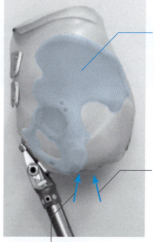

f. 坐骨荷重の角度と骨盤傾斜

- 骨盤は正常位置から若干前傾する程度が適正
- 荷重による圧痛が生じない方向
- 荷重による圧痛が生じやすい方向

### 図4 立位から座位への動作

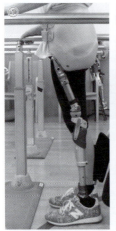
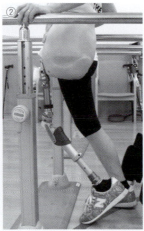
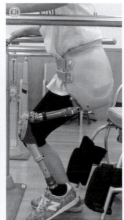
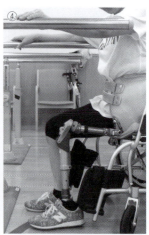

立位の義足接地状態で腰部を前方に出すと，膝継手が屈曲する（①～②）。前方に出した腰部を引き戻すと，股継手が屈曲する（③）

### 図5 座位時のソケット接触で痛みが好発する部位

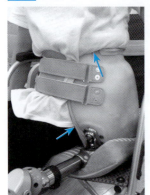
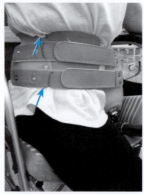
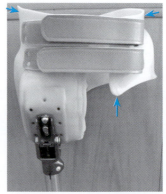

a. 切断肢側　　b. 非切断肢側　　c. トリミングラインの修正で対処

### 図6 股継手の種類

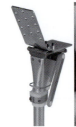
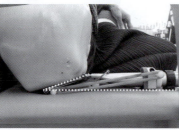
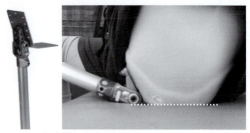

a. ソケット底面と座面の間に補助装置が介在する　　b. ソケット底面と座面が接する

実生活では職場での勤務環境や車の運転などで座位をとる機会が多いため，股義足装着者では長時間の座位保持を課題とする場合が多い。aの股継手に比べ，bのほうが座位に適している。ただし，どちらも非切断肢側の殿部と比べて高くなるので，左右のギャップが生じる。非切断肢側の殿部にタオルなどを敷いて，左右の高さを合わせると，長時間座位をとる際に有効である

（製品画像提供：オットーボック・ジャパン株式会社）

## 表4 平行棒内歩行（ダイナミックアライメント）

| 歩行周期 | 左IC | 左LR | 左MS | 左TS | 義足IC | 義足LR | 義足MS | 義足TS |
|---|---|---|---|---|---|---|---|---|
| | ポイント1 | | ポイント2 | | ポイント3 | | ポイント4 | |
| 課題となる要素 | 立脚後期の形成が不十分で義足の位置エネルギー（振り出す力）が生み出せない≒歩幅が小さい | | トウクリアランスが保てず義足の足部が地面と接触する（切断者が最も認識しやすいストレス） | | 非切断肢側の後方重心＆義足接地位置の再現性の低さ→義足荷重と前方推進が不十分→上肢支持での代償が可 | | 義足立脚相における推進・制動を上肢のみで行っている | |
| 義足の問題原因となる要素 | ・ソケット後壁上縁が背部と接触している<br>・前壁が恥骨周囲と接触している<br>・トウレバー（足部）が前方の動きを制限 | | ・義足長が長い<br>・基底面（足部）が前方に位置している→矢状面アライメントが最適でない<br>・膝継手の選択の誤り or 調整不良<br>・懸垂時のソケット適合の不良 | | ・基底面（足部）が前方に位置している→矢状面アライメントが最適でない<br>・義足で振り出す振り幅が大きすぎる（股継手の調整不良） | | ・基底面が（足部）が前方に位置している→矢状面アライメントが最適でない | |
| 切断者の仮説と問題 | ・膝折れに対する恐怖感→体幹前屈＆早期の非切断肢接地<br>・骨盤の可動域制限 | | ・ソケット装着が未熟で懸垂性が悪い<br>・非切断肢側の膝を屈曲して単脚支持の安定性を保持が不十分→膝継手が屈曲しない<br>・義足を持ち上げて歩こうとしている | | ・前足部でのバランス保持が不十分<br>・上肢支持がないと体幹の固定と骨盤の振り出しが安定しない<br>・上肢支持による制動と衝撃緩和 | | ・上肢支持がないと、ソケットに荷重しながらバランスが保てない（股義足の性能に頼ることへの不慣れ）<br>・非切断肢側で生み出す推進力が小さい | |
| 解決の方向性 | ・ソケット修正<br>・アライメント調整<br>・足部の検討（種類、サイズ）<br>・義足荷重の促進 | | ・装着の習熟<br>・アライメント調整<br>・パーツの再考（股継手、膝継手）<br>・ソケット適合の検討<br>・単脚支持能力の改善 | | ・アライメント調整<br>・股継手の調整<br>・動的バランス能力の改善<br>・体幹支持能力の活性化 | | ・義足荷重の促進<br>・アライメント調整<br>・ソケット適合の検討 | |

IC：initial contact（初期接地），LR：loading response（荷重応答期），MS：mid stance（立脚中期），TS：terminal stance（立脚終期）

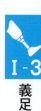

### 図7 義足全荷重の評価

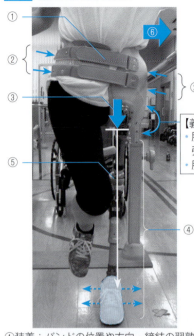
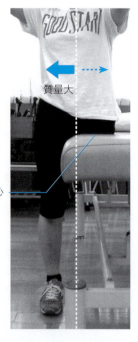

①装着：バンドの位置や方向・締結の習熟
②ソケット適合：断端容積≒ソケット容積（例：緩みがあると支持性が低い）
③荷重痛：平行棒把持で痛みなし→全荷重で痛み出現の可能性
④アライメント：前額面における荷重線と基底面の位置関係を操作
⑤パーツ選択：股継手〜足部（例：遊動膝であることが怖い）
⑥体重の影響：坐骨結節の荷重面を中心としたときの左右不均衡を補うストラテジー（体重が増えると，より不均衡が顕著になる）

【義足立脚相を安定させる方法】
・股関節残存の場合：外転筋群の強化＋①＋②＋④
・股関節離断の場合：①＋②＋④

### 図8 ソケット荷重と懸垂のイメージ

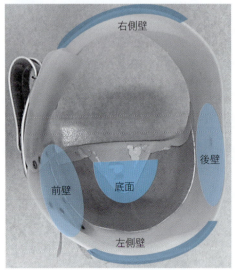

a. 左股関節離断用のソケットを頭側から見た図

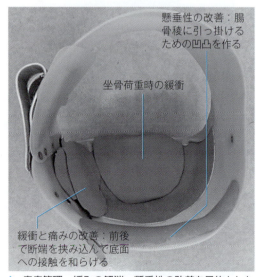

b. 疼痛管理，緩みの解消，懸垂性の改善を目的としたパッドの貼付

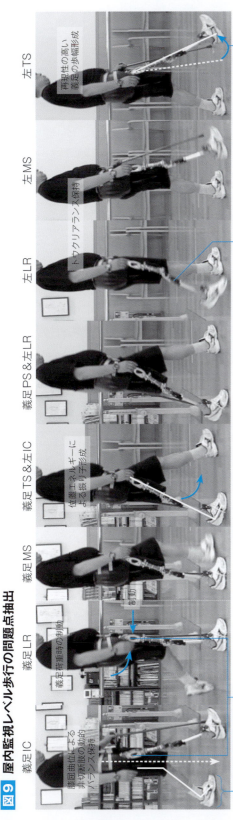

**図9** 屋内監視レベル歩行の問題点抽出

PS：pre-swing（前遊脚相）

### 図10 良好な歩行パフォーマンスの例：矢状面から見た図

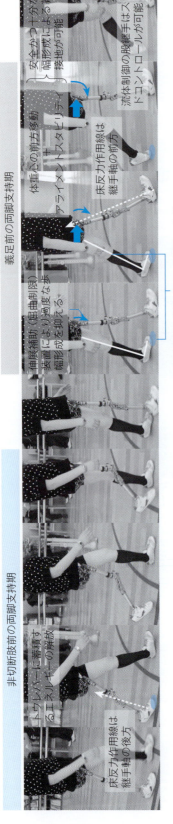

非切断肢前の両脚支持期　　　　　義足前の両脚支持期

床反力作用線は継手軸の後方
トウレバーに蓄積するエネルギーの解放
①足部のエネルギー蓄積を解放
②膝継手の調整

伸展補助（屈曲制限）装置により過度な歩幅形成を抑える

体重心の前方移動
アライメントスタビリティ
床反力作用線は継手軸の前方

安全かつ十分な歩幅形成による接地が可能
流体制御の股継手はスピードコントロールが可能

非切断肢の動的バランス習熟→上前方の重心位置を保持：①膝関節伸展位、②前足部でのバランス保持

義足立脚期の延伸脚相は遊脚相のクリアランス形成に重要
①足部のエネルギー蓄積を解放
②膝継手の調整
③前額面ダイナミックアライメントの適正化（図11参照）
これらにより膝継手が円滑に屈曲→足部クリアランスを保持
↓
円滑な継手屈曲（クリアランス保持）は非切断肢の外側傾斜や骨盤挙上などを解消するために必要な要素

【非切断肢改善の要素】
非切断肢のバランス習熟は、義足荷重直前の両脚支持期で安定感をもたらす
①膝関節伸展位
②前足部でのバランス保持 　→上前方に重心位置を保つことが可能

【義足の環境設定改善の要素】
義足荷重直前の両脚支持期形成や義足接地後の制動には、切断者自身の制御に限界がある
①伸展補助（屈曲制限）装置による歩幅調整
②流体制御の股継手を選択

股義足歩行では膝折れ以外に股継手の過屈曲により転倒が危険
　・従来の股継手は制動相に制動の要素がない

# 3 | 股義足

### 図11 良好な歩行パフォーマンスの例：前額面から見た図

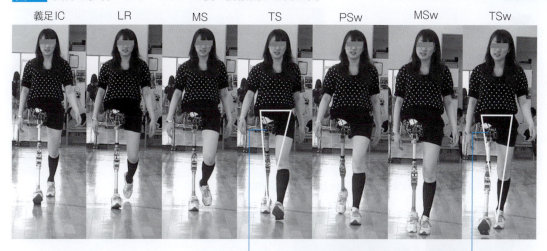

義足IC　LR　MS　TS　PSw　MSw　TSw

立脚後期における荷重線と支持基底面（足部）の位置関係は、遊脚相の円滑な膝継手屈曲→トウクリアランス保持に重要である。上図は前足部が左右ASISを結んだ幅の中に位置しているが、図9では切断側ASISの直下に足部が位置している

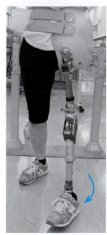

【悪い例：骨盤回旋による歩幅形成】
股継手の運動軸と合致しない振り出しは、非効率な歩行の要因となる。原因として次のものが考えらえる
①非切断肢側の後方重心（恐怖感など）
②義足を重く感じている
③義足荷重（立脚後期）が未習熟
④上手にソケット装着できていない

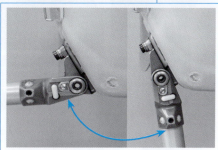

股継手運動軸は矢状面の一軸：写真は7E7（Otto Bock HealthCare社）

MSw：mid-swing（遊脚中期）
TSw：terminal swing（遊脚終期）
ASIS：anterior superior iliac spine（上前腸骨棘）

**図12** 股継手の選択と調整

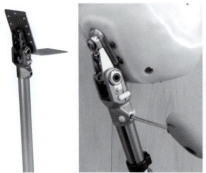
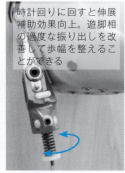

時計回りに回すと伸展補助効果向上。遊脚相の過度な振り出しを改善して歩幅を整えることができる

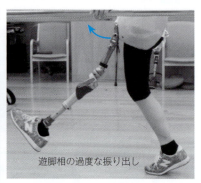

遊脚相の過度な振り出し

a. 7E7（バネ装置，Otto Bock HealthCare社）：立脚制御機能なし

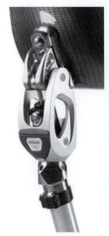
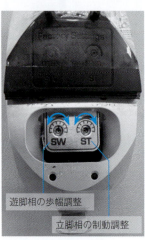

遊脚相の歩幅調整
立脚相の制動調整

切断者が生み出す推進要素
股継手が生み出す制動要素
←油圧の制動　油圧の制動→
立脚相IC〜MSの油圧抵抗による指導イメージ。股継手の立脚制御が義足立脚相の延伸に貢献する
前方推進要素
ヒールロッカー機能

b. 7E9（流体装置，Otto Bock HealthCare社）

（製品画像提供：オットーボック・ジャパン株式会社）

**表5** 股継手の分類と歩行への影響

| | | 遊脚相制御 | | | |
|---|---|---|---|---|---|
| | | 固定（マニュアルロック） | ゴム | バネ | 流体制御（油圧） |
| 遊脚相制御の調整方法 | | なし | 本数の増減（継手両脇に2本） | バネ張力の増減 | 油圧抵抗の増減 |
| 立脚相制御*（IC〜MSダイナミックスタビリティ） | | × | × | × | ○ 油圧抵抗の増減 |
| 製品例 | | 【7E5】 | 【7E4】 | 【M1001】【7E7】 | 【7E9】 |
| 歩行への影響 | 歩容 | 立脚相制御なし→義足立脚相の短縮→左右非対称な歩行になりがち | | | 義足立脚相の延伸が可能 |
| | 速歩の戦略　歩幅増 | × | ○ | ○ | ○ |
| | ケイデンス増 | ○ | × | ○ | ○ |

＊IC〜MSの股関節屈筋群遠心性収縮に代わる働き
（画像提供：7E5，7E4，7E9…オットーボック・ジャパン株式会社，M1001…株式会社今仙技術研究所）

## 3 股義足

### 図13 下衣のはき方の例

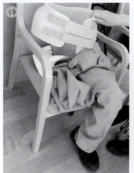 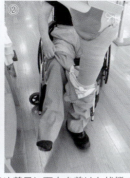 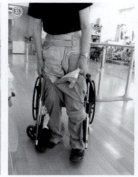 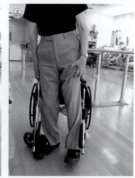

股義足装着の際は，あらかじめ義足に下衣を着けた状態で，非切断肢を通す

### 図14 降段動作のポイント

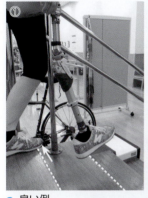 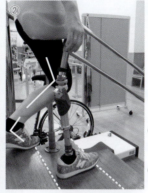

①：階段の縁から爪先が出る位置に立ち（矢印部分），階下への歩幅形成は義足を振り出さずに行う
②：非切断肢の膝屈曲・足背屈による前下方への重心移動で義足接地を行う

a. 良い例

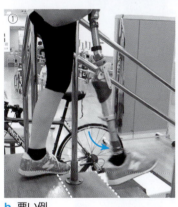 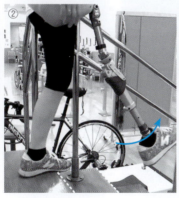 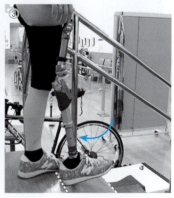

b. 悪い例
①：歩幅を作るために義足を振り出す
②③：義足は前方に振り出されるが，振り子特性により元に戻るためタイミングよく降段することは難しい

**図15** 電車乗降やエスカレータ利用時のポイント

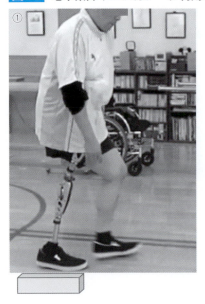
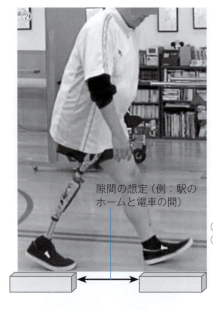

隙間の想定（例：駅のホームと電車の間）

①：義足立脚相の延伸
②：非切断肢の接地位置を，余裕のある距離で決定する

**図16** 車の乗降：左股義足装着者が後部座席に乗車する例

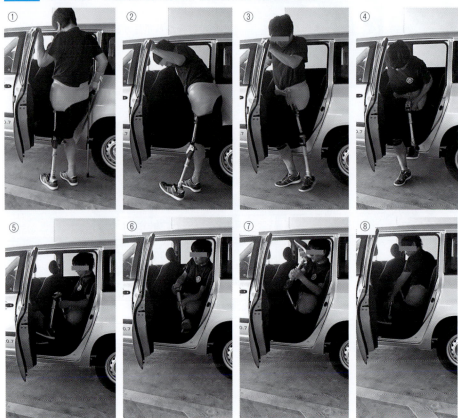

①②：車内に杖を置く
③④：ドアをつかんで方向転換。シートを支えにして片脚立位で義足をたたむように操作する
⑤〜⑧：着座したらターンテーブルを利用して義足を折りたたみ，車内に収める

### 図17 外装取り付け直後の注意点：多軸膝継手使用の場合

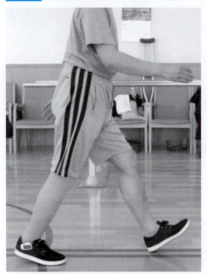 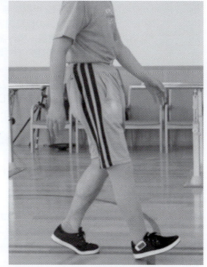

a. 外装を取り付けた股義足（右）での歩行。外装を取り付けると，①膝継手が屈曲しにくい，②膝継手の完全伸展を意識しにくい，③股継手が屈曲しにくいといった影響が出る

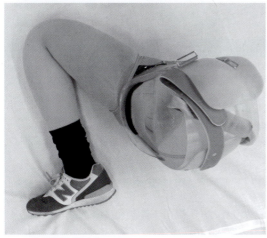

b. 非装着時に各継手を曲げておくと，外装が軟らかくなり，歩行への影響が少なくなる

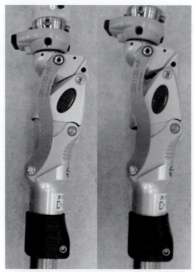

c. 膝継手。完全伸展の状態（左）と軽度屈曲位（右）。多軸膝継手は完全伸展時のみ安全性を保証するため，軽度屈曲位でも膝折れを起こす。股関節離断者は残存肢による随意制御が行えないため，膝折れを自己制御できない。解決策として，完全伸展時のターミナルインパクトを意識させることが有効

## 表6 股継手選択で考慮すべき因子

| | |
|---|---|
| 身体的因子 | ・両側切断 or 片側切断（例：反対側が下腿切断など）<br>・非切断肢側の機能障害の有無<br>・疼痛（荷重痛，歩行痛など）<br>・非切断肢の能力（片脚立位保持，動的バランスなど） |
| 義足に関する因子 | ・重量<br>・遊脚相制御機構（ゴム↔バネ↔油圧制御）<br>・立脚相制御機構〔なし↔あり（油圧制御）〕<br>・厚労省支給基準内か否か（分類記載の製品はすべて基準内）<br>・本義足判定時の公費認可の可能性 |
| 社会的因子 | ・有職 or 無職<br>・生活環境（路面に関して）<br>・家庭内の役割<br>・支給制度<br>・経済能力（股継手の金額は数万〜数十万円まで幅がある）<br>・リハビリテーションゴール（求める歩行速度や歩容） |

股義足では次の理由により，股継手選択を優先して考える場合が多い（選択肢は**表5**を参照）
①歩幅形成に最も関与するのが股継手である
②歩行時の推進・制動（歩容，歩行速度，路面適応性に関与）に大きな影響を及ぼすのが股継手である

## 表7 股義足における膝継手選択

| | 膝継手選択のポイント |
|---|---|
| 固定膝継手 | ①片手支持でマニュアルロックを外しながら着座できるかを確認<br>②義足長の適正化：歩行時クリアランスを考えれば短めがよく，立位保持に有効なのは長めである。双方ができる限り両立するセッティングとする<br>③矢状面アライメントは膝折れを考慮しなくて済むので調整が円滑 |
| 多軸膝継手 | ①股義足では多軸膝継手を第一選択にする場合が多い<br>　理由：すべての股継手と相性がよい。立脚相の安定性を図りやすい。切断者自身では制御困難なクリアランス保持を補う<br>②バウンシング機構の膝継手は坂道の下りなどで効果を発揮<br>③股義足は高額なため，主要3パーツ（股・膝・足部）のなかでは高額な多軸膝継手を優先できない場合がある |
| 単軸膝継手 | ①荷重ブレーキ機構などで安全性は図れるが，矢状面のアライメント設定が立脚相の安全性に大きく関与する<br>　利点：安価な製品の選択が可能<br>　欠点：矢状面の安定を図ると義足荷重前の歩幅が小さくなる可能性あり<br>②イールディング機構の膝継手は股継手選択の影響を受ける<br>　例：バネ式股継手→切断者の能力・アライメントの設定によっては選択可能<br>　　　流体式股継手→製品の推奨アライメントにならえば不向き（傾斜下りで股継手・膝継手双方のイールディングが作動してしまう） |

上記はあらゆる股継手との組み合わせにおいて留意すべきである

# MEMO

# 4 大腿義足・膝義足

岩下航大

## 軟部組織の評価とその臨床的観点

　軟部組織量，断端形状，骨突出部，植皮の有無を評価し，義足の装着および歩行の過程で今後どのような断端トラブルが起こりうるかを予測する。

　図1aは，軟部組織が比較的少なく，周径変化が緩やかな良好な断端である。一方の図1bは，軟部組織が多く，周径変化も著しい。また，縫合部付近に深い溝があり，皺も多い断端である。

　図1bの断端で義足を装着して荷重・歩行を行うと，深い溝間皺の摩擦によって，擦過傷・水疱が生じる可能性がある。あらかじめ装着時間を決めておき，切断者本人とセラピストで断端部を確認し，皮膚トラブルを回避しながら徐々に装着時間を延長していく。

## 断端管理の方法とその臨床的観点

　断端管理は切断術後から早期に行い，義足装着を想定して周径変化ができる限り少ないように断端形成を行う。

　術創が落ち着き次第，早期に義足を製作し，図2に示すいずれかの断端管理法を併用しながら義足を装着して義足荷重を行い，断端のシュリンケージを進める。断端管理を行うことで早期に断端の成熟を促すと同時に，義足装着時に安定してソケット内に断端を収納できるようにしていく（図3）。

　ソケット装着および運動の前後（運動前は太く，運動後は細い），日内変動（朝は太く，夕方は細い），血液透析前後（透析直前は太く，直後は細い）には，必ず周径変化評価を行う。

### 図1　大腿切断の断端の例

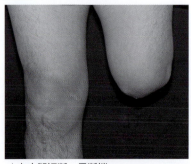

a. 左大腿切断：長断端

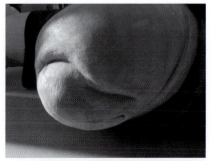

b. 左大腿切断：短断端。縫合部に深い溝がある（切断肢側，左側方から見た図）

図2 断端管理の方法

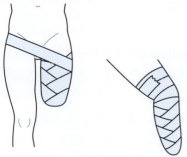

a. 包帯による断端管理：左は大腿切断，右は下腿切断の巻き方。均一な圧で巻くためには熟練を要するが，最も安価で簡便。末梢から中枢へ向けて圧が軽減していくように巻く

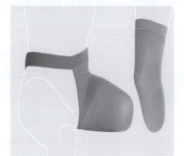

b. スタンプシュリンカーによる断端管理：断端末部から近位に向かって段階的に着圧が低くなっており，簡便に装着できる。断端を適切に加圧することができ，ずれにくいため定位置で長時間の固定が可能
（画像提供：オットーボック・ジャパン株式会社）

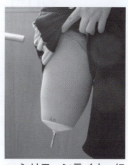

c. シリコーンライナーによる断端管理（Össur社）

図3 断端管理の例

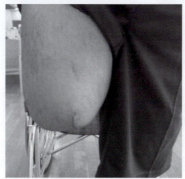

a. 断端管理前：切断術から約4週目。軟部組織が多く，熱感・腫張（＋）

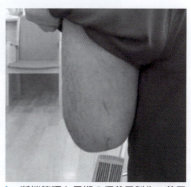

b. 断端管理と早期の仮義足製作・義足荷重・歩行を促した断端（義足装着から約1カ月半後）：初期時よりも軟部組織は減少，熱感・腫張（－）

## 関節可動域評価および筋力強化とその臨床的観点

　切断肢側股関節の外転・外旋・屈曲拘縮と筋力低下は，義足の装着・歩行時に大きな影響を及ぼす。

　切断肢側の伸展筋力と可動域が向上すると，立脚初期の随意制御能力が向上し，立脚後期の割合が増加する。また，立脚後期の膝継手完全伸展から屈曲への運動方向の切り替えが円滑になる。

　さらに，切断肢側の内転・内旋可動域と外転筋力が向上すると，立脚中期の非切断肢への重心移動の向上や，上部体幹の側屈の軽減につながる。

　図4に切断肢大腿部の筋のストレッチングを，図5に筋力評価・強化方法を示す。

## シリコーンライナー装着の臨床的観点

シリコーンライナーを装着する際には，断端とライナー間に空気の層ができないように，またピンが断端に対して長軸方向になるようにロールオン装着する（図6）。空気の層ができると断端末へ陰圧がかかり，うっ血や水疱の原因となる（図7）。

新規切断者は軟部組織が多く，腫脹がみられ，また断端周径の変化が著しいため，ライナー装着時にピンの向きが定まらないことがある（図8）。そのため，装着時にキャッチピンの向きを底部のロックアダプター位置に毎回同じように入れる練習が必要である。

### 図4 切断肢大腿部の筋のストレッチング

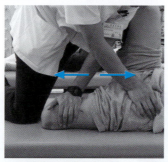

a. 切断者に背臥位をとらせ，非切断肢の股関節は屈曲位とする。セラピストは右手で骨盤を固定し，骨盤前傾の代償を抑制しながら屈筋群を伸長する

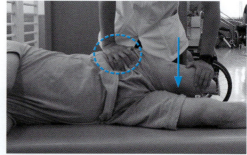

b. 切断者に側臥位をとらせ，セラピストは右手で骨盤を固定し，骨盤側傾の代償を抑制しながら外転筋群を伸長する

### 図5 切断肢大腿部の筋力評価・強化方法

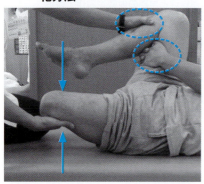

### 図6 ロールオンによるシリコーンライナーの装着

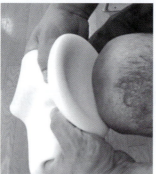

### 図7 断端とシリコーンライナー間の陰圧で生じたうっ血

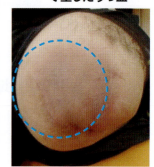

切断者に背臥位をとらせ，非切断肢の股関節を屈曲位とし，腰椎・骨盤前傾の代償を抑制した肢位を保つ。この状態で切断肢股関節伸展筋群の筋力評価・筋力強化を行う。ソケット後面に力を伝達するイメージで力を発揮させ，筋出力時の断端痛と，どの角度で筋出力が減弱するかを評価する

# 大腿義足・膝義足のリハビリテーションの流れ

大腿・膝義足のリハビリテーションの流れを表1〜4に示す。

### 表1 大腿義足・膝義足のリハビリテーションの流れ：常時行う評価・介入

| リハビリテーションの手順 | セラピストの視点 | 想定されるトラブル | 解決法など |
|---|---|---|---|
| ・断端形状・軟部組織評価・断端管理 | 包帯，スタンプシュリンカー，シリコーンライナーによる管理→周径変化の少ない断端形成と早期の義足装着 | 切断者・医療従事者の管理不足 | 図1〜3 |
| 関節可動域，ストレッチ，筋力強化，バランス，感覚，断端周径など | ・義足装着を想定した評価・介入を行う<br>・早期に義足装着練習へ移行 | ・義足未装着でのリハビリテーションの時間が多く，義足装着での荷重・歩行練習が少ない<br>・義足処方・製作までに時間がかかる | 図4, 5 |

### コラム シリコーンライナーの衛生管理，サイズ，適切な装着の重要性

シリコーンライナーは，流水・石鹸などで洗い流し，清潔に保つ。また，サイズは，大腿・下腿用ともに断端末から近位4 cmの周径値よりも，1〜2 cm減算した大きさとする。切断直後は周径変動が大きいため，施設に備え置きのシリコーンライナーがない場合はレンタル対応とすることも多い。

シリコーンライナーの衛生管理，サイズ，装着法が不適切な場合，断端トラブルが生じる可能性がある。図8にその事例を示す。

### 図8 義足ソケット不適合とシリコーンライナーの不適切な扱いによる断端トラブル

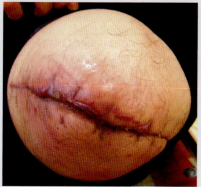 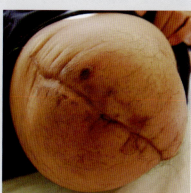

**a. 自宅退院後：仮義足製作から約1年後の状態（断端トラブル）**
断端縫合部位付近に水疱・毛細血管の微小出血・浮腫・うっ血がみられる。シリコーンライナーと断端間の不良装着（空気層），周径変化によるソケット不適合，シリコーンライナーサイズの不一致，および断端とシリコーンライナーの衛生管理不足が原因であった

**b. 本義足製作後：治癒した断端**
早期に本義足製作を申請し，適切なシリコーンライナーの履き方，義足装着の再学習，およびソケット・断端間の適合を適宜評価して改善したことで，断端部の治癒につながった。切断者本人には，手鏡で死角となる断端末部を確認することを習慣化させ，自己管理意識向上に努め，義足装着時間を徐々に延伸した

**表2** 大腿・膝義足のリハビリテーションの流れ：リハビリテーション開始〜4週

| リハビリテーションの手順 | セラピストの視点 | 想定されるトラブル | 解決法など |
|---|---|---|---|
| 良好な義足装着指導と方法 | 装着方法の選択と，その方法の指導 | 断端部の皮膚トラブル（例：独力でシリコーンライナー装着が行えないキャッチピン式） | 図6〜7 |
| ソケット適合評価 | ・痛みがなく荷重できる義足（ソケット）荷重部位<br>・疼痛好発部位の確認<br>・ソケットのトリミングライン | ソケットチェックポイント<br>・義足荷重による疼痛<br>・前後または左右で立位保持不安定 | p.100，表1参照 |
| 完成した義足の評価<br>・ベンチアライメント<br>・スタティックアライメント | ・義足構成要素（ソケット，膝継手，足部）の特性を知る<br>・アライメント評価<br>・膝継手軸の評価<br>・義足長<br>・肩峰・骨盤の左右差 | 荷重線と初期屈曲角および膝継手軸位置の不一致【例：膝折れの可能性】<br>・初期屈曲角度の不足→腰椎過前弯<br>・義足長・肩峰・骨盤の左右差 | 図9〜15，表5 |
| 平行棒内歩行（ダイナミックアライメント）→表3「平行棒外歩行」も参照 | 歩行相ごとに分析→義足構成要素か，身体的要素の問題かを精査 | ・IC時の膝折れの可能性（遊動膝）<br>・TSt時に膝継手が遊脚移行期に曲がってこない<br>・TSt時の足部の引きずり | 図9，16，表6 |
| 平行棒内での立ち座り | ・立位から座位時動作分析<br>・座位動作時の膝継手特性<br>・座位時のソケット接触<br>・ソケットのトリミングライン | 立ち座り動作<br>・立位から座位時に膝継手が屈曲しない<br>・ソケット接触・圧痛による座位保持困難 | 図17 |
| 義足への荷重量の促進<br>起居動作（義足非装着時） | ・起居動作の分析<br>・評価の再考（痛み，アライメント，ソケット適合，装着，膝継手調整，動的バランス） | ・義足装着での重心の側方または前方移動が困難<br>・義足装着時，非装着時の起居動作の評価・介入が行えていない | 図9，16，18 |

IC：initial contact（初期接地），TSt：terminal stance（立脚終期）

**表3** 大腿・膝義足のリハビリテーションの流れ：4〜8週

| リハビリテーションの手順 | セラピストの視点 | 想定されるトラブル | 解決法など |
|---|---|---|---|
| 平行棒外歩行<br>義足装着時間の延伸 | ・段階的に平行棒外へ移行<br>・補助具の有無<br>・断端シュリンケージ | ・義足立脚時間が短い<br>・切断肢側の重心移動が少ない<br>・義足立脚相の体幹側屈 | 図16，19 |
| 階段昇降・傾斜歩行<br>歩行持久力の向上 | ・階段昇降の分析<br>・傾斜歩行の分析<br>・屋内生活像の共有 | ・膝継手が屈曲しない（交互下り）<br>・膝継手特性を活かせない | 図20〜22 |
| 歩行能力向上（速度・歩容・持久力・方向転換） | ・パーツの検討，膝継手調整<br>・二次障害予防<br>・屋内生活像の共有 | ・左右の非対称<br>・異常歩行<br>・歩行速度が改善しない<br>・残存部位の運動痛（断端・腰背部・下肢関節） | 図9，16，表6参照 |

**表4** 大腿・膝義足のリハビリテーションの流れ：8〜12週

| リハビリテーションの手順 | セラピストの視点 | 想定されるトラブル | 解決法など |
|---|---|---|---|
| 公共交通機関の利用<br>車の乗降<br>エスカレータの利用<br>非装着時の移動手段 | ・電車，エスカレータの乗降への介入<br>・アライメント評価の再考（膝折れ，足部の引きずり，膝継手の特性） | ・段差傾斜の昇降（膝折れ，足部の引きずり）<br>・床に対する姿勢変換困難<br>・屋外歩行（不整地，人混みへの対応） | 図20〜22 |
| 本義足手続きの説明<br>使用パーツの説明（金額・本義足判定の見通し）<br>外装装着後の歩行 | ・パーツの検討<br>・環境に応じた動作の指導<br>・屋外に必要なアライメント<br>・断端変化への対応 | ・断端シュリンケージ<br>・社会復帰後の活動性の予測<br>・本義足以降のパーツ認可状況 | — |

## 大腿義足・膝義足アライメント調整に必要な知識

アライメントとは，ソケット，継手，足部の位置関係のことである。切断者の残存機能を最大限に活かすためには，身体機能を評価できる理学療法士によるアライメント調整は重要な治療手段となりうる。

義足アライメントは，ベンチアライメント（bench alignment），スタティックアライメント（static alignment），ダイナミックアライメント（dynamic alignment）の3工程を経て調整する（図9）。

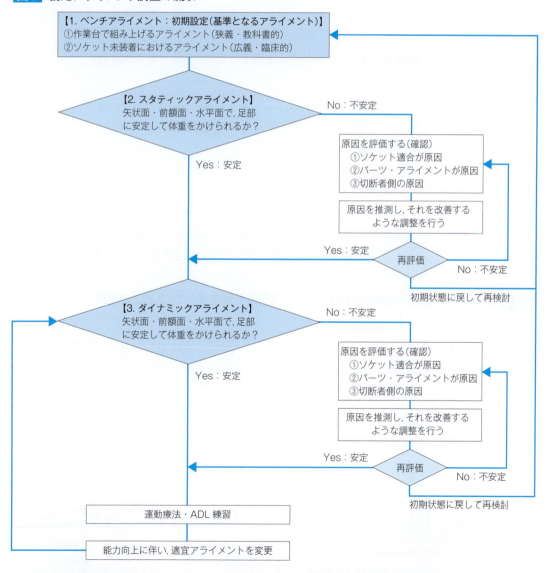

**図9 義足アライメント調整の流れ**

アライメント調整の流れで注目すべき点は，①即時的な治療効果が確認できること，②治療効果が得られなかった場合には別の原因を検討できること，③それでも効果が得られなかった場合には初期設定に戻せることである。

（文献1より一部改変引用）

## 義足アライメント調整の3工程

各工程における設定基準は，ソケット，膝継手，足部の種類，および断端長によって異なる。例えば，坐骨支持型ソケットの膝義足は大腿義足アライメントに準ずるが，断端末荷重を主とするソケットの膝義足では，矢状面におけるアライメントが異なる。

ここでは，代表的な大腿義足アライメントとして「標準断端における四辺形ソケット」「単軸膝継手」を使用した場合を紹介する。

### ベンチアライメントの調整

アライメント調整の前にソケット適合を確認し，問題がないことを確認したうえで調整を行う。

膝継手の安定性に関連のある因子は次のとおりである（図10）。

**随意制御因子**

①切断肢側股関節伸展筋力：この筋力が強いほど随意制御力は高い。
②断端長：機能的断端長が長いほど随意制御力は高い。

**不随意制御因子**

①TKA線と膝継手位置の関係：
- TKA線とは，大転子（trochanter major：T），膝継手（prosthetic knee joint：K），足継手（prosthetic ankle joint：A）を結ぶ線である（図11）。膝継手位置がTKA線よりも前方にあると不安定となり（膝折れしやすく），後方にあると安定性が高くなる（膝が曲がりにくくなる）。

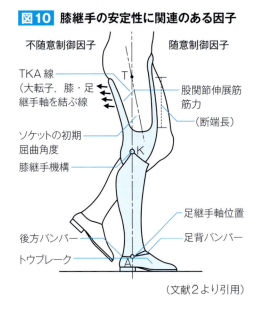

**図10 膝継手の安定性に関連のある因子**

（文献2より引用）

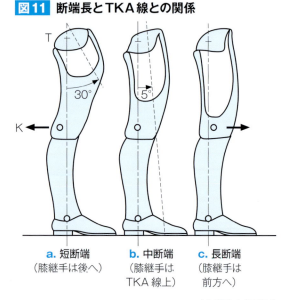

**図11 断端長とTKA線との関係**

a. 短断端（膝継手は後へ）
b. 中断端（膝継手はTKA線上）
c. 長断端（膝継手は前方へ）

（文献2より引用）

- 随意制御力が期待できない短断端や筋力低下が著明な切断者では，膝継手位置を TKA 線よりも後方に設置し，アライメントによる膝継手の安定性に期待する（図 11a）。
- 長断端や筋力が発達した切断者では，膝継手位置を TKA 線よりも前方に設置し，切断肢側遊脚相に膝継手が曲がりやすくする。この場合，主な立脚相制御力は，切断者自身の股関節伸展筋力となる（図 11c）。

②ソケット初期屈曲角：設定すると，切断側股関節伸展筋力を発揮しやすくなる。

③膝継手機構：膝継手機構には，立脚相制御と遊脚相制御がある。

ベンチアライメントの調整方法を，表 5 に示す。

### 表 5 ベンチアライメントの調整方法

| | 基準線 | 初期角度 | 臨床的な視点 |
|---|---|---|---|
| 矢状面<br>（図 12a） | ソケット最大前後径の中心点より下ろした基準線（垂線）は，膝継手軸の直上を通り，踵とトウブレーク（toe break）間の中心に落ちる | 屈曲約 10° | ソケットを屈曲位に設置し，切断側股関節を屈曲位とする<br>【理由】<br>①腰椎前弯予防：腰椎過前弯による股関節伸展の代償抑制と腰部へ負担軽減<br>②股関節伸展筋を緊張させることで伸展筋力を最大限に発揮させるため<br>＊断端長によって角度は異なる（断端が短いほど，角度を大きく設定）<br>＊屈曲拘縮がある場合は，拘縮角度にプラス 5°加えた角度とする |
| 前額面<br>（後方，図 12c） | ソケット内外径中心より 10 mm 内側の点から下ろした基準線（垂線）は，膝継手軸の中心を通り，踵中心に落ちる | ・ソケット後壁坐骨棚（坐骨支持部），膝継手，および足底は，床面と水平<br>・内転約 5° | ソケットを内転位に設置し，切断側股関節を内転位とする<br>【理由】<br>①健常者では，静止立位時に大腿骨が男性で 9°～11°，女性で 11°～13° 内転位に位置している。さらに立脚中期には，大腿骨は静止立位時よりも 4° 内転するとされていることから，切断者でも立位姿勢や歩行時の立脚中期の安定確保のために同様に設定する<br>②股関節外転筋を緊張させることで，外転筋力を最大限に発揮させるため |

【膝継手中心点と基準線の決定】
- 膝継手軸ごとに推奨アライメントは異なる。各義肢メーカーの推奨アライメントを参考にする（図 13）
- あくまで初期の参考であり，スタティックアライメントおよびダイナミックアライメントと複合的に評価して決定する（図 14）
- 低活動の切断者では，推奨アライメントよりも膝継手軸位（矢状面）を後方へスライド〔スライドパーツ（図 15），カップリングを使用〕し安定した歩容が行えるように義足環境を整えることが求められる

◆装着前の視点　膝継手が安定位にある（立位・歩行時に膝折れしない）
①アライメントスタビリティによるもの
②膝継手選択によるもの

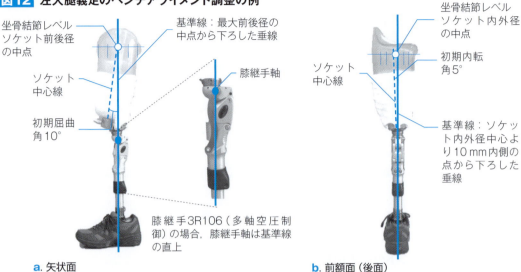

**図12** 左大腿義足のベンチアライメント調整の例

a. 矢状面　　b. 前額面（後面）

【図の義足の構成】
- ソケット形状：四辺形ソケット（チェックソケット）
- 装着方法：キャッチピン式シリコーンライナー（Össur 社），円錐形：コニカル
- 膝継手：3R106　多軸膝空圧制御式（Otto Bock HealthCare 社）
- 足部：単軸足 24 cm（Otto Bock HealthCare 社）

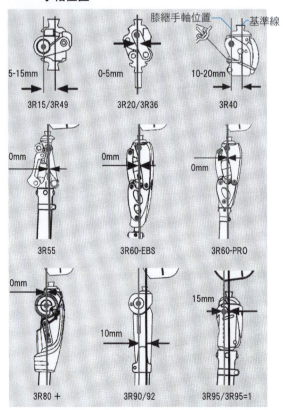

**図13** Otto Bock HealthCare 社推奨の膝継手軸位置

（画像提供：オットーボック・ジャパン株式会社）

### 図14 スタティックアライメントの例：左大腿義足，矢状面

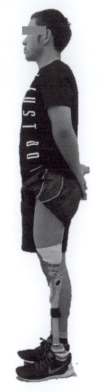
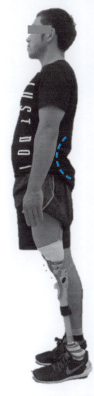
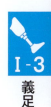

a. アライメント良好例　　b. アライメント不良例。屈曲角不足による腰椎過前弯

### 図15 スライドパーツの例

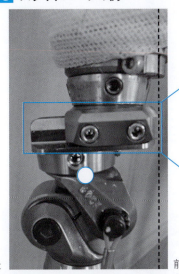
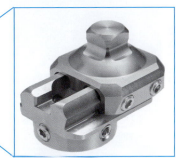

a. スライドパーツを使用して荷重線に対する膝継手軸位を後方へスライドさせる

b. スライドパーツ

（b：画像提供…ナブテスコ株式会社）

## 図16 ダイナミックアライメント：理想的な歩容

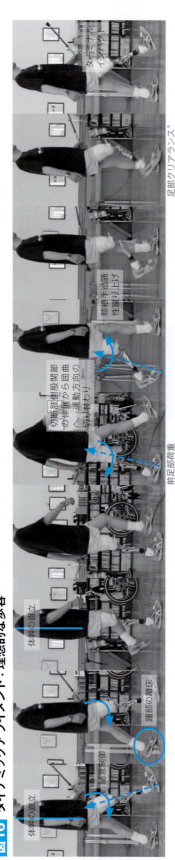

症例は補助具なしでリハビリテーション室内での歩行自立
＊足部クリアランス：床面と足部の距離
IC：initial contact（初期接地），LR：loading response（荷重応答期），MSt：mid stance（立脚中期），TSt：terminal stance（立脚終期），PSw：pre-swing（前遊脚期），ISw：initial swing（遊脚初期），MSw：mid swing（遊脚中期）

## 4 大腿義足・膝義足

### 表6 義足装着初期にみられる不良歩容と解決の方向性

| | IC | MSt 矢状面 | MSt 前額面 | TStからISw |
|---|---|---|---|---|
| 平行棒内歩行の図（両手または片手支持） | 体幹前傾／踵部の離床がない／非切断肢側床がない | 体幹側傾 | 体幹側傾 | 体幹前傾／平行棒の引き込み押しつけ／非切断肢側膝関節屈曲から伸展／伸び上がり／分回し |
| 課題となりうる現象 | 義足の膝折れの恐怖心があり、積極的に義足ICできない／後方に重心が残った状態での義足IC（上部体幹後傾、非切断肢の膝関節屈曲）／非切断肢側床がない | 上部体幹が切断肢側へ側屈 | | 膝継手が屈曲してこない（TStからISwへの移行が困難）／義足TSt時の割合が少なく、早期に非切断肢のIC／上部体幹が前傾・骨盤後方位／手すりで自重を支え、前方推進の補助 |
| 原因となる要素と仮説 — 義足の問題 | 矢状面アライメントが最適でない＝膝折れの可能性（荷重線、膝継手軸、足部の関係）／初期屈曲角の不足／膝継手完全伸展を確認してからのIC | 前額面アライメントが最適でない（荷重線、膝継手軸、足部の関係）／ソケット適合＝坐骨支持部位のチェック→ソケット接触による疼痛部位／内転角の不足 | | 矢状面アライメントが最適でない／膝継手軸位置の不一致／膝軸位置が後方にある／膝継手（伸展補助バネが強い）→膝継手が曲がらない |
| 原因となる要素と仮説 — 切断者の問題 | 随意制御の能力不十分（股関節伸展筋群の筋出力低下）／義足の振り出しで上部体幹後傾で代償／非切断肢下の動的バランス保持困難／平行棒の上肢支持で上部体幹直立を保持／非切断肢で前方部への重心移動が困難 | 切断肢側股関節関節外転・外旋拘縮／切断肢側股関節外転筋力低下／体幹筋力の低下／*非切断肢上肢での平行棒把持では上部体幹の側屈が顕在となる | | 切断肢側足部への過重か伸展制限／切断肢側股関節伸展制限／切断肢側股関節伸展筋力低下／膝継手の把持押し付け／股関節の屈伸制御／体幹前傾からの後傾→義足振り出しの代償／義足の引き上げ・分回し |
| 解決の方向性 | アライメント調整　▲屈曲角度の検討／バーツの再考→膝継手を後方へスライド／随意制御の能力の向上（膝継手・足部）／単軸足部の検討／ソケット適合の検討／義足荷重の促進（切断肢側）への重心移動改善／動的バランス能力の改善（非切断肢側） | 体幹の側屈→テストベルトの装着／アライメント調整／バーツの再考（膝継手、足部）／パーツの再考（膝継手、足部）／切断肢関節の可動域増加・内外転筋力強化／ソケット疼痛部位の改善／切断肢側への重心移動練習 | | アライメント調整／膝継手の調整（膝継手の伸展位から屈曲への曲がりやすさ→バネ調整、膝継手屈伸抵抗）／歩行追随性（膝継手屈曲抵抗）／動的バランス能力の改善／切断肢関節の可動域増加・筋力強化・運動方向のり替え／歩行相への介入（運動学習） | アライメント調整（足部クリアランス→足部背屈）／膝継手の調整・膝継手の選択（ターミナルインパクト、伸展抵抗増加、図23）／動的バランス能力の改善／体幹筋の活性化／歩行相への介入（運動学習） |

### 図17 着座動作

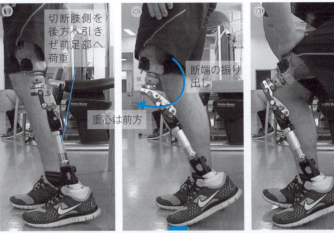

**a. イールディング機構を利用しない着座動作**

① 切断肢側を後方へ引きぜ前足部へ荷重／重心は前方
② 断端の振り出し
③ 着座動作は非切断肢で行う／着座動作は非切断肢に依存する

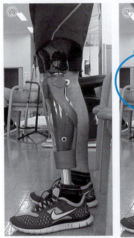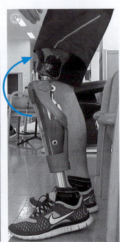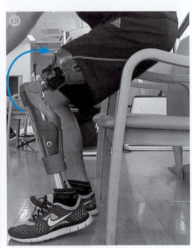

**b. イールディング機構を利用した着座動作**
・膝継手の油圧抵抗を利用
・左右対称に着座が可能

膝関節伸展筋群遠心性収縮≒イールディング機構
＊イールディング性能は製品によって異なる
・非切断肢の負担軽減に役立つ

**4　大腿義足・膝義足**

**図18** 切断肢側への重心移動

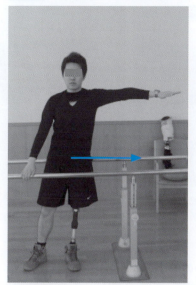
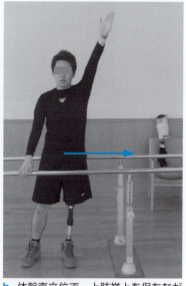

a. 体幹直立位で，上肢を水平に保ちながら切断肢側への重心移動を促す

b. 体幹直立位で，上肢挙上を保ちながら切断肢側への重心移動を促す

切断肢側の股関節内転位を保持し，股関節外転筋群の収縮を促す．切断肢側への重心移動能力・支持性の向上を目的とする．バランスが崩れる場合は，セラピストが後方から切断者の骨盤を把持しながら行い，徐々に重心の移動量を増やす

**図19** 段階的に平行棒内から平行棒外へ移行

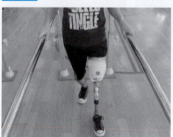
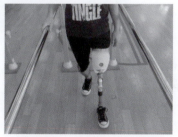

a. 平行棒内：両手支持

b. 平行棒内：非切断肢側での片手支持．荷重量は少ない．切断肢側での片手支持のほうが荷重量は多い

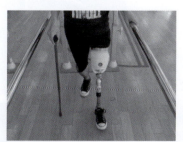
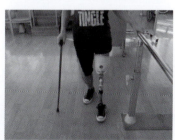

c. 平行棒内：非切断肢側は杖支持，切断肢側は平行棒把持

d. 平行棒外周歩行：非切断肢側は杖支持，切断肢側は平行棒把持

**図20** 階段を下りる動作（左：後ろから見た図，右：側面から見た図）

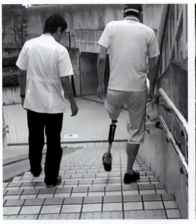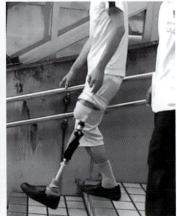

屋外応用歩行（階段，傾斜，不整地）

**図21** エスカレーターの乗り降り

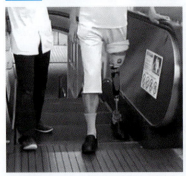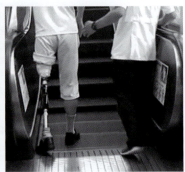

基本的には，乗り降り共に非切断肢から接地。左はエスカレータから降りる場面，右は乗る場面。

### 交互下り（単軸膝継手の場合）

階段の床面に対して足部の中央まで出すと膝継手が屈曲しやすく円滑な交互下りができる（**図22 上**）。**図22 下**は膝継手が屈曲しない場合を示している。足部の接地位置により，膝継手の屈曲のしやすさが決まる。

### 2足1段上り・下り

上り：1段上へ非切断肢を接地し，非切断肢で伸び上がるようにして切断肢を揃えて接地する。
下り：非切断肢の足関節（背屈）・膝関節・股関節をゆっくり屈曲させながら次の段へ切断肢を接地。

**コラム**

**図22** 交互下り：大腿義足の場合

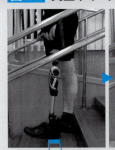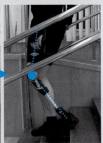
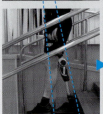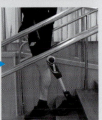

## 4 大腿義足・膝義足

### 表7 大腿切断の主要な懸垂方法と補助的な懸垂方法

| | | 大腿切断 | 画像 |
|---|---|---|---|
| 主要な懸垂方法 | A. キャッチピン式 | ○ | (画像提供：左…オットーボック・ジャパン株式会社，右…Össur社，円筒形状「スタンダード」，円錐形状「コニカル」) |
| | B. シールイン式 | ○ | (画像提供：Össur社) |
| | C. 吸着式（誘導帯） | ○ | バルブ孔から出した誘導体（引き布）を左右交互に引き抜き，断端全体とソケットを陰圧で密着させる。ソケット底部まで断端が収納されているかをバルブ孔から確認し，バルブを閉める |
| | D. 差し込み式 | ○ | ― |
| | E. キスキット (Otto Bock HealthCare社) | ○ | (画像提供：オットーボック・ジャパン株式会社) |
| 補助的な懸垂方法（主要な懸垂方法の補助として使用可能な方法） | 肩吊り帯 | ○ (A〜E) | ― |
| | 腰バンド（シレジアバンド，テスベルト） | ○ (A〜E) | ― |
| | サスペンションスリーブ | × | |
| | カフベルト | × | |
| | SAKAGE（ヒューマニック社，回旋・上下動防止シール） | ○ | |

\*シレジアバンドとテスベルトの役割：
- ソケットが外方へ倒れるのを防ぐ，懸垂性の向上，断端とソケット間の上下動の軽減
- 座位：切断肢側の股関節過屈曲時にソケットが脱げるのを防ぐ
- その他の懸垂方法：ハーモニーシステム（Otto Bock HealthCare社）とユニティ（Össur社，バキュームシステム）
  ▶ 強制的に排気するポンプを用いてソケット内を陰圧に保つ。
  ▶ トータルコンタクトソケットとポリウレタンライナーを併用することでソケットとライナー間を密着させ，懸垂する。常時ソケット内が陰圧に保たれることで，断端のボリューム変化を抑制できる
  ▶ 懸垂性の高い装着が可能である

## 表8 遊脚相調整の全体像〔例：3R106（Otto Bock HealthCare 社）〕

| 歩行相 | 股関節最大伸展位→遊脚初期 | 膝継手最大屈曲時 | 遊脚後期～終期 | 膝完全伸展時 |
|---|---|---|---|---|
| 義足装着者の意図 | 膝継手が円滑に屈曲してほしい | 義足足部を地面に擦りたくない | 義足が素早く伸展してほしい | 完全伸展時の衝撃を和らげたい（断端へのストレス） |
| 制御装置の分類 流体（油圧・空圧） | ①屈曲抵抗の調整が関与<br>・増加で屈曲しにくく、伸展に転じるのが早い<br>・減少で屈曲しやすく、伸展に転じるのが遅い | | ②伸展抵抗の調整が関与<br>・増加で伸展を制限するが、ターミナルインパクトを抑える<br>・減少でターミナルインパクトを抑える機能を発揮しないが、伸展は制限しない | |
| 制御装置の分類 伸展補助バネ | ①バネ張力が強いとき屈曲しにくく、伸展追随性が高い | | ②バネ張力が弱いとき屈曲しやすく、伸展追随性が低下（TIの衝撃減） | |
| 制御装置の分類 定摩擦機構 | ①摩擦抵抗が強いとき、屈曲しにくい | ②摩擦抵抗が弱いとき、屈曲しやすい | | ③調整に関係なく、伸展追随性が低い（TIの衝撃増） |
| 制御装置の分類 コンピュータ制御 | ターゲットとなる数値（メーカーにより、さまざまな尺度が存在）を適宜入力することによる自動制御 | | | |

| | 屈曲運動 | | 運動方向が切り替わる | 伸展運動 | |
|---|---|---|---|---|---|
| | ①バネ張力が関与 | ②流体が関与 | | ①バネ張力が関与 | ②流体が関与 |

下腿アームの振り子運動：膝継手制御との関連

TI：terminal impact

1行目の歩行相の画像で使用している3R106は、ここに分類される（図23参照）

# 4 大腿義足・膝義足

### 図23 表8の図における膝継手の調整

流体制御(空圧)＋伸展補助バネ(3R106)

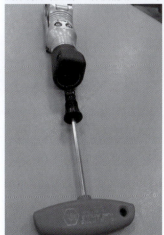

a. 伸展補助バネ内蔵部

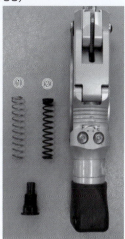

b. バネの種類。張力は①＜②。切断者の義足歩行の習熟度によって変える。立脚終期〜遊脚初期の屈曲動作の円滑性に影響を及ぼす

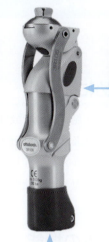

c. 空圧シリンダー内蔵部。屈曲抵抗(F), 伸展抵抗(E)の調整部。矢印の方向に回すと抵抗が増加する。屈曲(F)・伸展(E)抵抗は遊脚相の制御を示す

(画像提供:オットーボック・ジャパン株式会社)

---

【文　献】

1) 高田治実 監:PT・OTビジュアルテキスト 義肢・装具学, 69, 羊土社, 2016.
2) 澤村誠志:切断と義肢, 302, 医歯薬出版, 2007.

# 3章 義足

## 5 下腿義足

青木主税

## はじめに

　下腿切断の特徴は，膝関節が残存していることである．膝関節をコントロールする大腿四頭筋やハムストリングスが温存されているため，義足のコントロールがしやすい．歩行動作や起居動作などのADL動作において，大腿切断者よりも高い能力を獲得することが可能である．

## ソケットの機能

　義足のソケットは，断端を収納して力を義足に伝達させる機能をもつ．人間と機械を結び付ける重要なインターフェイスである．ソケットの機能について，荷重方法（体重支持方法）と懸垂方法に分けて解説する．

### ソケットの荷重（体重支持）方法

#### ■ 選択荷重

　解剖学的形状に合わせて荷重部と除圧部に分けて荷重する方法．主に膝蓋腱，脛骨内側顆，前脛骨筋，下腿後面が荷重部位になる．

#### 差込式（plug-fit）

　断端に断端袋を装着してからソケットに挿入して適合を図る方法で，腓骨頭や脛骨稜以外の断端で荷重する．断端の浮腫や萎縮などの形状変化に対しては，断端袋の枚数で調整して適合を図る．ソケットの底部は開放しており（open end），断端の先端はソケットに接触しない．

#### PTB式（patellar tendon bearing）

　1959年にカリフォルニア大学の生体工学研究所で開発された体重支持方式である．主に膝蓋靱帯部で荷重するが，その他荷重しても痛みの発生が少ない耐圧性の高い部位に荷重する方法．

#### ■ 全面荷重

#### TSB式（total surface bearing）

　1987年にカリフォルニア大学ロサンゼルス校のStaatsとLundeによって開発された荷重方式である．断端全面が均一にソケットに接触し，軟部組織を介して断端全面で支持する．ソケットの密着性が高いためフィット感がよく，歩行時のピストン運動が減少する効果がある．

## 義足の懸垂方法

重い義足を懸垂してソケットに断端を密着させる方法には，解剖学的懸垂と機械的懸垂がある。

### 解剖学的懸垂

#### 大腿コルセット

差込式の荷重方法とセットで使用される（在来式下腿義足，conventional tape，図1）。両側の金属支柱は単軸膝継手（屈曲フリー，伸展制限付き）を有し，皮革製のコルセットに取り付けられている。コルセットのひもまたは面ファスナー（ベルクロ®）を締めて大腿部に密着させ，懸垂および体重支持を行っている。

長期間使用すると，大腿部の萎縮が発生する。以前から使用している高齢切断者の再製作として処方される以外，現在はほとんど製作されていない。ただし，短断端で膝の側方が不安定なケースや体重支持に難渋するケースには使用を検討する価値がある。

#### PTBカフベルト（図2）

主に膝蓋腱で荷重するPTB（patellar tendon bearing）ソケットは，ソケット自体に懸垂機能はなく，カフベルトを装着することで義足を懸垂する。ソケットの内外側をまたぐバンドを膝蓋骨上縁に掛けて懸垂する方法で，懸垂作用のほかに，膝関節の内外側の動揺防止，膝の過伸展の防止にも作用する。膝が0°〜60°の可動範囲で，かつベルトが緩まないような取り付け位置を見つける必要がある。

PTBソケット，および後述のPTS（prothese tibiale supracondylien），KBM（Kondylen Bettung Münster）ソケット共通の適合チェックポイントを次に示

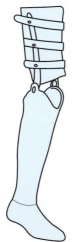

図1 在来式下腿義足

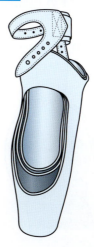

図2 PTBカフベルト

す。
①座位にて断端にソフトインサートが正しく装着されているか，きつい，またはゆるい箇所がないかを確認する。次に，ソケットを装着して適合をチェックする。
②足幅を10cm程度開いて立位をとり，両脚に均等に荷重して圧痛点，圧迫部位，緩みの有無，荷重すべき部位に荷重されているかを確認する。
③椅子座位にてソケット後壁の突き上げがないか確認する。

　上記の共通のチェックポイントに加え，PTBカフベルトにおける適合チェックポイントは次のとおりである。
①立位で義足を持ち上げたときに，ソケットと断端間でピストン運動があるか。
②膝関節を60°まで屈曲させてもカフベルトが緩まないか。
③カフベルトが膝蓋骨の上縁を固定しているか。
④大腿四頭筋に違和感はないか。

### ■ 機械的懸垂

#### PTSソケット：ソケット形状による機械的懸垂，膝蓋腱を主とする選択荷重

　PTSソケット（図3）は，1964年にフランスのナンシー病院で開発されたプラスチック製ソケットである。

　PTB式とは異なり，ソケットの前縁が膝蓋骨を，側壁が大腿骨内・外顆部を覆うため，支持面積が広く，安定性が高い。断端形状を利用して義足を懸垂する自己懸垂機能をもち，膝カフは不要である。

　短断端から中断端レベルで，膝関節の側方動揺や反張傾向のある症例に適応となる。欠点は，膝屈曲位になると脱げやすい点である。

　PTS式の懸垂適合のチェックポイントは次のとおりである。
①ピストン運動は少ないか。
②膝関節屈曲90°まで脱落しないか。
③ソケットの上縁が膝蓋骨上部で，過度の食い込みや隙間がないか。

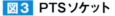
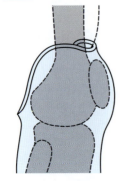

図3 PTSソケット

### ■ KBMソケット：ソケット形状による機械的懸垂，膝蓋腱を主とする選択荷重

KBMソケットは，1966年にドイツのミュンスター大学で開発されたソケットで，膝蓋骨は覆われていない（図4）。大腿骨内・外顆部の側面を挟むように覆い，膝関節の側方安定性向上を目的としている。懸垂方法は，内側側壁と断端の間に楔（wedge）を入れるタイプか，または内側壁を着脱できるタイプがある（断端を挿入後，内側壁を取り付ける）。

膝関節の側方動揺には有効であるが，欠点としては膝の過伸展を防ぐ機能はないことと，膝屈曲が大きくなると抜けやすいことである。中断端から長断端レベルに適応となる。

KBMの懸垂適合のチェックポイントは次のとおりである。
①ピストン運動は少ないか。
②楔などを挿入したときに，大腿顆部に過度の圧迫，痛みがないか。

### ■ TSBソケット：機械的懸垂の吸着懸垂

TSB（total surface bearing）とは，1980年代にカリフォルニア大学で提唱された体重支持概念の名称である。PTBのような選択的荷重方法ではなく，分散支持の考えから，断端全面がソケットと接触して体重支持を行う解剖学的ソケットが開発された。

その後，懸垂装置の機能をもつシリコーン製ライナーをはじめとする伸縮ライナーが開発され，解剖学的ソケットが比較的容易に作成できるようになった。短断端から中断端レベルに適応となる。

#### キャッチピンによる懸垂

シリコーンライナーの先端にピンアタッチメント（キャッチピン）というラチェット状のピンが付いており，義足本体に取り付けられているライナーロックアダプター（ロックアダプター）に差し込んで懸垂する方法である（図5）。断端の形状変化に伴って懸垂力が低下しやすい新規切断に有効である。

キャッチピンによる懸垂適合のチェックポイントは次のとおりである。

**図4** KBMソケット

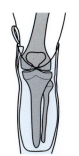
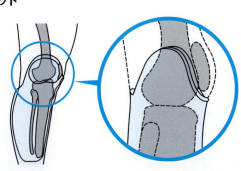

a. 前方から見た図　　b. 外側から見た図

**図5** キャッチピンの例

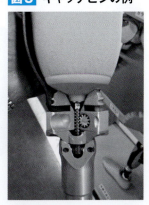

①シリコーンライナーによる陰圧で，断端に不快感，痛みがないか。
②ライナーロックアダプターから異常な音が発生していないか（ピンアタッチメントが完全にライナーロックアダプターに挿入されていない場合に発生）。

### ニースリーブによる懸垂

　熱可塑性ポリマーは優れた耐久性をもち，60℃で加熱するとモデルの形状に合わせることができ，断端にフィットする点が特徴である（図6）。

　断端をソケットに挿入後，熱可塑性ポリマーのニースリーブをソケット下端から大腿部中央までかぶせることで，ソケット内の余分な空気が排出され，陰圧に保持されて義足が懸垂される。

### シールインライナー

　シールインライナー（図7）は，断端の形状とソケット内壁に順応し空気の密閉とソケット側に取り付けられた吸着バルブによって懸垂が可能であり，ソケット内における断端の回旋，ピストン運動を軽減できる特徴を有している。

## 下腿義足のアライメント設定

　下腿義足のアライメント設定は，通常履く靴を装着して行う。これは，大腿義足のアライメント設定と同じである。ここではPTBソケット（中断端）におけるアライメント設定について解説するが，PTS，KBMとも同様である。

### ベンチアライメント

　ベンチアライメントとは，作業台の上で設定されるソケット－足部間における相対的位置関係のことである。これは，義肢装具士が採寸，採型して得られたデータから組み上げるものである。

#### 前額面（図8）

　膝蓋腱中点（mid patellar tendon：MPT）の高さでソケットの内外径の中点を求め，そこからの垂線が踵の中央を通るように設定する。すなわち，足底面

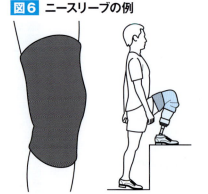

図6 ニースリーブの例

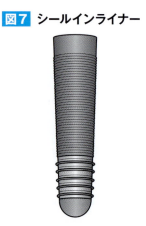

図7 シールインライナー

に対して下腿軸が垂直になる。

この基準軸に対して、ソケットの中心軸（MTPの高さで内外径の中点からソケット末梢部の内外径中点を結んだ軸）は、5°程度内転位に設定する（初期内転角）。この初期内転角は、断端の生理的な形状に近づけるために設定するもので、短断端のケースでは角度を小さくし、長断端のケースでは5°以上にする場合もある。

### ■ 矢状面（図9）

MPTの高さでソケット前後径の中点を求め、そこから下ろした垂線（体重荷重線）が踵とトウブレーク*との中間点を通るように設定する。

体重荷重線とソケットの前後径の中点、およびソケット末梢部前後径の中点を結んだ線（ソケット中心線）が、5°屈曲（初期屈曲角）するように設定する。初期屈曲角を設定する理由としては、膝蓋腱での体重支持をしやすくすることと、膝伸展筋が収縮しやすくすることの2点であり、短断端では若干角度を大きく、長断端であれば小さくする。また、膝屈曲拘縮がある場合は、屈曲拘縮角度に5°加えた角度をソケットの初期屈曲角とする。

TSB式は膝蓋腱支持ではなく断端の全表面で体重を支持するため、初期屈曲角の設定は必要ない。なお、初期内転角は、断端の形状に合わせて設定する。

### ■ 水平面

ソケット後壁と直交する線を、歩行時の下腿義足の進行方向と設定し、この線に対して足部の向き（足角）を決定する。

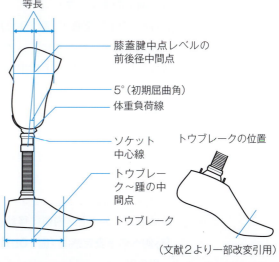

**図8** 前額面のベンチアライメント

**図9** 矢状面のベンチアライメント

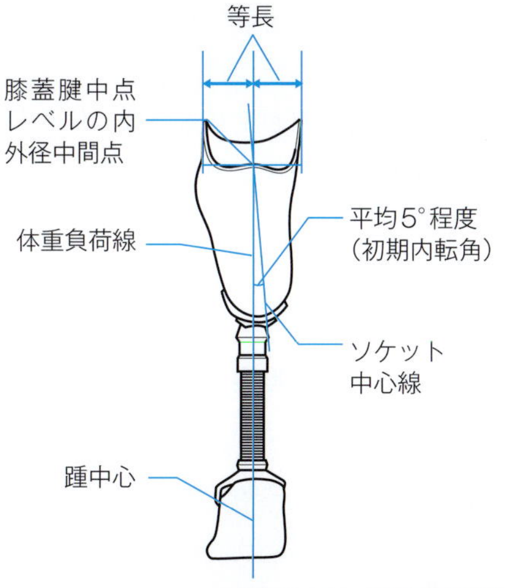

（文献2より一部改変引用）

---

＊ トウブレーク：義足の足部で体重を負荷して踵離地（踏み切り期）した際、足部の先端が最大に曲がる箇所である。解剖学的に言うと足MP関節に一致する。

## スタティックアライメント

### ■ 立位でのチェック

歩行の前段階として，下腿義足を装着した状態での静止立位時のアライメント（ソケットや足部の相対的位置関係）が適切かどうかチェックする．

### ■ 静止立位でのチェック

通常使用する靴を義足に装着し，両足の踵の幅を 10 cm 程度開いて，体重を両足に均等にかけて立つ．

#### 義足長のチェック

両側の上前腸骨棘（anterior superior iliac spine：ASIS）を触診し，骨盤が水平かを確認する．ソケットがきついと義足長は長くなる．一方，ソケットが緩いと断端が必要以上にソケットに入り込むため，義足長は短くなる．

正確な義足長を決定する方法として，義足が短い場合は，骨盤が水平になるまで義足足部の下に計測用の板を挿入し，水平になったところで挿入した板の厚みを計る．義足が長い場合は，健側足部の下に板を挿入して計測する．

#### ソケットのチェック

義足に荷重したときに，断端に疼痛が発生するかをチェックする．

#### 懸垂のチェック

義足を持ち上げたときに生じるソケットと断端とのずれを，切断者の後面から観察する．PTB で 1 cm 以上のずれがある場合は，カフベルトの締め付けの程度を調整する．

#### トウアウトの向き

健側のトウアウトに合わせる．

#### 前額面でのチェック

**【外側への不安定感①（図10a）】**

義足に荷重したときに，外側に倒れるような不安定感が生じるのは，体重荷重線と足部からの床反力作用線が一致せず，外側にモーメントが発生するためである．

- 現象：
  - ▶ソケット外側上縁の隙間（緩み）
  - ▶断端の大腿内側部の圧迫感，断端の外側遠位部の圧迫感
  - ▶足部は均等に接地している．
- 原因：足部に対して，ソケット全体が外側に位置しすぎている．
- 対策：ソケットを内側に移動する．

**【外側への不安定感②（図10b）】**

- 現象：
  - ▶ソケット外側上縁の隙間（緩み）
  - ▶断端の大腿内側部の圧迫感，断端の外側遠位部の圧迫感

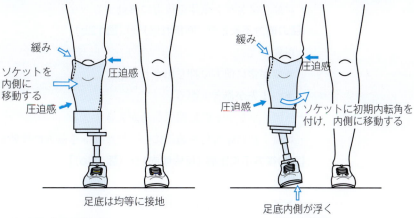

**図10** 前額面でのスタティックアライメントのチェック：外側への不安定感

a. 外側への不安定感①

b. 外側への不安定感②

（文献1より一部改変引用）

▶足部外側に荷重しており，足底の内側が床から浮き上がる。
- 原因：ソケットの初期内転角の不足
- 対策：ソケットに初期内転角を付け，ソケットを内側に移動する。

【内側への不安定感①（図11a）】
- 現象：
  ▶ソケット内側上縁の隙間（緩み）
  ▶断端の大腿外側部の圧迫感，断端の内側遠位部の圧迫感
  ▶足部は均等に接地している。
- 原因：足部に対して，ソケット全体が内側に位置しすぎている。
- 対策：ソケットを外側に移動する。

【内側への不安定感②（図11b）】
- 現象：
  ▶ソケット内側上縁の隙間（緩み）
  ▶断端の大腿外側部の圧迫感，断端の内側遠位部の圧迫感
  ▶足部内側に荷重しており，足底の外側が床から浮き上がる。
- 原因：ソケットの初期内転角が大きすぎる
- 対策：初期内転角を適正に設定し，ソケットを外側に移動する。

## 矢状面でのチェック

矢状面のベンチアライメントは，初期屈曲角5°を加えたソケット中心線が，踵とトウブレイクの中点を通るように設定するが，切断者個人によって最適な角度は異なるため，スタティックアライメントの再調整が必要である。

【膝の前方不安定感（膝折れ感）①（図12a）】
- 現象：
  ▶膝が常に前方に押し出される感覚
  ▶足底は全面接地している。

- 原因：足部に対して，ソケット全体が前方に位置しすぎている．
- 対策：ソケット全体を後方に移動する．

【膝の前方不安定感（膝折れ感）②（図12b）】
- 現象：
    ▶膝が常に前方に押し出される感覚
    ▶つま先が浮き上がる．
- 原因：ソケットの初期屈曲角が大きすぎる．
- 対策：初期屈曲角を適正にし，ソケットを前方に移動する．

【膝の後方不安定感（反張傾向）①（図13a）】
- 現象：
    ▶膝が常に後方に押される感覚
    ▶足底は全面接地している．

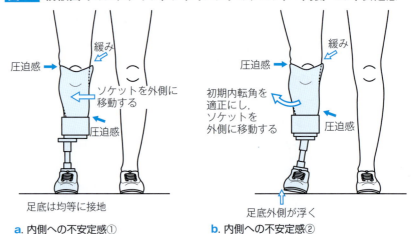

**図11** 前額面でのスタティックアライメントのチェック：内側への不安定感

a. 内側への不安定感①
b. 内側への不安定感②

（文献1より一部改変引用）

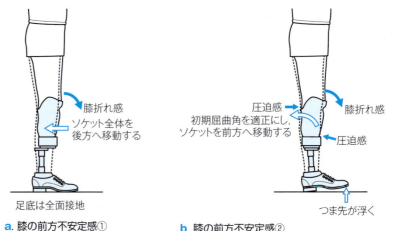

**図12** 矢状面でのスタティックアライメントのチェック：膝の前方不安定感

a. 膝の前方不安定感①
b. 膝の前方不安定感②

（文献1より一部改変引用）

- 原因：
  - ▶足部に対してソケットが後方に位置しすぎている。
  - ▶足部の後方バンパーまたはサッチ足のヒールクッションが弱く，十分な支持性がない。
- 対策：
  - ▶ソケットを前方へ移動する。
  - ▶適切な強さの後方バンパーまたは適切なヒールクッションのサッチ足に交換する。

**【膝の後方不安定感（反張傾向）②（図13b）】**
- 現象：
  - ▶膝が常に後方に押される感覚
  - ▶ソケット前壁による大腿遠位部前面の圧迫感と，断端後方遠位部の圧迫感
  - ▶立位時に踵が浮き上がる。
- 原因：ソケットの初期屈曲角が足りない。
- 対策：初期屈曲角を大きくし，ソケットを後方にずらして調節する。

## ダイナミックアライメント

　スタティックアライメントの調整が終了したら，ダイナミックアライメントを調整する。これは，実際に歩行したときのソケットと足部の相対的位置関係である。義足での立脚中期には，義足のみでの体重支持と安定性が求められるため，立脚中期に異常歩行が出現する。

**図13 矢状面でのスタティックアライメントのチェック：膝の後方不安定感**

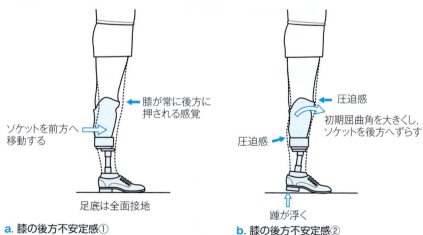

a. 膝の後方不安定感①　　　　b. 膝の後方不安定感②

（文献1より一部改変引用）

## 前額面でのチェック

### 外側不安定感①（図14a）

- 現象：
  - ▶義足が外側に傾いて不安定
  - ▶大腿内側顆部と断端外側末梢部の圧迫
  - ▶足底は全面接地
- 原因：足部に対して，ソケットが外則に位置しすぎている。
- 対策：ソケット内側にずらして調節する。

### 外側不安定感②（図14b）

- 現象：
  - ▶義足が外側に傾いて不安定
  - ▶大腿内側顆部と断端外側末梢部の圧迫，およびソケット上部外側部の緩みが出現
  - ▶足底の内側部が床面から浮き上がる。
- 原因：ソケットの初期内転角が不足している。
- 対策：初期内転角を大きくし，ソケット全体を内側にずらす。

### 内側不安定感①（図15a）

- 現象：
  - ▶義足が内側に傾いて不安定
  - ▶大腿外側顆部と断端内側末梢部の圧迫
  - ▶足底は全面接地
- 原因：足部に対して，ソケットが内則に位置しすぎている。
- 対策：ソケットを外側にずらして調節する。

### 内側不安定感②（図15b）

- 現象：

**図14 前額面でのダイナミックアライメントのチェック：外側不安定感**

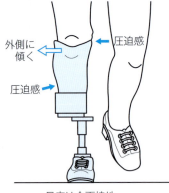

a. 外側不安定感①

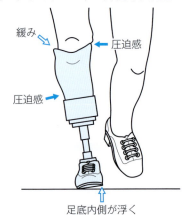

b. 外側不安定感②

（文献1より一部改変引用）

▶義足が内側に傾いて不安定
▶大腿外側顆部と断端内側末梢部の圧迫
▶足底の外側部が床面から浮き上がる。
- 原因：ソケットの初期内転角が大きすぎる。
- 対策：初期内転角を減少させ，ソケット全体を外側にずらす。

### ◼ 矢状面でのチェック

#### 膝の不安定感（膝折れ感，図16a）
- 現象：
  ▶踵接地時に膝が急激に前方に押され，足底接地までの時間が長くなる。
  ▶立脚中期に膝が伸展しにくく，膝折れ感が出現する。
- 原因：
  ▶足部に対してソケットが前方に位置しすぎている。
  ▶初期屈曲角が大きすぎる。
- 対策：ソケットの位置を後方にずらす。それでも改善しない場合は屈曲角を小さくして調節する。

#### 膝の不安定感（反張膝傾向，図16b）
- 現象：
  ▶踵接地時に膝が急激に後方に押され，足底接地までの時間が短くなる。
  ▶立脚中期に膝が完全伸展し，踏み切り期に膝が屈曲しにくい。
- 原因：
  ▶足部に対してソケットが後方に位置しすぎている。
  ▶初期屈曲角が不足している。
- 対策：ソケットの位置を前方にずらす。それでも改善しない場合は屈曲角を大きくして調節する。

**図15 前額面でのダイナミックアライメントのチェック：内側不安定感**

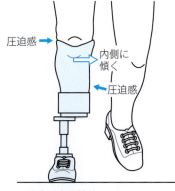

a. 内側不安定感①

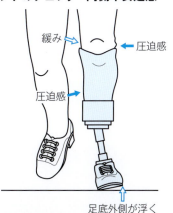

b. 内側不安定感②

（文献1より一部改変引用）

**図16** 矢状面でのダイナミックアライメントのチェック：膝の不安定感

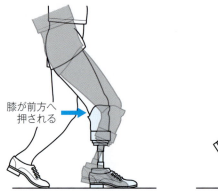

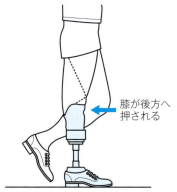

a. 膝折れ感　　　　　　　　　　　b. 反張膝傾向

（文献1より一部改変引用）

## アライメント以外の異常

### ホイップ

- 現象：大腿義足における異常歩行と同様に，踏み切り期に踵が内側または外側に振れるホイップが出現する場合がある。
- 原因：
  ▶体重支持するPTB支持バーと，ソケット後壁が平行になっていない。
  ▶PTBソケットの場合，カフベルトの取り付け位置の不良およびベルトの張りのアンバランス。
  ▶ソケットの適合不良

### 足部の回旋

- 現象：踵接地時に足部が外旋方向に振れる。
- 原因：足部の後方バンパーおよびサッチ足のヒールクッションが切断者の体重に対して硬すぎる。

【文　献】
1）日本整形外科学会，日本リハビリテーション医学会 監：義肢装具のチェックポイント 第8版，医学書院，2015．
2）佐竹將宏 責任編集：15レクチャーシリーズ理学療法テキスト 装具学，中山書店，2011．

# MEMO

# 6 サイム義足

青木主税

## サイム切断

サイム切断とは，エジンバラ大学の臨床教授James Syme（1799年〜1870年）が，消毒法・麻酔術が確立していない1843年にamputation of the ankle jointとして発表した切断方法である。距腿関節レベルで足部を切断する手技で，足関節背側皮膚を切開し，足部を底屈させて離断する（図1）。脛骨関節面のごく近位を地面と水平になるように切断し，踵部皮膚で断端を覆うことで，断端荷重が可能である[1]。

### ■ サイム切断の利点と欠点

#### □ 利点
- 断端末での体重支持が可能である。
- 残存する下肢が長いため十分な推進力を保持でき，正常に近い歩行能力が得られる。
- 懸垂性が高い。

#### □ 欠点
断端末に果部が残存するため，断端が球根状に膨隆して足首が太くなり，装飾の面で抵抗感を感じる切断者もいる。

**図1 サイム切断の足部離断位置**

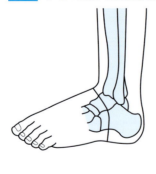
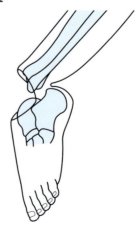

# サイム義足

## ソケット

サイム切断の特徴である断端部の膨隆により，通常のソケットは挿入できない。それを解決するために，さまざまなソケットが考案されている。

### ■ 在来式ソケット（コンベンショナル式，図2）

膝下までの高さの編み上げ式皮革ソケットで，前面または後面を開いて断端を挿入後，ひもを結んで固定する。絶えず下腿を締め付けるので，筋萎縮が出現する。

### ■ 後方開き式ソケット（カナダ式，図3）

ソケット後方が取り外せるようになっている。断端収納後，面ファスナーで固定する。

### ■ 有窓式ソケット（VAPC式：Veterans Administration Prosthetic Center，図4）

ソケット内側に窓（穴）が開いている。断端収納時には窓を開けておいて膨隆部を通過させ，断端挿入後に窓を閉じ，膨隆部の形状で懸垂性を持たせている。

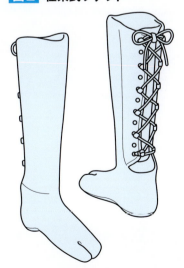

図2　在来式ソケット

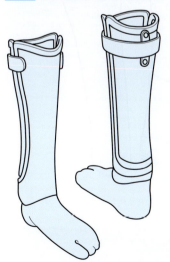

図3　後方開き式ソケット

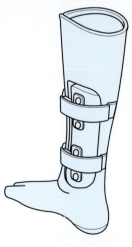

図4　有窓式ソケット

■ **無窓全面接触式ソケット（二重ソケット式，図5）**

内ソケットとしてソフトインサート*を使用し，膨隆部の上のくびれにスポンジを貼ってソケットへ挿入しやすくするとともに，断端との密着性を高める。

## サイム義足用足部

サイム義足は断端長が長いため，単軸足部は使用できない。サッチ（SACH：solid ankle cushion heel）足部やサイム義足用に開発された足部を使用することになる。

## サイム義足のベンチアライメント

サイム切断では断端荷重ができるため，PTB式下腿義足のような膝蓋腱荷重は行わず，また初期屈曲角を設定する必要もない。

足部の取り付け位置については，下腿の弯曲の程度を考慮しなければならない。前額面では，膝蓋腱中点レベルでソケットの内外径中間点から下ろした垂線が踵の中央を通るように設定すると，ソケット先端が内側に突出し，装飾的に問題となる。足部を内側にずらすと外観はよくなるが，安定性が悪く外側に倒れそうになる。そこで，安定性と外観の両方を考慮してアライメントを設定する必要がある。

**図5** 無窓全面接触式ソケット

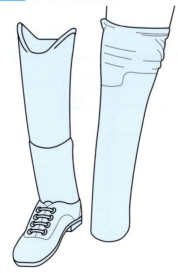

\* ソフトインサート：スポンジや皮革などの軟らかい素材のソケット。断端と硬性ソケットとの間に入れて，断端にかかる力を分散させるために用いる。

## 6 サイム義足

### ■ サイム義足のスタティックおよびダイナミックアライメント

　原則的には下腿義足のアライメント設定と同様である。ただし，下腿義足とは異なり，仮義足でカップリングを挿入することができないため，理学療法士による調整は不可能である。アライメントの調整が必要な場合は，義肢装具士による足部の取り付け位置変更修理が必要になる。

---

【文　献】
1) 蜂須賀研二: リハビリテーション用語の起源を訪ねる サイム切断, J Clin Rehabil 25(9); 915, 2016.
2) 澤村誠志: 切断と義肢 第2版, 医歯薬出版, 2016
3) 永富史子 責任編集: 15レクチャーシリーズ理学療法テキスト 義肢学, 中山書店, 2015.
4) 日本整形外科学会, 日本リハビリテーション医学会 監: 義肢装具学のチェックポイント 第8版, 医学書院, 2014.
5) 細田多穂 編著: Q&Aフローチャートによる下肢切断の理学療法 第3版, 医歯薬出版, 2002.
6) 関川伸哉, 小峰敏文 編著: 入門 義肢装具, 医歯薬出版, 2008.

# 3章 義足

## 7 足部義足

松本純一

## はじめに

### 下肢切断の原因

下肢切断の主な原因は，外傷，腫瘍，および末梢動脈疾患（peripheral arterial disease：PAD）や糖尿病足病変（diabetic foot：DF）などによる足潰瘍の3つに分類される。1999年の林らの報告[1]では，切断原因としては外傷が過半数を超え，続いてPADやDFによる足潰瘍が約14％，腫瘍が約8％であった。一方，その14年後の2013年の樫本の報告[2]では，下肢切断の原因はPADやDFによる足潰瘍が70％，外傷が20％，腫瘍は6％と，外傷と腫瘍による切断は減少し，PADやDFによる切断が増加している[3]。さらに高齢者やさまざまな併発疾患をもった切断症例も増加している[4]。

重症下肢虚血（critical limb ischemia：CLI）では，足部の血流，感染，壊死組織の部位によって切断部位は異なる。

### 切断部位

近年では患者が実用的な歩行能力を維持できるように，血行再建医，創傷治療医，看護師，義肢装具士，理学療法士，作業療法士がチームを組み，集学的治療を実践するようになった。これにより，血行再建や創傷治療の技術が向上し，小切断（踵よりも遠位）のみで対応できる症例が多くなってきている[5]。

小切断にはショパール離断，リスフラン離断，中足骨切断，足趾切断などがある（図1，表1）。切断部位に応じて残存する足部機能は異なり，創傷治癒後に製作する義足・装具の形状も異なる。

### 切断の病期

切断の病期は，創傷治療期（切断術施行から創傷治癒までの期間）と再発予防期（創傷治癒後）に分けられ，どの時期でも円滑に義足・装具製作に移行できるよう，リハビリテーション介入は必要である[6]（表2）。

創傷治療期は創部を免荷する必要があるため，それが可能な装具を用いながら病棟内の日常生活活動（activities of daily living：ADL）を維持する[6-8]。創傷治癒後は，切断部位に応じて義足や装具を選択する。

CLIやDF患者では，神経障害や両側性の血流障害などにより，切断肢側だけではなく非切断肢側の潰瘍発生のリスクも高いため，予防的フットケアの視点は欠かせない[8,9]。ここでは，CLIやDFなどの足潰瘍による足部切断患者に

# 7　足部義足

着目したチェックポイントについて述べる。

### 図1　足部の切断部位

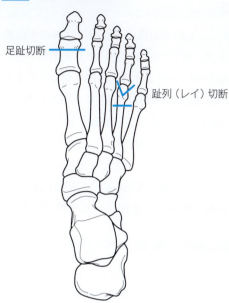
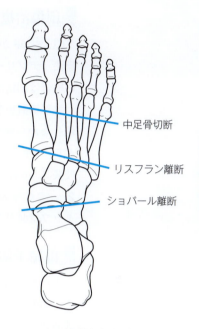

切断部位に応じて残存する足部機能は異なる

（文献3より一部改変引用）

### 表1　切断部位と生じやすい変形と拘縮の関係

| 切断部位 | 切除される筋 | 生じやすい変形と拘縮 |
|---|---|---|
| 足趾切断 | ・足趾屈筋・伸筋<br>・内在筋 | claw toe, hammer toeなど |
| 中足骨切断 | ・内在筋<br>・長趾屈筋・伸筋<br>・長母趾屈筋・伸筋など<br>（前足部ロッカー消失） | 中足骨底屈変形 |
| リスフラン離断 | ・足趾屈筋・伸筋<br>・内在筋<br>・長母趾屈筋・伸筋<br>・長腓骨筋<br>（前足部ロッカー消失） | 内反・底屈変形 |
| ショパール離断 | ・足趾屈筋・伸筋<br>・内在筋<br>・長母趾屈筋・伸筋<br>・前脛骨筋<br>・長・短腓骨筋<br>（前足部ロッカー消失） | 内反・底屈変形 |

### 表2　CLIによる足部切断の治療の流れ

1. 血行再建術施行 ┐
2. 切断術施行　　 │
3. 創傷治療　　　 ├ 創傷治療期
4. 免荷デバイスの使用 │
5. 創傷治癒　　　 ┘
6. 義足・装具採型 ┐
7. 義足・装具装着開始 ├ 再発予防期
8. フットケア・装具診の継続 ┘

すべての期間においてリハビリテーション介入を行う

# リスク管理

## 創傷治療期

　CLIやDFが原因の足部切断術では，術後に創部を閉鎖せず，局所陰圧閉鎖療法，デブリードマンなどの治療を行いながら創傷治癒を促すことがある．その場合は創傷治癒を妨げないように，創部を免荷する必要がある[6,7]．

　足部切断患者はさまざまな併存疾患をもつことが多いため，自身で免荷を管理しながら病棟ADLを維持することが難しい．そこで，フェルト，除圧サンダル，removable cast walker（RCW），patellar tendon bearing（PTB）式短下肢装具，total contact cast（TCC）などを使用して，創部の免荷を行う[6,7]（図2）．これらの装具は主治医の指示の下に使用する．リハビリテーションスタッフは装具を適切に使用し，患者がADLを維持できるように努めていく．

## 再発予防期（創傷治癒後）

　主治医の指示の下，義肢装具士が患者の足部を採型して義足・装具を製作する．切断部位に応じて義足・装具の形状は異なるため，理学療法士は採型時に義肢装具士と症例個々の身体機能などの情報を共有し，患者の身体機能面から

### 図2 創部の免荷期間中に使用する装具

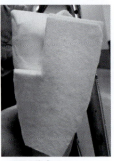
a. フェルト

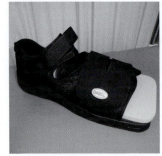
b. 除圧サンダル

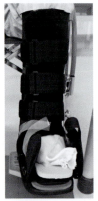
c. RCW

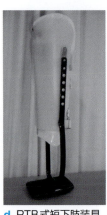
d. PTB式短下肢装具

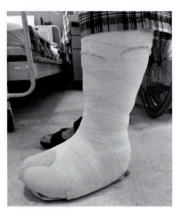
e. TCC

みて装着動作が可能かどうかを評価する。義足・装具製作後は歩行バランスを評価し，歩容の指導と適切な歩行補助具の検討を行う[9]。図3～5に，切断部位別の義足・装具の例を示す。

### 図3　足趾切断に適応となる装具の例

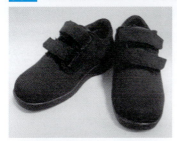
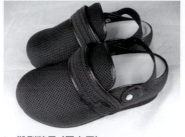
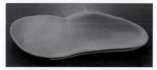

a. 靴型装具（屋外用）　　b. 靴型装具（屋内用）　　c. 足底装具

（a：画像提供…日本フットケアサービス株式会社）

### 図4　中足骨切断に適応となる義足・装具の例

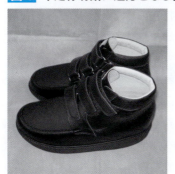
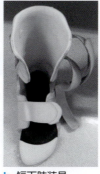
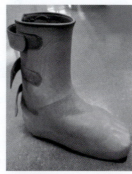

a. チャッカ靴　　b. 短下肢装具　　c. 足根義足

（a：画像提供…日本フットケアサービス株式会社）

### 図5　リスフラン離断・ショパール離断に適応となる義足：果義足

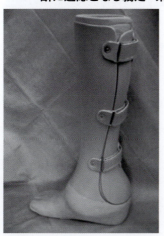

# 足潰瘍による足部切断患者の身体機能

## 関節可動域

前足部に潰瘍を有するCLIやDFの患者は，足関節背屈可動域が制限されやすい[10, 11]。また，足部切断では切断部位により筋のアンバランスが生じ，変形を生じやすい。そのため，創傷治療期から，創傷治癒後に歩行を再獲得できるように，関節可動域（range of motion：ROM）の維持・改善に努める必要がある。

再発予防期には，歩容の変化，活動量の増加，拘縮や変形の進行により，義足・装具の不適合が起こる可能性があるため，ROMの維持を図る必要がある。

## 筋力

ROMと同様に，CLI・DF患者は筋力低下を生じやすい[6]。創傷治療期に活動量が低下することで，さらに筋力が低下してしまう。また，切断肢側下肢だけではなく，非切断肢側下肢の筋力も考慮する必要がある。さらに，義足・装具の着脱のために，握力やピンチ力など上肢の筋力も重要である。

## 感覚（表在・深部感覚）

神経障害を有する症例では，足部の感覚が低下していることが多い。感覚障害があると，荷重時の圧上昇を惹起しやすく，創傷治療期には免荷が困難となる場合がある[6, 9, 10]。再発予防期においても圧上昇を惹起しやすく，感覚障害の有無を評価することは重要である。

表在感覚の評価には，モノフィラメントを使用する方法が簡便である[10]。

感覚障害があると，足部に新たな創傷の発生や再発などのトラブルが起こった際に自覚しにくく，重症化しやすくなることから，日ごろから足部の観察，靴下の装着，義足・装具・靴内への異物混入の有無の確認など，フットケアの

### 創傷の予防

糖尿病神経障害を有する患者では，感覚障害により足のトラブルを感知しにくいため，重症化する危険がある。トラブルの早期発見のために，毎日の足部の観察が必要である[11]。
また，維持透析患者は足部の浮腫を生じやすく，製作した足根義足や足底装具などでも擦れが生じやすいため，症例自身で擦れがないように注意深く装着する習慣をつける必要がある。また，靴下の縫い目やしわが皮膚を圧迫することで潰瘍が発生することもあるため，縫い目のない靴下の使用や，しわができないように靴下を装着する方法も指導する[12]。

指導も必要になる[10, 12-14]。

## 周径

　創傷治療期，特に切断術後は足部の浮腫を生じやすい。術後早期に切断肢側下肢を長時間下垂すると，足部の浮腫が増悪し，断端の創傷治癒を妨げることがある。また，装具を使用する際にも，浮腫によって免荷が困難となることもある。そのため，下肢挙上などを指導する必要がある。

　透析患者では，透析日と非透析日で浮腫による足部，下腿の周径差が生じやすい。日ごろから足部を観察し，継時的に周径を測定することで，浮腫の増減を評価する。

　再発予防期にも同様に，浮腫の増減を評価する。義足・装具装着時にベルトをしっかりと締め直すことを習慣化し，擦れや圧迫のリスクを軽減する必要がある。

## 歩行状況

　切断術前に歩行状況を把握することは極めて重要である。生活環境や就業状況で履き物が異なることからも，切断術前の歩行状況を正確に聴取し，術後の歩行能力の目標設定の参考にする。

## 病識

　適切な治療が行われ，適切な義足・装具が製作されても，それを適切に使用できなければ再発のリスクは高まる。足部切断症例のなかには，義足・装具を製作しても日常生活で装着しない患者がいる。そうすると，残存足部の圧が上昇し，新たな潰瘍が形成されてしまう。

　患者自身が足の状況・リスクを正確に把握し，普段からフットケアを実践し，義足・装具を適切に装着できるよう繰り返し指導していくことが大切である[13, 14]。

## 身体活動量

　CLI・DF患者はさまざまな併発疾患を有していることが多く，切断術施行となる前から活動量が低下していることが多い。また，創傷形成による疼痛などで，さらなる廃用症候群が惹起されることもある。

　糖尿病による足部切断や下腿切断患者の活動量を調査した報告[15]では，切断部位が高位になるに従い活動量が低下していた。

　足部切断患者には高齢者も多く，創傷治療中の廃用の予防は必須である。創傷治癒後も身体活動量が低下しやすく，さらなる廃用を惹起しないようなアプローチが必要である。その一方で，身体活動量が増加すると，胼胝形成，靴擦れなど，創傷再発のリスクが高まることも併せて指導する必要がある。

## 義足・装具との適合チェックと留意点

　身体機能に加え，残存する足部と義足・装具との適合をチェックすることは，義足・装具を装着する患者のリハビリテーションを実施するうえで必要不可欠である。

　春日部中央総合病院（以下，当院）では，義足・装具の装着前後に，切断肢足部だけではなく，非切断肢足部も発赤，腫脹，疼痛，創傷の有無を観察している。これにより，切断肢側の義足・装具内の擦れ，圧迫などが生じていないかを評価している。

　なんらかの問題が生じた際には，義足・装具の使用を一時中止し，義肢装具士に調整を依頼する。創傷を悪化させない，創傷を生じさせない環境下でリハビリテーションを実施することが重要である[16]。

## 症例紹介

　糖尿病・維持透析施行中のCLIによる中足骨切断術後の症例について，義足・装具の使用状況とリハビリテーション介入の継時的変化を紹介する。

### A氏の基本情報（表3）

**表3　A氏の基本情報**

| | |
|---|---|
| 年齢・性別 | 60歳代，男性 |
| 診断名 | 右CLI（第1趾および第5趾黒色壊疽，図6） |
| 現病歴 | 2カ月前より創傷発生し，他院にて創傷治療目的で約1カ月間の入院加療後，当院転院となった |
| 併存疾患 | 2型糖尿病，人工透析13年 |
| 既往歴 | 虚血性心疾患 |
| 創傷発生以前の歩行状況 | 4点杖歩行 |
| 社会的状況 | 一軒家で妻と2人暮らし |
| A氏の希望 | 足はなるべく切りたくない。歩いて帰りたい |
| ニーズ | 4点杖歩行の再獲得 |

**図6　当院入院時のA氏の足部の創傷**

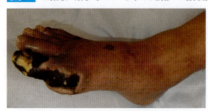
a. 内側

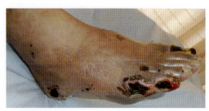
b. 外側

## A氏の身体機能評価(表4)

### 表4 A氏の身体機能評価

| 疼痛 | 切断前 | | 切断肢側安静時痛（＋） |
|---|---|---|---|
| | 切断後 | | ・切断肢側断端部安静時痛（＋）<br>・荷重時痛（＋） |
| 視診・触診 | 非切断肢側 | 創傷 | なし |
| | | 足背動脈 | 触知可能 |
| | | 後脛骨動脈 | |
| | 切断肢側 | 創傷 | あり：第1趾，5趾，踵外側 |
| | | 末梢冷感 | 血行再建前：あり |
| | | 足背動脈 | 触知可能 |
| | | 後脛骨動脈 | |
| | | 膝窩動脈 | |
| 感覚 | | | 両側足底に表在感覚の鈍麻あり |
| ROM [°]<br>〔切断肢側<br>（右）/非切断<br>肢側（左）〕 | 股関節 | 外旋 | 45/50 |
| | | 内旋 | 15/15 |
| | 膝関節伸展 | | −25/−10 |
| | 足関節背屈 | | —/0 |
| 筋力<br>〔切断肢側<br>（右）/非切断<br>肢側（左）〕 | 膝関節伸展等尺性筋力 [kgf] | | 10.6/5.9 |
| | 握力 [kg] | | 17/16 |
| 基本動作能力 | 免荷期間 | 車椅子移乗動作 | 軽介助（切断肢側下肢の介助が必要） |
| | | 起立動作 | |
| | 荷重開始許可後 | 車椅子移乗動作 | 自立 |
| | | 起立動作 | 修正自立（支持物使用） |
| | | 歩行 | ・平行棒内歩行練習から開始<br>・その後，4点杖歩行自立 |
| | 義足完成後 | 歩行 | 切断肢側に足根義足，靴型装具と4点杖を使用し，屋外歩行可能 |

## 入院から義足完成までの流れ

入院日からリハビリテーションを開始した．翌日に血管内治療を行い，翌々日に中足骨切断が行われた．

術後3日で除圧サンダル（図2b参照）を使用した起立練習，歩行練習を開始した．その後，医師の指示の下，創傷治癒に至るまで創部が当たらないように除圧サンダルを調整し，荷重・歩行練習を実施した．

術後6日に再血管内治療が行われ，術後約6週間で自宅退院となった．

退院から約1カ月後，再入院して全層植皮術が施行された（図7）．約6カ月後に，義肢装具士が採型を行い足根義足（図4c参照）を製作した．切断肢だけではなく非切断肢足部も同時に採型し，切断肢側には足根義足と靴型装具，非切断肢側には足部の形状に合ったインソールを挿入した靴型装具（図8）を

製作した。なお，靴型装具は屋外用と屋内用の2足を製作した。

採型から2週間で右踵部の創傷治癒となり，足根義足が完成した。創傷治癒後に，裸足で立位の足底圧分布を測定した。切断肢側は後足部に圧上昇，非切断肢側は後足部と前足部および母趾趾腹部の圧上昇を認めた（図9）。

再発予防・身体機能維持目的でのリハビリテーション介入継続となった。

### ■ A氏の歩行の様子

4点杖歩行が可能となり，屋内独歩も可能となった。

図10aは，切断肢（右脚）の立脚相前半である。切断肢側は踵荷重，非切断肢は前足部に荷重がかかりやすい歩行周期である。図10bは切断肢の立脚相後半であるが，このとき，右前足部の圧上昇および右足根義足内での擦れが生じる可能性が考えられる。そこで，断端部の負荷を軽減し再発を予防するために，患側優位歩行（図11），両側の歩幅を小さくする，歩行量の調整などの指

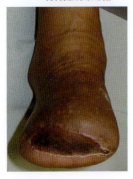

図7 A氏の治癒後の切断肢側足部

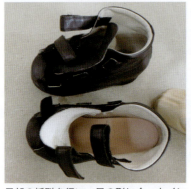

図8 非切断肢側の靴型装具（下）

足部の採型を行い，足の形に合ったインソールを使用した

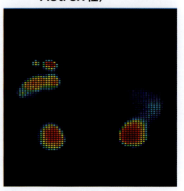

図9 裸足での立位荷重時の足底圧分布（iStep®，Aetrex社）

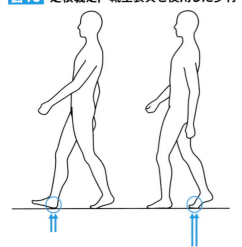

図10 足根義足，靴型装具を使用した歩行

a. 切断肢側の立脚相前半　b. 切断肢側の立脚相後半

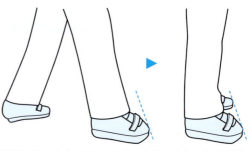

図11 患側優位歩行

切断肢側下肢（ここでは右脚）を前に出し，非切断肢側下肢は切断肢側下肢を越えないようにして歩行する

導が必要である[17]。

## おわりに

　今後，CLIやDFによる足部切断症例は増加することが予想される。足部切断後に義足や装具を製作した症例に対してリハビリテーションを実施する機会も増えるであろう[18]。リハビリテーションスタッフが足部切断患者の足部機能と義足・装具との適合を評価しながらリハビリテーション介入を実施し，創傷の悪化や再発を予防していく視点が大切である。

【文　献】

1) 林　義孝：下肢切断者に関する疫病的研究．日本義肢装具学会誌 15; 163-170, 1999.
2) 樫本　修：最近の義肢治療．リハビリテーション医学 50 (8), 635-638, 2013.
3) 澤村誠志：切断．切断と義肢 第2版, 1-87, 医歯薬出版, 2016.
4) 陳　隆明：下肢切断 総論・疫学．臨床整形外科 49 (1); 3-9, 2014.
5) 上村哲司 ほか：整形外科・形成外科的治療．下肢救済マニュアル（上村哲司 ほか 編), 248-284, 学研メディカル秀潤社, 2014.
6) 河辺信秀：身体機能・歩行動作からみた糖尿病足病変．身体機能・歩行動作からみたフットケア（野村卓生 ほか 編); 44-76, 文光堂, 2016.
7) Steed DL, et al.: Guidelines for the treatment of diabetic ulcers. Wound Repair Regen 14 (6); 680-692, 2006.
8) 河野茂夫：糖尿病足壊疽の最新治療．臨床整形外科 49 (1); 23-30, 2014.
9) 上口茂徳：フットウェアに必要な足のアセスメント．下肢救済マニュアル（上村哲司 ほか 編), 362-370, 学研メディカル秀潤社, 2014.
10) 糖尿病足病変に関する国際ワーキンググループ 編：インターナショナル・コンセンサス 糖尿病足病変．医歯薬出版, 2000.
11) 久保和也 ほか：糖尿病・末梢動脈疾患患者における足関節背屈可動域と足底部創傷部位の関係．日本下肢救済・足病学会誌 5 (2); 81-84, 2013.
12) Steed DL, et al.: Guidelines for the prevention of diabetic ulcers. Wound Repair Regen 16 (2); 169-174, 2008.
13) 藤井美樹 ほか：糖尿病患者のための靴．理学療法士のための足と靴のみかた（坂口　顕編): 138-143, 文光堂, 2013.
14) 槻本直也：透析患者のための靴．理学療法士のための足と靴のみかた（坂口　顕 編), 145-153, 文光堂, 2013.
15) Kanade RV, et al.: Walking performance in people with diabetic neuropathy: benefits and threats. Diabetologia 49 (8); 1747-1754, 2006.
16) 豊田　輝：足部切断・離断者に対する理学療法 −評価から生活指導まで．理学療法 32 (4); 334-342, 2015.
17) 大塚未来子 ほか：小切断患者の歩行特性とリスクについて．日本下肢救済・足病学会誌 6 (3); 167-171, 2014.
18) 梅澤慎吾 ほか：疾病性高齢者下肢切断と義足 −最新事情と臨床実践．臨床整形外科 49 (1); 43-51, 2014.

# 3章 義足

## 8 スポーツ用義肢

笹川友彦

## はじめに

　近年は義肢を利用する切断者がスポーツに参加する機会が増えている。例えば，さまざまなメディアに取り上げられて目にする機会も多くなっている陸上競技は，パラリンピック出場を目指すトップアスリートが行うものとしてだけではなく，生涯スポーツとしての取り組みやクラブ活動が盛んになり，余暇の楽しみとして根付いてきている。しかし，日常生活で利用する義足はあくまで日常生活・歩行を目的としたものであり，走行やその他スポーツへの対応が困難で，義肢の機能的限界により競技パフォーマンスを損なっている。各競技に必要な運動特性に合わせた義肢部品の選択・調整などの対応が，対象者のパフォーマンスやモチベーション向上に大きな影響を及ぼす。
　ここでは陸上競技用義足を中心に，陸上競技用義手，スノーボード用義足について，部品の種類や特徴を紹介する。

## 陸上競技用義足

　陸上競技に特化した義足は，いわゆる「板バネ」とよばれるカーボンファイバー製足部が特徴的で，外観上も機能的にも日常用の義足とは大きく異なる（図1）。スポーツのなかでも特に陸上競技用義足関連部品の開発が進み，商品ラインナップが広がるとともに，切断レベル・残存筋力・競技特性・競技レベルに合わせた部品選択と，その特性をいかにうまく引き出せるかが記録向上の大きなポイントとなっている。

### ■ ライナー

　陸上競技用のように切断者への身体的負担が大きい義足では，シリコーンなどを用いたライナーの発展がさまざまな面で貢献している。義足の種類を問わず利用率が高く，着脱の簡便さはもちろん断端形状の安定，衝撃吸収，義足懸垂，断端皮膚の保護など，あらゆる面で機能を向上させる。
　その反面，ライナーによる発汗の問題は避けられない。ライナー装着中の発汗は，ライナー内部の汗たまりによって断端－ライナー間の滑り・ズレを招き，最悪の場合，ズレによる懸垂不十分で義足が抜けてしまうことがある。発汗量を抑えることは困難で，滑りを感じるようであればライナーを脱ぎ，断端・ライナーの清拭，ベビーパウダーの塗布など，頻回なズレ対策が必要となる。
　ハードなトレーニングでは，ソケットや路面との擦れでライナー表面が剥離

8 | スポーツ用義肢

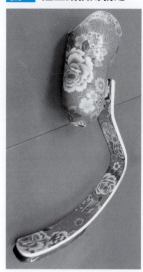

図1 陸上競技用義足

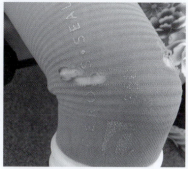

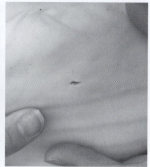

a. ライナーの破れ　　　　　　　　b. シリコーンに開いた穴

図2 破損したライナー

し，シリコーン部分に穴が開くことがある（図2）。競技用義足は軽量化のためカーボンファイバーなどを用いて薄く製作されるが，ソケットトリミングが鋭利になりライナーへのダメージが大きい。ソケットは全周にフレアー（丸み）を付けて，ライナーに面で接するような配慮が必要となる。

## ソケット

### 大腿義足

走行中の力の伝達効率，側方安定性を高めるために，坐骨収納式（ischial-ramal-containment：IRC）ソケットを用いることが多い。日常用義足ソケットを用いて，膝継手以下の部品を交換することで競技用義足としての使用が可能であるが，製作時にはそれを前提としたソケットアダプター周りの補強が必要となる。

### 下腿義足

シリコーンライナーが主流となっているため，全面接触式（total surface bearing：TSB）のソケットを用いることが多い。

ソケットは日常用義足と同じもので対応できるが，力の伝達効率を高めることを目的に，きつめのフィッティングになるソケットを使用している選手もいる。日常用と競技用では足部の互換性がほとんどないため，ソケットを含めて専用の競技用義足を製作していることが多い。

## 懸垂装置

シリコーンライナーを用いることが多く，懸垂方法としては，①ピン式，②シールインライナーを用いた吸着式，③スリーブを用いた吸着式の3つに分類される。

### ◻ 大腿義足

　大腿義足ではスリーブを着用できないため，ピン式またはシールインライナーを用いた吸着式を選択するが，下腿義足に比べて義足重量があり，ピン式では遊脚相での断端牽引ストレスが大きいことからシールインライナーを用いることが多い。

　懸垂装置としてのライナーの利用は，断端−ソケット間の伝達ロスを招くため，ライナーを用いずに，ソケットを直接装着する吸着式を用いるトップアスリートもいる。

### ◻ 下腿義足

　下腿義足では各種の懸垂方法が用いられる。それぞれに利点・欠点があり，日常で使用しているライナータイプと切断者の好みによって懸垂方法が異なる。

#### ピン式
- 利点：日常用ではピン式を用いているケースが多く，同じライナーが利用できる。
- 欠点：義足重量と，走行時の遊脚相における早い振り出しでピンに大きな牽引力が加わり，断端末に引き絞られるような不快感が生じる。

#### シールインライナーによる吸着式
- 利点：断端末の不快感がなく，膝の屈曲可動域も確保できる。
- 欠点：日常用でピン式を用いている場合は，競技用ライナーを別途購入し，使い分ける必要がある。膝の屈伸運動に伴う断端形状変化が激しい場合や断端が短い場合は，十分な懸垂が得られない。ライナーが高価である。

#### スリーブによる吸着式
- 利点：断端全体で懸垂するため最も吸着力が強く，断端末部分の牽引などが生じない。
- 欠点：膝屈曲動作において，膝窩部ではライナーとスリーブの挟み込みによって，前方ではスリーブの粘着性と伸縮性の限界により可動域制限が起こりやすい。

## 膝継手

　膝継手を用いた大腿義足走行では，速い振り出しへの屈曲・伸展抵抗が不足する。速い股関節屈曲動作は膝屈曲角度の増加，下腿部の大きな振り上げを招き，足部を前方へ振り出せない現象を生む。現在の歩行用膝継手の技術を用いれば，油圧＋コンピュータ制御により大きな抵抗発生と適切な可動域を調整することは容易だが，パラリンピック規則ではコンピュータ制御の義肢は認められていない。屈曲時に大きな抵抗を発生する陸上競技専用の膝継手が市販されているが，コンピュータではなく機械式制御を行っている（**図3**）。

　日常用の膝継手を用いる場合は，ソケット下後面に硬質スポンジなどで製作

したバンパーを取り付け，膝継手屈曲時にぶつかるようにすることで屈曲可動域制限・伸展補助を行う方法もある（図4）。

なお，大腿切断者で，膝継手を用いずに股関節外転位・分回し走行で走る選手も見受けられる。

## 足部

カーボンファイバー製義足足部が市販されるようになったのは1980年代半ばで，約30年が経過している。陸上競技では，このカーボンファイバー製足部の機能向上が，記録更新に大きく関与している。当初は競技専用のものはなく高活動向けの日常用足部を使用していたが，競技専用の足部が市販されるようになり，その後も競技用足部は進化を続けている。ここ数年でC字型の足部が各メーカーから販売され，条件が合致すれば試用も可能となった。

### 大腿義足

陸上競技用カーボンファイバー製足部は，その形状と機能からJ字型（図5）とC字型（図6）に大別される。大腿義足であっても膝継手および足部との連結用部品の高さを考慮すると，J字型は身長の高い選手しか使用できない。Cheetah® Xtreme™（図5a）が最も反発力が強いとされているが，義足長の制約から使用できないことがある。

**図3** 陸上競技用膝継手

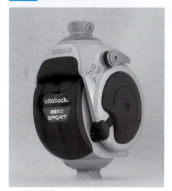

a. 3S80
（Otto Bock HealthCare社）

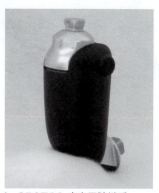

b. SP0700 疾走用膝継手
（今仙技術研究所）

**図4** 陸上競技用大腿義足

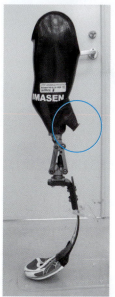

ソケット後下面にバンパーが付いている（○で囲んだ部分）

## ■ 下腿義足

　J字型は本格的な陸上競技に用いられるもので，ソケット後面で取り付けるため，専用ソケットが必要となる．C字型のものは日常用義足ソケットに装着可能だが，足部の高さが日常用足部よりも高く，義足長の関係で装着できないことがある．Flex-Run™（**図6a**）の場合，足部のピラミッドアダプター上縁まで300 mm弱の高さがあり，平均的な身長・標準的な断端長でも装着が難しい．

　競技に用いる場合は足部底面にスパイクピンを装着する必要がある．足部によっては専用のスパイクピン取り付け用部品が販売されているものもあるが，専用部品を用いない場合は，市販の陸上用スパイクシューズをカットしてピン取り付けベースの部分だけ接着剤で固定する．

　スパイクピンは陸上競技場の軟らかいオールウェザートラックでの使用が対象となり，アスファルトの路面や土のグラウンドなどでのトレーニングでは使用できない．このため，スパイクピン部分に被せるトレーニングシューズの

**図5** 陸上競技用義足足部：J字型

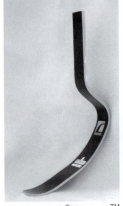 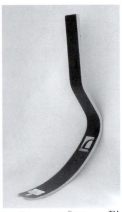 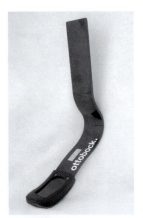 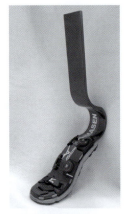

**a.** Cheetah®Xtreme™　　**b.** Cheetah®Xtend™　　**c.** 1E90 スプリンター　　**d.** KATANA-β
（Össur社）　　　　　　　（Össur社）　　　　　　　（Otto Bock HealthCare社）　　（今仙技術研究所）

**図6** 陸上競技用義足足部：C字型

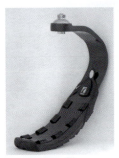 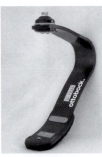 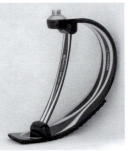 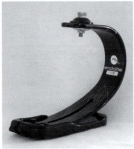

**a.** Flex-Run™　　**b.** 1E91 ランナー　　**c.** Catapult™ Running　　**d.** BladeXT（endolite社）
（Össur社）　　　　（Otto Bock HealthCare社）　　（Freedom Innovations社）

# 8 スポーツ用義肢

ソールのような専用カバーも販売されている（図7）。

### 防水・防砂カバー

雨天時の練習・大会などでの使用，走り幅跳びでの砂の付着などを考慮し，防水・防砂対策を施すことがある。大腿義足では膝継手にカバーを装着し，水の進入による部品の故障・錆び，砂の噛み込みを防ぐ（図8）。下腿義足ではスリーブやカバーを装着し，ソケット内への水や砂の進入を防止するとともに，懸垂に用いる部品（ライナーロックアダプターやバルブなど）の故障を防ぐ。

## 陸上競技用義手

短距離走では，スタート直前のセット姿勢において一時静止が求められるが，

**図7** SP1200 スパイクソール・フットカバー（今仙技術研究所）

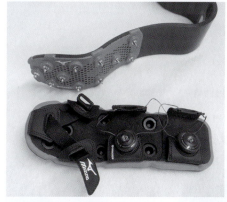

**図8** 膝継手防砂カバー

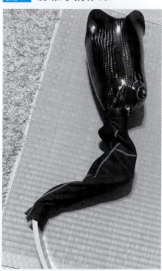

（画像提供：山本 篤氏のご厚意による）

**図9** 陸上競技用義手

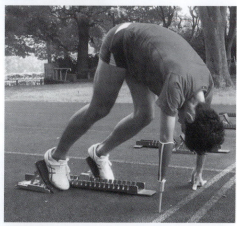

（画像提供：オキノスポーツ義肢装具 沖野敦郎氏のご厚意による）

片上肢のみでは静止時の安定性が悪く、体が動いてしまうと一発退場となる。走行時には余分な重量増となり不要に思われがちだが、適度な重量の義手を装着したほうが、上肢の振りのバランスがよいフォームとなる。このように、スタート姿勢と腕振りバランスの改善を目的に、走行用義手を用いるケースが増えている（図9）。

## スノーボード用義足

2014年にロシアのソチで開催された冬季パラリンピックにおいて義足を装着して行う競技「スノーボードクロス」が追加された。2018年の平昌パラリンピックでは新たに「バンクドスラローム」が加わり、切断者の活躍機会が増える。冬季スポーツとしてスノーボードの認知度は高く、挑戦してみたいと願う切断者が取り組める環境作りも重要である。

スノーボードでは膝の屈伸運動と足の底背屈運動により衝撃吸収・バランス調整を行うため、義足では足継手の背屈可動域がポイントとなる。日常用義足足部で背屈可動域をもつものはわずかで、スノーボード動作に対応できず、筆者は10年以上にわたりオリジナルの足部開発を行ってきた。Otto Bock HealthCare社がスキー・スノーボード専用足部プロカーブを販売開始しており、海外では利用者が増えているようである（図10）。

**図10** スキー・スノーボード用足部

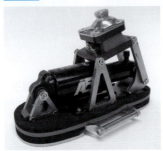 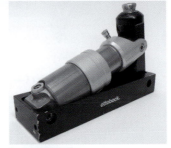

a. 筆者が開発したオリジナル足部　　b. プロカーブ（Otto Bock HealthCare社）

**図11** 自転車用義足

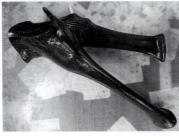 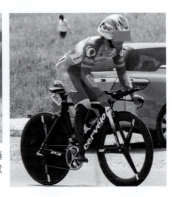

〔画像提供：左…（有）アイムス 齋藤拓氏、右…藤田柾樹氏、両名のご厚意による〕

## その他のスポーツ用義肢

切断者が義肢を用いて参加するスポーツの種目は大きく広がっている．本格的な競技としては自転車用義足がある（図11）．ほかにも，サーフィン，バドミントン，卓球，登山，射撃，オートバイなど，切断者が活動的・積極的に活躍する機会は増えている．

スポーツに特化した膝継手として，任意の屈曲角度に固定可能なスポーツ用ステップ膝（図12）が開発・販売されており，さまざまなスポーツに使用されている．

## スポーツ用義肢の問題点

競技用に製作される義肢には高額な部品が用いられるが，各種保険などの公的補助が受けられず，基本的には切断者が自己負担で製作することとなる．また，過酷な使用状況で義肢への負荷が大きいことから，部品の劣化も早く，定期的な部品交換が必要となり，使用者の経済的負担が大きい．

J字型の陸上競技用足部は，メーカーが推奨する体重・活動度を基にしたカテゴリー（硬さ）設定（表1）はあるものの，競技特性や競技レベルによって適切な硬さが異なる．カテゴリー2の選手が，カテゴリー5の硬さの足部を使用して走り幅跳びの日本記録を更新した例もある．また，足部の取り付け方法の互換性が乏しいために試用ができず，高額にもかかわらず購入してみないと適切な硬さかどうか判断することができない．

小児の切断においても走れる・遊べる義肢が選択可能となり，ほかの子どもと一緒に体育や運動会を楽しめるようになってきた．しかし，小児用の義肢にも公的支援はなく，身体発達への配慮なども加味した支援が待たれる．

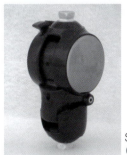

**図12** スポーツ用膝継手
SP0701 ステップ膝
（今仙技術研究所）

**表1** J字型陸上競技用足部の硬さのカテゴリー表（Össur社）

| 衝撃度/体重 [kg] | 45～52 | 53～59 | 60～68 | 69～77 | 78～88 |
|---|---|---|---|---|---|
| 極めて強い | 1 | 2 | 3 | 4 | 5 |
| 衝撃度/体重 [kg] | 89～100 | 101～116 | 117～130 | 131～147 | |
| 極めて強い | 6 | 7 | 8 | 9 | |

【文 献】
1) 臼井二美男，沖野敦郎：日本における陸上競技用義肢の現状．日本義肢装具学会誌 30 (3)；125-132, 2014.
2) 笹川友彦：スノーボード用義足の開発と選手サポート．POアカデミージャーナル 23 (2)；114-119, 2015.

# 3章 義足

## 9 骨直結義肢

青木主税

### 骨直結義肢とは

　骨直決義肢とは，切断で残された骨にチタン製の骨髄釘（アンカー）を埋め込み，アンカーが骨と癒合してからアンカーにインプラントを取り付け，そこに直接，骨格構造義足をつなげるという，ソケットを必要としない新しい発想の義肢である．

　チタンと骨が光学顕微鏡のレベルで直接的に一体化した状態であるosseointegration（オッセオインテグレーション）現象を発見したのは，スウェーデンのルンド大学医学部教授Per-Ingvar Brånemarkである．1952年，ウサギの脛骨にチタン製の生体顕微鏡を取り付けて微少血流の観察実験を行っていたが，器具を外そうとした際に外せなかった．ここから，チタンと骨の組織が拒否反応を起こさず結合することを発見し，osseointegrationと名付けた．これは，骨を表すギリシア語のosteonと，統合を意味する英語のintegrationを組み合わせた造語である．osseointegrationの技術は歯科治療に応用され，デンタルインプラントとして広く普及している．

　osseointegrationの義肢への適応は，スウェーデンやイギリスで臨床研究がスタートし，1985年のISPO（International Society for Prosthetics and Orthotics：国際義肢装具協会）メルボルン大会で初めて臨床報告され，2015年のISPOリヨン大会では多くの発表が行われた．2004年のISPOグラスゴー大会での報告では，osseointegrationの治療経過は，アンカーを埋め込んで骨癒合させるステージ1に6カ月，その後の歩行訓練（ステージ2）に18カ月を要し，治療期間の長さが問題であったが，2015年リヨン大会の発表ではアンカー埋め込み術から7日後に静的荷重訓練が開始され，骨直結義肢の装着は術後14日目と非常に短縮されていた．

　2016年現在，オーストラリアをはじめ，多くの先進国で骨直結義肢の研究が行われているが，わが国ではいまだ臨床研究は行われていない．

### 骨直結義肢の適応条件

　表1に，2004年のISPOグラスゴー大会で報告された骨直結義肢の適応基準を示す．

　2015年時点では，「1. 従来のソケットでは満足なレベルに到達できない大腿切断者」に限らず，手指・母指切断，上肢切断，下腿切断へと，装着範囲が拡大している．

## 9 骨直結義肢

**表1 骨直結義肢の適応基準（2004年 ISPO グラスゴー大会）**

1. 従来のソケットでは満足なレベルに到達できない大腿切断者
   a) 断端の皮膚感染や潰瘍
   b) ソケットの適合困難な断端
   c) 形状変化の激しい断端
   d) 軟部組織の瘢痕
   e) 過度の発汗
2. 骨髄釘（アンカー）を埋め込む骨の十分な成熟と，骨格的に正常であること
3. 70歳未満
4. 体重100 kg未満

## 骨直結義肢の利点と問題点（表2）

**表2 骨直結義肢の利点と問題点**

| 利　点 | 問題点 |
|---|---|
| 1. ソケットを使用しないため，股関節の可動域制限がない。低い椅子に腰掛けることができ，靴ひもが結べる。発汗や皮膚のトラブルがない<br>2. 床からの感覚入力に優れている<br>3. 義足の着脱が容易<br>4. 入院・リハビリテーション期間の短縮<br>5. 患者の満足度が高い | 1. 中程度・重度の感染<br>2. 骨髄釘（アンカー）の緩み<br>3. 骨髄釘（アンカー）の失敗，再手術 |

## 骨直結義肢のリハビリテーションプログラム

### 術後の管理

術後3日間は鎮痛薬としてケタミン剤を投与する。術直後には，ベッドサイド訓練とリンパドレナージを行い，術後2日目にドレーン抜去となる。術後3日目から断端訓練として徒手による軽い可動域訓練を行い，術後5～7日で退院となる。

### 術後のアンカー挿入部のケア：術後2週間以降

術後2週以降はアンカー挿入部のカバーなしでシャワー浴が可能になる。アンカー挿入部の肉芽組織に対しては，ヒドロコルチゾン，ナタマイシン，ネオマイシンなどを投与する。

### リハビリテーションプログラム

#### ステージ1

- 静的荷重訓練：術後5～7日，20 kg負荷
- 毎日5 kg増加する。
- 静的負荷が50 kgを超えるか，体重の50％以上になったらステージ2へ移行。

### ◾ ステージ2：義肢装着訓練（およそ術後14日）

- 徒手で膝を固定してから，安全に軽荷重から開始する。
- 徐々に筋力強化訓練とバランス訓練を加える。
- 理学療法士の指導の下で，平行棒内または松葉杖を用いて早期に歩行訓練を開始。
- 転倒予防，階段昇降，坂道の上り下りといった応用歩行訓練が追加され，3カ月後には独歩可能となる。

## おわりに

**表2**に示したように，従来の骨格構造義肢と比べて，骨直結義肢にいくつかの利点がある。

2016年現在，わが国では1例も症例報告がされていないが，数年度には報告がなされることを期待したい。

---

【文　献】
1) Keane M, et al: Encyclopedia & Dictionary of Medicine, Nursing & Allied Health. *Saunders*, 1992.
2) Brånemark PI: Osseointegration and its experimental background. *J Prosthet Dent* 50(3); 399-410, 1983.
3) Brånemark PI, et al.: Tissue-integrated Prostheses: Osseointegration in Clinical Dentistry. *Quintessence*, 1985.
4) Albrektsson T, et al.: The Brånemark Osseointegrated Implant. *Quintessence*, 1989.
5) Beumer J, et al.: The Brånemark Implant System: Clinical and Laboratory Procedures. Ishiyaku Euroamerica. 1989.
6) Hagberg K, et al: Socket versus bone-anchored trans-femoral prostheses: hip range of motion and sitting comfort. *Prosthet Orthot Int* 29(2); 153-163, 2005.
7) Hagberg K, et al: Osseointegrated trans-femoral amputation prostheses:Prospective results of genaral and condition-specific quality of life in 18 patients at 2-year follow-up. *Prosthet Orthot Int* 32(1); 29-41, 2005.
8) Frossard L, et al.: Monitoring of the load regime applied on the osseointegrated fixation of a trans-femoral amputee: a tool for evidence-based practice. *Prosthet Orthot Int* 32(1); 68-78, 2008.

## Question 知識の確認　義足

1　PTBソケットの特徴を挙げよ。

2　大腿義足ソケットの特徴を挙げよ。

3　下腿義足歩行で，立脚後期に膝の急激な屈曲を生じる原因を挙げよ。

4　大腿義足歩行で，立脚相の膝の安定性に関与する因子を挙げよ。

5　大腿義足歩行で，外側ホイップが起こる原因を挙げよ。

## Answer 解答

1
- 懸垂のためのカフベルトが必要である。
- 体重支持は主に膝蓋腱部である。
- 初期内転角を付ける。
- 前壁の高さは膝蓋骨の中央までである。

2
- 会陰部の疼痛が少ない。
- 側方への安定性が高い。
- 内外径が前後径より短い。

3
- ソケットが足部に対して過度に前方に位置している。

4
- 断端長
- 股関節伸展
- ソケットの初期屈曲角
- 後方バンパーの硬さ

5
- 膝継手が内旋している。
- 断端の皮下脂肪が多く軟らかい。
- 大腿部を内側に振り出す。
- トウブレークが内側に向いている

# II 装具

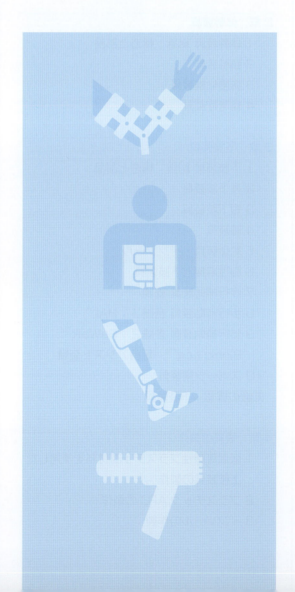

## 【第Ⅱ部の構成】

### 1章　上肢装具
1　装具 総論：構造と部品
2　肩装具
3　肘装具
4　手関節装具
5　手部装具 総論：構造と部品
6　手部装具 各論1：腱損傷
7　手部装具 各論2：末梢神経損傷
8　手部装具 各論3：関節リウマチ
9　手部装具 各論4：脳卒中
10　手部装具 各論5：頚髄損傷
知識の確認　上肢装具

### 2章　体幹装具
1　体幹装具 総論：構造と部品
2　頚椎装具
3　胸腰仙椎装具
4　側弯症装具

### 3章　下肢装具
1　下肢装具 総論：構造と部品
2　長下肢装具
3　短下肢装具
4　膝装具
5　靴型装具・インソール
6　脳性麻痺と下肢装具
7　歩行補助装具 総論
8　歩行補助装具 各論1：HAL®
9　歩行補助装置 各論2：ReWalk™, Bionic Leg™, 足首アシスト装置
10　スポーツ用装具
知識の確認　下肢装具

### 4章　装具の製作
1　低温可塑性プラスチック材料を使用した上肢装具の製作
2　プラスチック AFO の製作
3　インソールの作製

# 1章

# 上肢装具

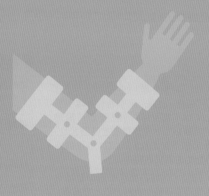

# 1章 上肢装具

## 1 装具 総論：構造と部品

清水順市

### はじめに

装具は，外傷や疾病が原因で人体に障害が生じたとき，外傷の治癒促進や障害の進行遅延，また障害された身体機能を補完するために用いられる。その歴史は紀元前2,750～2,625年にエジプトで骨折に用いられた2組の副子にあるといわれている[1]。紀元後にはヨーロッパを中心に装具の報告が残っている。

#### 装具の定義

装具は，義肢装具士法，障害者総合支援法で定義されており（**表1**），四肢・体幹の機能の回復や補完をするために用いられるものと説明されている。

また装具の分類には，法制度分類・目的分類・機能分類・部位分類がある（**表2**）。

頭部に対しては，顎関節の支持および脱臼の保護，熱傷における顔面や四肢の肥厚性瘢痕の圧迫などで装具が用いられることがある。

**表1** 装具の定義

|  | 定　義 |
|---|---|
| 義肢装具士法 | この法律で「装具」とは，上肢若しくは下肢の全部若しくは一部又は体幹の機能に障害のある者に装着して，当該機能を回復させ，若しくはその低下を抑制し，又は当該機能を補完するための器具器械をいう |
| 日本工業規格（JIS） | 装具とは，四肢・体幹の機能障害の軽減を目的として使用する補助機器のことである |
| 障害者の日常生活及び社会生活を総合的に支援するための法律（障害者総合支援法） | この法律において「補装具」とは，障害者等の身体機能を補完し，又は代替し，かつ，長期間にわたり継続して使用されるものその他の厚生労働省令で定める基準に該当するものとして，義肢，装具，車椅子その他の厚生労働大臣が定めるものをいう |
| ドーランド図説医学辞典[2] | 装具とは，変形部分の支持，整列，防止，矯正あるいは身体可動部分の機能改善に用いられる整形外科的な器具，装置 |
| ステッドマン医学大辞典[3] | 装具 brace や副子 splint など整形外科で用いられる外固定具。脊椎や四肢の動きを制限または補助する道具 |

JIS：Japanese Industrial Standards

**表2** 装具の分類

| 法制度分類 | ・治療用 | ・更生用 |
|---|---|---|
| 目的分類 | ・固定<br>・矯正<br>・予防<br>・免荷 | ・補完<br>・訓練強化*<br>・圧迫* |
| 機能分類 | ・静的 | ・動的 |
| 部位分類 | ・体幹<br>・上肢 | ・下肢<br>・頭部* |

*筆者追加

（文献4より一部改変引用）

# 1 装具 総論：構造と部品

## 装具の呼称

装具は，corset, apparatus, appliance, brace, splintなどの名称が使われてきたが，国際義肢装具協会（International Society for Prosthetics and Orthotics：ISPO）が1989年に「orthosis」とすることを決定した．ISPOは身体部位や関節の英語名を基に，その頭文字の略号で装具を表現している（図1, 2）．

ただし手の外科分野では，術後の一定期間に用いる治療用手指装具を，作業療法士らがsplintとして製作していることがある．さらに臨床現場では，長下肢装具をLLB（long leg brace），短下肢装具をSLB（short leg brace）とよぶことが多い．

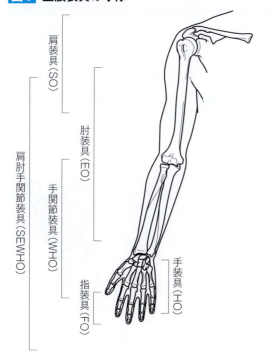

図1 上肢装具の呼称

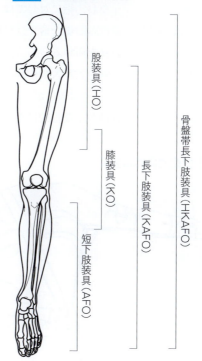

図2 下肢装具の呼称

SEWHO：shoulder-elbow-wrist-hamd orthosis
SO：shoulder orthosis
WHO：wrist-hand orthosis
EO：elbow orthosis
FO：finger orthosis
HO：hand orthosis

HO：hip orthosis
AFO：ankle-foot orthosis
KO：knee orthosis
KAFO：knee-ankle-foot orthosis
HKAFO：hip-knee-ankle-foot orthosis

# 上肢装具総論

## 種類と構造

　上肢装具は，肩および肩関節から手指までが，その範囲となる．肩関節周囲炎や腱板損傷後に用いる肩外転装具は，肩関節と肘関節を任意の角度に調整できることが特徴である（図3）．また，上腕骨骨幹部骨折後に装着する機能的装具がある．

　脊髄損傷者には，つまみ機能を可能にする手関節駆動式把持装具がある（図4）．この種の把持装具は，第6頸髄損傷で手関節伸展が十分に可能な場合，物体を把持するための有効な装具となる．末梢神経損傷では，手指機能を維持するために，損傷した神経に対応した装具が用いられる（表3）．

　なお，指に対しては，リウマチの変形・偏位予防装具などがあり，屈筋腱損傷後の腱縫合術では早期に運動療法を開始するために，クライナート法改良型装具を用いる．

　脳血管障害後の麻痺上肢に対しては，肩関節亜脱臼防止用のアームスリング（腕吊り装具）が一般的に用いられる（図5）．この装具では脱臼予防と痛みの軽減が主な目的になる．

### 図3　機能的肩外転装具

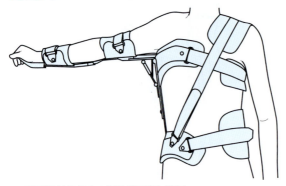 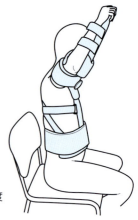

a. 肩関節外転角度の調整が可能な装具

b. 肩関節内外旋角度の調整が可能な装具

### 図4　手関節駆動式把持装具

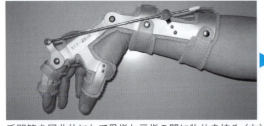 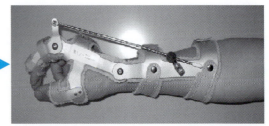

手関節を屈曲位にして母指と示指の間に物体を挟み（左），次に手関節を伸展することにより，示指・中指のMP関節が屈曲し，母指と示指・中指間で物体をつまむことが可能となる（右）

## 1 装具 総論：構造と部品

**表3** 疾患と装具の適応

| 対象疾患 | 装具名 | 装具の目的 | | | |
|---|---|---|---|---|---|
| | | 変形の予防 | 矯　正 | 組織の保護 | 代償保護 |
| 腕神経叢損傷，腱板損傷 | エアプレーン型装具 | － | － | ○ | － |
| 腱板損傷，肩関節骨折 | エアバッグ型肩外転装具 | － | － | ○ | － |
| 片麻痺，腕神経叢損傷，肩関節亜脱臼 | アームスリング | － | － | ○ | － |
| 鎖骨骨折 | クラビクルバンド | － | － | ○ | － |
| 橈骨神経損傷，頚髄損傷 | カックアップ装具 | ○ | ○ | － | － |
| 頚髄損傷 | 手関節駆動式把持装具 | － | － | － | ○ |
| 橈骨神経損傷 | トーマス型懸垂装具 | ○ | ○ | － | ○ |
| | オッペンハイマー型装具 | ○ | ○ | － | ○ |
| | プラットフォーム型手関節固定装具 | － | － | ○ | － |
| | サンドイッチ型手関節固定装具 | － | － | ○ | － |
| | パンケーキ型手関節固定装具 | － | － | ○ | － |
| 正中神経損傷 | 短対立装具 | － | － | － | ○ |
| | 長対立装具 | － | － | － | ○ |
| 尺骨神経損傷 | カプナー型装具 | ○ | ○ | － | － |
| | ナックベンダー | ○ | ○ | － | － |

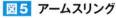

**図5** アームスリング

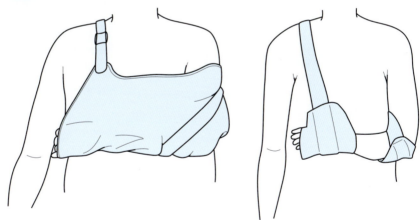

### 上肢装具の構成部品

　上肢装具は，胸郭支持部，上腕支持部，前腕支持部，手部支持部などで構成されている．また，上腕部と前腕部にはそれぞれ半月，カフバンドが付帯する．さらに，各支持部を連結するために継手（肩継手，肘継手，手部継手）がある．
　手指においては，各指の中手指節関節（metacarpophalangeal joint：MP関節）継手，近位指節間関節（proximal interpharangeal joint：PIP関節）継手，遠位指節間関節（distal interpharangeal joint：DIP関節）継手がある．継手の付帯備品として，ヒンジ継手，ダイアルロック，ターンバックルなどがある．

手部においては，母指の外転対立を確保するために，対立バー，Cバー，各指の屈曲・伸展運動を増大させるためにアウトリガー，バネ，ゴムバンド，プーリーなどが用いられる。

## 上肢装具の材料

材料には，熱可塑性プラスチック（高温可塑性，低温可塑性），金属（アルミ合金，チタンなど），皮革，布などがある。

また近年は，3Dプリンターで装具を製作することが可能になっている。その材料としては，ABS樹脂〔アクリロニトリル（acrylonitrile），ブタジエン（butadiene），スチレン（styrene）の頭文字からなる〕とPLA（poly-lactic acid：ポリ乳酸）樹脂が用いられている。PLA樹脂は，トウモロコシやジャガイモ等に含まれるデンプンなど植物由来のプラスチック素材でできている。さらに，石膏や金属も扱える3Dプリンターが存在しており，装具製作の材料は拡大することが期待される。

---

【文　献】
1) 児玉俊夫 監：装具 第2版, 1-2, 医学書院, 1975.
2) ドーランド医学大辞典編集委員会 編：ドーランド図説医学大辞典 第28版, 廣川書店, 1998.
3) 高久史麿 総監修：ステッドマン医学大辞典 改訂6版, p.1317, メジカルビュー社, 2008.
4) 日本整形外科学会, 日本リハビリテーション医学会 監：義肢装具のチェックポイント 第8版, p.182, 医学書院, 2014.

# MEMO

# 2 肩装具

斎藤和夫

## 肩関節の構造

　肩関節は，球関節である肩甲上腕関節（glenohumeral joint：GH joint）だけではなく，鞍関節である胸鎖関節（sternoclavicular joint：SC joint），平面関節である肩鎖関節（acromioclavicular joint：AC joint），肩甲胸郭関節（scapulothoracic joint：ST joint）の胸骨，鎖骨，肋骨，肩甲骨，上腕骨が関係する肩複合体を形成している．肩複合体では単一の筋が別個に働くことはまれであり，多くの筋は，多くの関節にまたがって協調して作用する（図1）．

## 肩装具

　肩甲上腕関節は自由度の高い関節であるが，肩甲上腕関節の関節窩関節面は上腕骨頭関節面の約1/3のみを覆っているだけで，不安定な構造であることを理解する必要がある．そのため肩関節の装具は，どの方向への動作に制限をかけるかを明確にしてそれを理解するとともに，実際に動作が制限されているかどうかを判断する必要がある．
　例えば三角巾は，応急的に用いられる肩の吊り具である[1]．通常は図2aのように患肢の安静・固定のために用いるが，上腕骨頭前方亜脱臼を防止する目的で図2bのように用いる場合がある．
　また肩装具は，肩腱板断裂術後，肩鎖関節脱臼，腕神経叢損傷後，再建術後の肩関節外転位での固定などを目的に用いられる場合が多い（図3）．近年の肩装具は軽量化され，終日着用していても患者の負担が少なくなっている．臥位や立位などの姿勢の違いで固定肢位に変化が生じる場合があるため，姿勢による固定肢位のチェックは必要である．なお，固定期間中は，入浴時でも外転位を保つ必要があるため，ペットボトルを利用した簡易な肩装具を製作し，生活場面が変わって固定肢位を保てるように工夫する必要がある（図4）．

## 脳卒中片麻痺患者に対するアームスリング

　脳卒中片麻痺患者の肩関節に対するリハビリテーションでは，関節可動域練習が有効であるという報告がある．また，肩関節亜脱臼に伴う肩痛や肩手症候群（shoulder-hand syndrome：SHS）の予防のために，三角巾や肩装具着用の指導が勧められている[2]．
　Zorowitz[3]は，脳卒中片麻痺のアームスリング4種類を比較してそれぞれを評

価している（図5）。片側カフ吊り具は装着が困難ではあるが，麻痺肢の下方亜脱臼を改善し，手部の制約がないことが利点である。片麻痺アームスリングは装着が簡易で前方亜脱臼の改善が期待できるが，屈曲拘縮や痙縮を助長する可能性がある。

**図1** 肩関節の構造：肩複合体

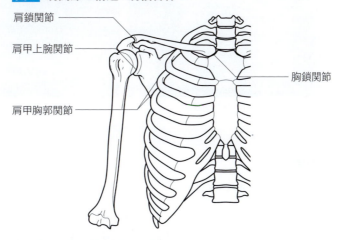

肩鎖関節
肩甲上腕関節
胸鎖関節
肩甲胸郭関節

**図2** 三角巾の目的別使用法

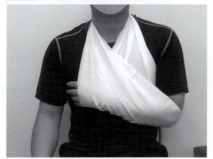
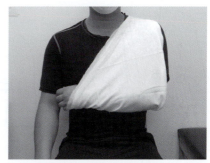

a．通常の使用法。患肢の安静・固定が目的　　b．上腕骨頭前方亜脱臼防止を目的とした使用法

**図3** 肩装具：UltraSling™ Ⅲ（DJO Global社）

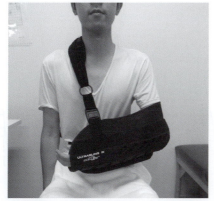
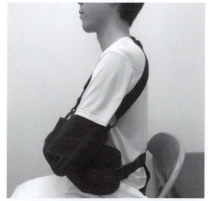

a．正面　　b．側面

### 図4 肩装具：入浴時

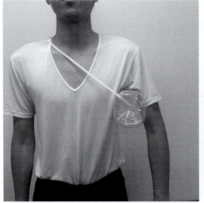
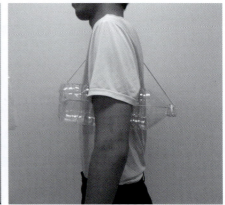

ペットボトルとゴムひもを使用

### 図5 アームスリングの種類

a. 片麻痺アームスリング

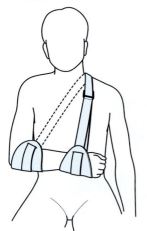

b. ボバースロール

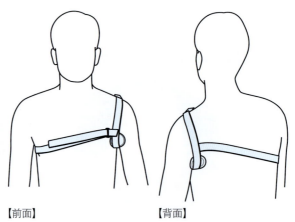

【前面】　　　　　【背面】

c. 片側カフアームスリング

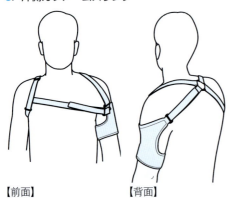

【前面】　　　　　【背面】

d. キャバリエ肩支持

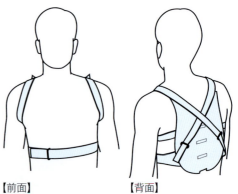

【前面】　　　　　【背面】

アームスリングは脳卒中のリハビリテーションで一般的に使用されているが，長期的に肩の亜脱臼を予防・軽減するという十分な根拠は存在しない。また，正しく装着しなければ，疼痛や拘縮に移行する可能性が指摘されている。アームスリングは，リハビリテーションの初期には移乗や歩行中に麻痺側上肢を支持する目的としては有用であるが，使用期間は最小限にすべきである。アームスリングの長所と短所を理解し，使用目的を明確にする必要があると報告されている[3]（**表1**）。

# 症例紹介

## 肩手症候群[4]

片麻痺の症状として，肩だけではなく手部にまで浮腫，疼痛が生じる肩手症候群（SHS）がある。SHSの発生頻度，診断基準を**表2**に示す。

SHSは片麻痺発症の1〜2カ月後程度から生じ，長い場合は半年以上継続する症例もあるため，麻痺手全体の観察，検査が必要となる。

ここでは脳卒中片麻痺患者に急性期からかかわり，肩手症候群に対してアームスリング，麻痺手管理，および作業療法を用いることで改善した症例を提示する。

**表1 アームスリングの長所と短所**

| | |
|---|---|
| 長所 | ・移乗時の損傷から守る<br>・初期の歩行，移乗練習中の麻痺側上肢を支持する<br>・軟部組織（棘上筋，関節包などの伸張）を防ぐ可能性<br>・神経血管束（腕神経叢，上腕動脈など）の圧力を軽減する可能性<br>・腕の重さを支持する |
| 短所 | ・身体無視に寄与する可能性<br>・学習性不使用を促進する可能性<br>・短縮肢位（内旋，内転，肘屈曲）に上肢を保持する可能性<br>・感覚入力を妨げる<br>・上肢のバランス反応を妨げる<br>・随意運動を妨げる可能性 |

（文献3より一部改変引用）

### 表2 肩手症候群の発生頻度，診断基準および判定

【発生頻度】

| | 出現率 [%] |
|---|---|
| 浮腫 | 16.0〜82.8 |
| SHS | 12.5〜61.0 |

【診断基準】

| 部位 | 症状 |
|---|---|
| 肩 | ROM制限（外転，外旋），動作時の痛み，安静時の痛み |
| 肘 | 通常は症状なし |
| 手関節 | 伸展時に強い痛み，手根骨部の背側の浮腫と圧痛 |
| 手 | 自発痛・圧痛は比較的軽度，中手骨部浮腫 |
| 手指 | MP関節，IP関節屈曲時の強い痛み，紡錘状浮腫と背側の皮膚のしわの消失，手や爪の成長の変化，血管運動・発汗の異常 |

【判定】

| 分類 | | 条件 |
|---|---|---|
| 確定的な | Definite SHS | 肩・手関節・手のすべての基準を満たす |
| 確実な | Probable SHS | 手関節・手のすべての基準を満たす |
| 起こりうる | Possible SHS | 手関節・手の圧痛・浮腫 |
| ぼんやりとした | Absent SHS | 手関節・手の浮腫のみ |

SHS：shoulder-hand syndrome

（文献4より引用）

## 症例の基本情報（表3）

### 表3 A氏の基本情報

| 年齢・性別・利き手 | 60歳代，男性，右利き |
|---|---|
| 診断名 | 脳出血（左被殻広範囲） |
| 現病歴 | ・X年Y月 発症：GCS…8点/15点（E：3点，V：1a点，M：4点），JCS…II-10，mRS…5<br>・同日，開頭血腫除去術<br>・60病日後，当院回復期リハビリテーション病棟に転棟。理学療法，作業療法，言語聴覚療法を実施<br>・重度失語症のため，発語困難 |
| 仕事・家庭環境 | 会社役員をX−2年に退職。妻と2人暮らし，子どもは独立 |
| 病前の趣味 | 妻との旅行 |
| 既往歴 | 腰痛のため整形外科に通院していた |
| ニーズ | 発語，旅行 |

GCS：Glasgow Coma Scale　JCS：Japan Coma Scale
mRS：modified Rankin Scale

## 治療経過

　回復期病棟入院時から，重度の片麻痺と重度の高次脳機能障害を呈していた。離床時間，座位姿勢の確保を目標にリハビリテーションを実施した。

　右上肢の腫れ，ROM（range of motion：関節可動域）制限，痛みの表情が現れたことからSHSと判断した。愛護的なROM練習を行うこととし，アームスリングを製作した。夜間の寝る姿勢についても病棟看護師，介護士と相談して設定した。

### ■ 装具製作

アームスリングは，車椅子座位姿勢，立位姿勢において長さを調整して製作した（図6）。

立位姿勢だけではなく，歩行時にもアームスリングを装着したほうがよいため，歩行練習時にも使用した（図7）。アームスリングなしでは，体軸が麻痺側に傾斜した（図7b）。装着については作業療法を行う際だけではなく，理学療法時，病棟での生活のなかで評価し，装着時間を設定した。立位・歩行練習時以外は肩吊り具を外して腕を車椅子のアームレストやテーブルの上に置いたり，外す時間を増やして関節拘縮が悪化しないようにした。

### ■ リハビリテーションの経過，社会復帰と最終評価（表4）

A氏が回復期リハビリテーション病棟に移ってからは，離床・座位練習，温熱療法，ROM練習，装具療法，ADL練習，高次脳機能訓練を毎日行った。

図6 アームスリングの装着

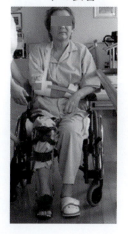

図7 アームスリングの有無による歩行練習時の姿勢の差

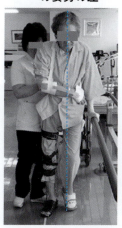 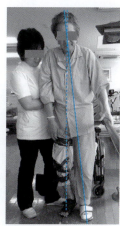

a. アームスリングあり　　b. アームスリングなし

表4 A氏の評価結果

| | 評価項目 | 初期評価 | 再評価 | 最終評価 |
|---|---|---|---|---|
| 痛み | 連続離床時間 | 30分 | 1時間 | 3時間 |
| ROM | 肩屈曲/外転 [°] | 20/20 | 50/50 | 90/70 |
| | 手・手指 | 腫れ，発赤あり，拘縮軽度 | 腫れ軽減，発赤あり，拘縮悪化 | 腫れ軽減，発赤あり，拘縮改善 |
| | 股屈曲/外転 [°] | 110/50 | 110/50 | 110/50 |
| | 膝屈曲/伸展 [°] | 130/−30 | 130/−10 | 130/0 |
| BRS | 上肢/手指/下肢 | Ⅰ/Ⅰ/Ⅱ | Ⅰ/Ⅱ/Ⅱ | Ⅰ/Ⅱ/Ⅱ |
| FIM | 運動機能 | 16 | 23 | 27 |
| | 移乗動作 | 全介助2人 | 全介助1人 | 全介助，協力動作あり |
| | 認知機能 | 5 | 6 | 8 |
| 高次脳機能 | | 失語重度，半側無視軽度 | 失語重度，半側無視軽度 | 失語重度，半側無視軽度 |

BRS：Brunnstrom Recovery Stage
FIM：Functional Independence Measure（機能的自立度評価表）

発症から4カ月目には車椅子への乗車姿勢が改善し，3時間以上連続して乗車可能となり，笑顔もみられ，夜間も眠れるようになってきた。右上肢のROMも改善し，手指の腫れ，色調も改善した（図8）。また，意思表示もできるようになってきた。全介助の状態から，移乗時には協力動作も可能となってきた。
　妻も高齢で自宅生活は困難であったため，発症から5カ月後に自宅近くの介護老人保健施設に転院となった。

## 上腕骨骨幹部骨折：機能的装具（図9）

　上腕骨骨幹部骨折後で転位の少ない症例，または転位が進行しない症例に対しては，機能的装具を製作する。この装具は内側部分と外側部分に分かれ，内側部分を装着した後，外側部分を装着して力を抜いて肘伸展で面ファスナー（ベルクロ®）で固定する。固定すべき部分（骨折部位）を内側と外側から挟み込む形になる。
　この装具の利点は，肘関節の関節拘縮と筋力低下が起こりにくい点である。特に肘の屈曲・伸展を多く行うことは，筋の収縮による膨隆で内側からの固定性を高めることにつながるので励行する。

**図8 A氏の手指の状態の経過**

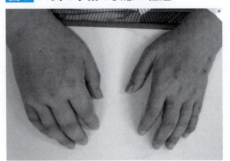
a. 発症から2カ月目

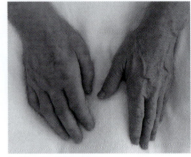
b. 発症から5カ月目

**図9 上腕骨骨幹部骨折に対する機能的装具**

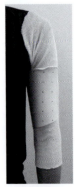
a. 内側部分

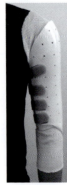
b. 外側部分

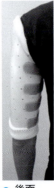
c. 後面

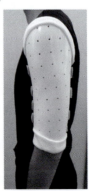
d. 側面

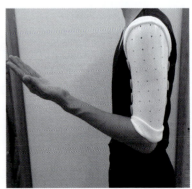
e. 肘屈曲位。装着時には肘関節屈曲・伸展動作を励行する

## 腕神経叢損傷5,6型：アームスリング(図10)

　左の腕神経叢損傷で肋間神経移行術後8カ月が経過した症例である。再建した上腕二頭筋のMMT（Manual Muscle Testing：徒手筋力テスト）は2レベルに改善してきたが，痛みの強いときや物を運んだりする作業時，障害者野球の練習時は手が動いて邪魔になるため，作業時に肩吊り具を着用していた。

　C氏が自分でアームスリングを脱着できるように指導し，自立した。作業時以外はアームスリングを外し，ROM練習や左手で物を押さえるなど補助手としても使用している。

**図10　腕神経叢損傷5,6型に対するアームスリング**

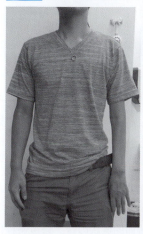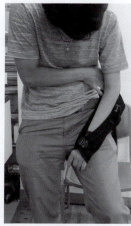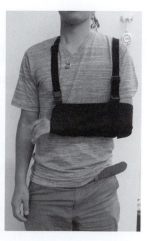

【文　献】
1) 柳下信一：整形外科的な処置のコツ　正しいシーネの固定法と三角巾・松葉杖の使い方．レジデントノート16 (12); 2234-2245, 2014.
2) 日本脳卒中学会 脳卒中ガイドライン委員会 編：脳卒中治療ガイドライン2015, 299-300, 協和企画, 2015.
3) Zorowitz RD, et al.: Shoulder subluxation after stroke: a comparison of four supports. *Arch Phys Med Rehabil* 76(8); 763-771, 1995.
4) Geurts AC, et al.: Systematic review of aetiology and treatment of post-stroke hand oedema and shoulder-hand syndrome. *Scand J Rehabil Med* 32 (1); 4-10, 2000.

# 1章 上肢装具

# 3 肘装具

飯塚照史

## 肘関節疾患と装具

肘関節屈曲・伸展可動域が制限される外傷には，骨折や靱帯損傷がある。前者では上腕骨遠位端・橈骨頭・尺骨肘頭の骨折，後者は内側・外側側副靱帯損傷などが挙げられる。これらに対する初期治療の後は，原則的に肘関節屈曲90°，前腕中間位で固定される。肘関節の装具は，固定・保護用装具と固定後の矯正用装具に大別される。

### 肘関節固定・保護用装具

#### ■ 硬性装具（図1）

骨折や靱帯損傷の固定，あるいはその術後の固定に用いられる。ギプスによる固定とは異なり任意に取り外しが可能で，患者の心理的負担の軽減にも資する。早期運動療法で使用することがあり，作業療法士が熱可塑性プラスチックを用いて製作することもある。

#### ■ 支柱付装具（図2）

肘関節靱帯損傷の観血的・非観血的療法の後，修復過程にある靱帯を内外反ストレスから保護する目的で用いる。支柱は単軸あるいは多軸のヒンジ継手（図2b, c）となっており，肘関節の屈曲・伸展は可能である。

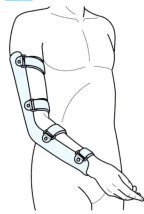

図1 硬性装具

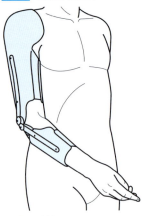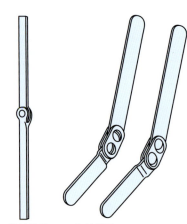

図2 支柱付装具

a. 支柱付装具　　b. 単軸継手　　c. 多軸継手

## 3 肘装具

### ■ 肘関節矯正用装具

#### □ ターンバックル式装具（図3）
長さを調整できるターンバックル式継手が付いており，屈曲・伸展方向の矯正が可能な装具である。

#### □ タウメル式装具（図4）
タウメル継手が付いている装具であり，中央部を回転させることで肘関節の屈曲・伸展の矯正が可能である。ターンバックル式装具と比較して，コンパクトかつ矯正可能角度が大きいことが利点である。

**図3** ターンバックル式装具

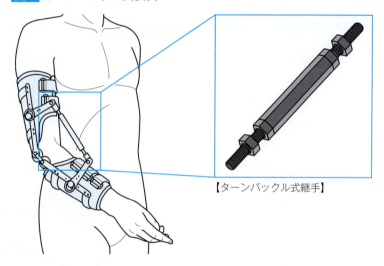

【ターンバックル式継手】

**図4** タウメル式装具

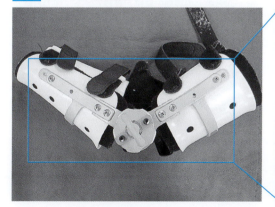
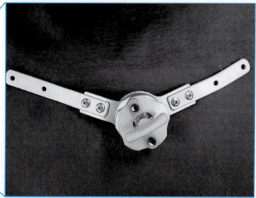

【タウメル継手】

## 肘関節の運動学

肘関節への装具適応を考慮する場合，正常な関節運動を促すために，次に示す内容を念頭に置く．

### 肘運搬角（carrying angle，図5）

肘関節完全伸展時には，上腕骨に対して前腕は外反しているが，屈曲に伴い内反する．

### instant center（図6）

肘関節の回転中心は常に一定ではなく，伸展位から屈曲70°前後までは後方に移動し，屈曲120°に向かって前方に移動する．

### 日常生活動作に必要な肘関節角度

図7に示すように，肘関節屈曲30°～130°程度が可動域改善の目安となる．臨床上の目安として，利き手側は非利き手側より大きな可動域が必要であり，一般的なワイシャツの第3ボタンがかけられるかどうかなどが指標として挙げられている[2]．

### 図5 肘運搬角

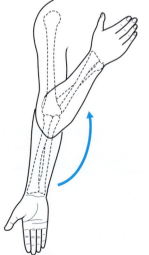

肘関節屈曲に伴い，外反から内反する
（文献1より一部改変引用）

### 図6 instant center

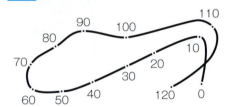

肘関節の屈曲動作を側方から見たときの，肘関節回転中心の移動の軌跡を表している．図の右側が腹側，上側が頭側である．図内の数字は肘関節屈曲角度である．
肘関節回転中心は，0°～70°程度までは背側，以降屈曲110°までは前方へ移動し，110°～120°程度までは再び後方へ移動する

（文献1より引用）

### 3 肘装具

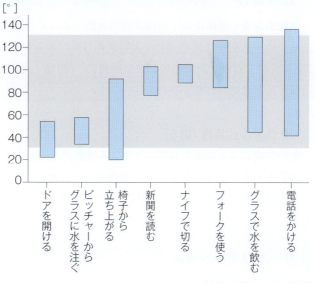

**図7** 日常生活動作に必要な肘関節角度

（文献2より一部改変引用）

## 症例紹介

### A氏の基本情報（表1, 図8）

**表1** A氏の基本情報

| 年齢・性別 | 60歳代，女性 |
|---|---|
| 職業 | 主婦 |
| 診断名 | ・尺骨肘頭骨折<br>・尺骨鉤状突起骨折 |
| 既往歴 | 特記事項なし |
| 現病歴 | X年Y月Z日：散歩中，転倒し受傷 |
| ニーズ | 身の回りのことができるようになりたい |

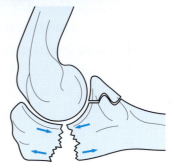

**図8** A氏の骨折部位

尺骨肘頭と鉤状突起部の骨折であった

### 治療

　受傷6日後，観血的整復内固定術が施行された．肘関節後方より展開し，鉤状突起を整復したうえで2本の鋼線とソフトワイヤーによる引き寄せ締結法にて固定された．さらに，肘関節前方からスクリューにて鉤状突起骨折部が固定された．術後1週間から作業療法開始となった．

### 装具製作

　鋼線引き寄せ締結法は，肘関節屈曲運動によって骨折端同士の圧着が期待できるため，作業療法開始当初から肘関節自動屈曲運動を優位に進めていった。2週間継続したが，肘関節可動域は屈曲75°／伸展−35°であり，可動域の改善はほとんど認められなかった。

### タウメル式装具（図9）

　他動屈曲による矯正を目的にタウメル式装具を用いることとし，医師を通じて義肢装具士へ製作を依頼した。陽性モデル採型後1週で完成し，これを用いた治療訓練を開始した。使用時間は1時間に10分，1日8セット以上を基本とした。

### リハビリテーション

　タウメル式装具による他動屈曲は，連続的矯正（serial corrective）である。患者が痛みを訴えない範囲で矯正を行い，可動域の改善を認めない場合は，装着時間の延長によって対応する。

　また，本装具は構造上110°程度までの矯正には効果的であるが，それ以上の可動域獲得にはスプリントや弾性ベルトなどの適応を考慮したほうがよい（図10）。

### 社会復帰と最終評価

　肘頭骨折に対する引き寄せ鋼線締結法では，屈曲運動による骨転位の危険性は少ない。日常生活動作においては，術後4週で極端な重量物の運搬などを伴わなければ，食事・整容動作などでの使用を促す。

　本症例も，術後4週からタウメル式装具を装着した他動屈曲運動，あるいはADLでの使用を促した。術後10週で肘関節屈曲100°に達し，その後はタウメル式装具と弾性ベルトを併用した。術後14週で屈曲120°に達し，洗顔動作が円滑に可能となり，術後24週で作業療法終了となった。

**図9** タウメル式装具

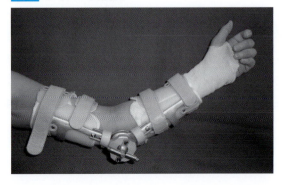

### 図10 肘関節深屈曲への対応

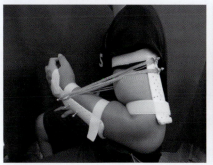
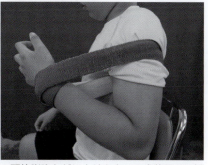

肘関節屈曲110°以上の矯正については，上腕二頭筋膨隆などによりタウメル式装具では矯正が不十分となるため，スプリント（左）や弾性ベルト（右）などでの対応を考慮したほうがよい

## B氏の基本情報（表2，図11）

### 表2 B氏の基本情報

| | |
|---|---|
| 年齢・性別 | 60歳代男性 |
| 職業 | 鉄鋼業 |
| 診断名 | ・橈骨頭頸部粉砕骨折<br>・肘関節外側側副靱帯断裂 |
| 既往歴 | 特記事項なし |
| 現病歴 | X年Y月Z日：転落により受傷 |
| ニーズ | 早期に仕事復帰したい |

### 図11 B氏の骨折と靱帯損傷

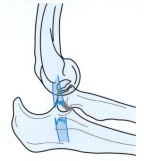

脱臼に伴って断裂した外側側副靱帯と橈骨頭粉砕骨折部

### 治療

受傷同日に観血的内整復固定術が施行された。橈骨頭頸部粉砕骨折はスクリューによる固定，外側側副靱帯断裂はアンカースーチャーにて縫着された。術後3日より作業療法が処方され，肘関節自動運動を開始した。

### 装具製作

術後10日で抜糸，肘関節の内外反動揺を予防するために，フラクチャー継手付装具の適応となった。本症例は靱帯断裂だけではなく骨折に由来する関節動揺性が懸念されていたことから，術直後に同装具が処方され，松本義肢製作所（愛知県小牧市）で陽性モデルを採型した。

#### フラクチャー継手付装具（図12）

名古屋掖済会病院（愛知県名古屋市）が考案し，松本義肢製作所が製作した。支柱による内外反ストレス予防だけではなく，ロックナットによる肘関節屈曲・伸展角度の制限も可能な装具である。

### ■ リハビリテーション

　術後10日の装着直後は，橈骨頚部粉砕骨折に対して，上腕二頭筋の伸張ストレスを予防するために伸展−30°で制限し，屈曲は120°程度として自動運動および制限下での軽度負荷の日常生活動作を許可した。

　仮骨形成が確認された術後6週には角度制限を解除した。外側側副靱帯への過度なストレスを予防するために，術後10週程度まで装具の装着を継続した。

### ■ 社会復帰と最終評価（図13）

　術後12週の段階で肘関節屈曲135°，伸展−10°となった。術後4カ月で骨癒合が確認され，日常生活上支障なく現職復帰となった。

#### 図12　フラクチャー継手付装具（松本義肢製作所）

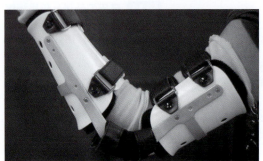
a. 外観

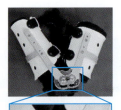

b. 屈曲時

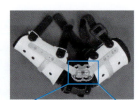
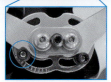
c. 伸展時：○はロックナット

支柱により肘関節の内外反を予防できる。さらに，ロックナットを緩めることで，任意の角度に制限することができる。なお，支柱は取り外し可能であり，症例によってはタウメル式装具に変更することができる

（画像提供：名古屋掖済会病院　桂理先生のご厚意による）

#### 図13　B氏の最終評価

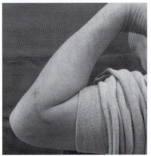
a. 肘関節屈曲

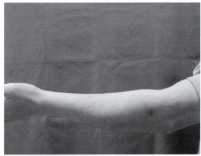
b. 肘関節伸展

【文　献】
1) Morrey BF, Chao EY: Passive motion of the elbow joint. *J Bone Joint Surg Am* 58(4); 501-508, 1976.
2) 村田秀雄: 肘関節の関節可動域と日常生活動作について. リハ医学会誌 14(3); 251-260, 1977.

# MEMO

# 1章 上肢装具

## 4 手関節装具

飯塚照史

## 手関節疾患と装具

橈骨遠位端骨折や手根骨骨折，関節リウマチ，靱帯損傷などが生じると，手関節を固定したり関節可動域を拡大する必要が出てくる。これらの疾患では，初期治療後は原則的に手関節中間位～背屈30°程度の範囲で固定されることが多い。その際に用いられる装具としては，固定装具と，矯正型を含む駆動式装具がある。

### 手関節固定装具（図1）

掌側型，背側型，サンドイッチ型がある。掌側型は最もオーソドックスなタイプである。背側型は手掌面が装具にあまり覆われないことや，掌側型よりも皮膚と装具の接触面が少ないことなどから，日常生活や夜間の装着に適している。サンドイッチ型は，橈骨あるいは尺骨の骨幹部骨折や中手骨骨折などで強固な固定を必要とする場合に用いる。

### 手関節駆動式装具（図2）

ランチョ型，エンゲン型，RIC型がある。頸髄損傷C6レベルで手関節の背屈機能を有している場合に用いられる。いずれも手関節を背屈することで手指が屈曲し，つまみを行いやすくする。正中，尺骨両神経麻痺においても適応となることがある。

### その他の手関節装具

オッペンハイマー型装具（図3）は，橈骨神経麻痺において手関節背屈機能を補助する目的で用いられる。矯正用装具（図4）は，市販の輪ゴムを用いて

### 図1 手関節固定装具

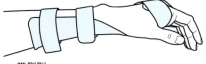

a. 掌側型

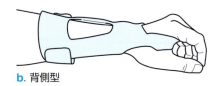

b. 背側型

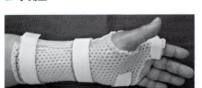

c. サンドイッチ型

掌屈・背屈方向へ矯正することが可能である。

## 手関節・前腕の運動学

手関節の運動は，橈骨手根関節（radiocarpal joint：RC関節）と手根中央関節（midcarpal joint：MC関節）の複合的運動によって成り立っている。研究によって差はあるものの，掌屈・背屈においてRC関節とMC関節は一定の割合で動いている（図5）。手関節の可動域拡大を目的とする場合は，どちらの関節が主に制限されているかを考えるとよい。

### 日常生活動作に必要な手関節・前腕可動域（図6）

日常生活動作（activities of daily living：ADL）に必要な手関節の可動域は掌屈60°～背屈60°の範囲であるが，0°～背屈20°の可動性があればADLでの障害はほとんどないとされる[3]。

**図2** 手関節駆動式装具

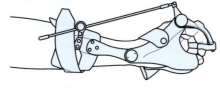

a. ランチョ型

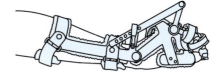

b. エンゲン型

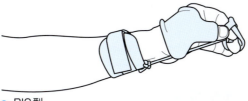

c. RIC型

**図3** オッペンハイマー型装具

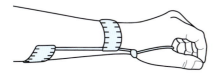

**図4** 矯正用装具

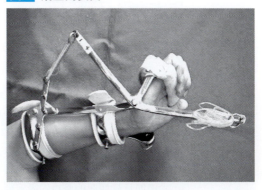

### 図5 手関節の運動

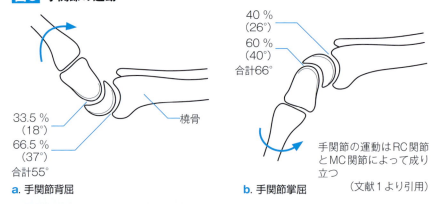

a. 手関節背屈　　b. 手関節掌屈

手関節の運動はRC関節とMC関節によって成り立つ

（文献1より引用）

### 図6 日常生活動作に必要な手関節可動域

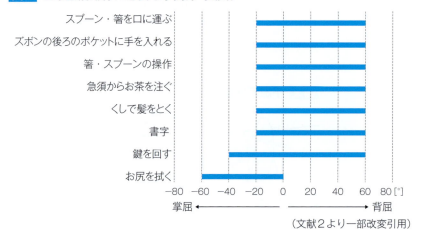

（文献2より一部改変引用）

# 症例紹介

## A氏の基本情報（表1）

### 表1 A氏の基本情報

| 年齢・性別 | 60歳代，女性 |
|---|---|
| 職業 | 主婦 |
| 診断名 | ・橈骨遠位端骨折（AO分類：C2）<br>・尺骨茎状突起骨折 |
| 既往歴 | 特記事項なし |
| 現病歴 | X年Y月Z日：散歩中，転倒して受傷 |
| ニーズ | 家事を思いどおりにできるようになりたい |

## 治療

　受傷同日に観血的整復内固定術が施行された。橈骨遠位部の骨折に対してはロッキングプレートによる固定が行われた。尺骨茎状突起骨折については不安

定性を認めなかったため，固定は行われなかった．骨折部の固定性は良好とのことで，前腕から手部までのギプスシャーレ固定となった．

術後3日より作業療法が処方された．遠位橈尺関節の不安定性を認めないため，TFCC（triangular fibrocartilage complex：三角線維軟骨複合体）あるいは骨間膜には機能的な障害はないものと判断した．

## 装具製作

作業療法開始から術後4週までは，自動運動および疼痛が生じない範囲での自己他動運動を実施した．初期評価では手関節掌屈10°，背屈10°であり，術後4週時点で5°程度の改善しか認めなかった．可動域改善のペースが遅滞していると判断し，装具による矯正を検討した．術後4週時点の触診では，手関節掌背屈の最終可動域感（end feel）に弾力性がなく，主治医に固定性を再度確認し，装具適応となった．

### 1回目の装具製作

製作は医師の処方に基づき，業者に依頼した．陽性モデルを採型後，1週間後の術後5週より装具の装着を開始した．

#### 手関節装具（図7）

手関節部に回転軸を有し，掌側・背側方向に15 cm程度のバーがあり，モーメントアームを長くすることでトルクを発揮できるようになっている．中手骨部と前腕近位・遠位の3カ所で固定し，バーに装着した市販の輪ゴムを前腕近位部にあるフックに引っ掛けることで矯正力が発揮される．なお，フックは掌背側方向へ4カ所あり，矯正力は輪ゴムの張力や本数によって幅広く調整できる．

A氏の装具装着時間・頻度は，1時間当たり10分程度を1日8セット以上とした．

**図7 A氏の手関節装具（松本義肢製作所）**

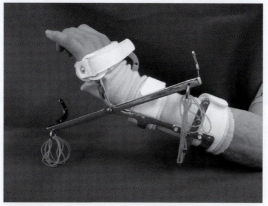

手関節掌屈・背屈制限に対する手関節装具．市販の輪ゴムとフック位置によって矯正力を調節できる

### ■ 2回目の装具製作

　前腕回旋については当初，軟部組織の破綻はないものと判断し，術後5週時点まで自動運動を中心に経過をみていたが，回内外ともに20°までと強く制限されていた。関節内の瘢痕あるいは前腕筋群の伸張性低下に起因する拘縮と判断し，装具による他動矯正を検討した。主治医に相談のうえ，装具が処方された。陽性モデルの採型後，術後6週から装具の装着を開始した。

#### 改良型Colello-Abraham装具（図8）

　1990年に報告された装具[4]を基に，名古屋掖済会病院（愛知県名古屋市）で改良された装具である[5,6]。改良型は輪ゴムによる牽引箇所を増設し，さらに前腕支柱部分を拘縮角度に合わせて回旋でき，牽引力の調整にも有効である。

　矯正力は調節の仕方によっては非常に強力になることから，骨折の場合には骨再転位のリスクがなくなる時期に適応となることが多い。A氏の場合は，主治医との確認のなかで骨再転位のリスクは低いものと判断していた。

　術後6週より，1時間に10分程度の装着を1日8セット以上として指導した。

#### 図8 改良型Colello-Abraham型装具（松本義肢製作所）

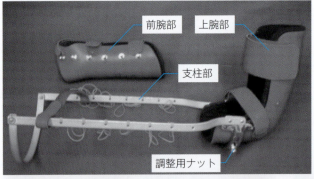

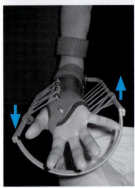 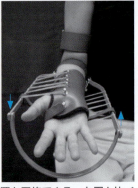 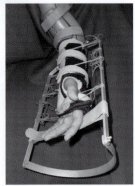

a. 調整用ナットで支柱部の位置を回旋できる。左図と比べて右図は支柱部が回内方向に移動しており，矯正力が小さくなっている

b. 本症例の装着場面。回外方向への矯正を行っている

## 社会復帰と最終評価(図9)

　手関節装具，改良型Colello-Abraham装具の装着は術後12週まで，1週間に1回程度の関節可動域測定結果を基に，矯正力を適宜調整しながら継続した。
　最終成績は手関節背屈70°，掌屈50°，前腕回内70°，回外90°となり，支障なく主婦としての日常生活に復帰した。

### 図9 A氏の最終成績：受傷後12週（患肢は左）

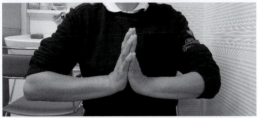

a. 手関節背屈：70°

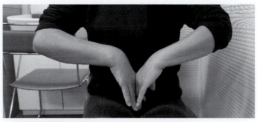

b. 手関節掌屈：50°

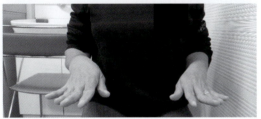

c. 前腕回内：70°

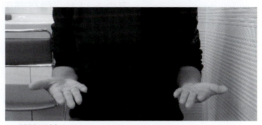

d. 前腕回外：90°

## B氏の基本情報(表2)

### 表2 B氏の基本情報

| 年齢・性別 | 50歳代，男性 |
|---|---|
| 職業 | 大工 |
| 診断名 | ・浅・深指屈筋腱断裂（示指～小指）<br>・橈側手根屈筋腱断裂<br>・橈側手根伸筋腱断裂<br>・長母指外転筋腱断裂<br>・正中神経断裂<br>・前腕掌側皮膚欠損 |
| 既往歴 | 特記事項なし |
| 現病歴 | X年Y月Z日：仕事中に電気鋸で受傷 |
| ニーズ | 仕事に復帰したい |

## 治療

　受傷同日に腱および神経縫合術が施行された。断裂した腱はすべて，手関節部（Zone 5）で縫合された。皮膚欠損部は一時的に被覆し，受傷1週間後に遊離鼠径皮弁を移植した。受傷4週間後から作業療法が処方された。

## 装具製作

作業療法開始時には，B氏の手関節可動域は大きく制限されており，さらに動的腱固定効果を用いた評価から，浅・深指屈筋腱の癒着も重度であった（図10）。

### ■ アウトリガー付手関節装具（図11）

受傷4週時点で，医師がアウトリガー付手関節装具を処方した。業者に依頼して陽性モデルの製作後，受傷5週目から装着を開始した。

浅・深指屈筋腱の重度の癒着による手指拘縮も認められることから，手関節矯正用装具に手指関節牽引用のアウトリガーを設置した形状とした。なお，針金を用いて中手指節関節（metacarpophalangeal joint：MP関節）の過伸展を予防したうえで，手指関節を牽引した。

### ■ アウトリガー付夜間用手関節固定装具（図12）

日中に装着したアウトリガー付手関節装具で獲得した可動域を維持するために，作業療法士が夜間装着用の手関節装具を製作した。前腕掌側部に皮弁部があったため，この部位を圧迫しないような背側型とし，これに手指伸展を目的としたプラットフォーム型手指伸展装具を加えた2ピース構成とした。母指に

**図10** 作業療法開始時におけるB氏の手関節の所見

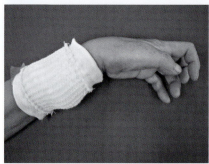

a. 自動背屈

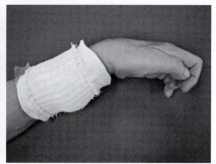

b. 自動掌屈

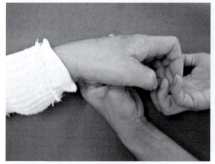

c. 他動背屈および手指伸展

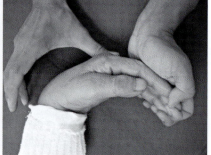

d. 他動掌屈および手指伸展

手関節の自動運動可動域はごくわずかで，手指屈筋腱の滑走障害も認められた

ついては，背側からアウトリガーで牽引した．

## 社会復帰と最終評価

受傷から約3カ月で，手関節可動域は背屈20°，掌屈30°まで改善した（図13）．そこで作業療法による改善はプラトーに達したと判断された．その後，屈筋腱剥離術および皮弁形成術などが施行され，受傷後7カ月には背屈70°，掌屈40°まで改善し，手指も完全屈曲・伸展が可能となった（図14）．

受傷から約8カ月で現職である大工に復帰し，手掌面に正中神経支配領域の感覚低下は残存していたが，釘を持つことはできており，B氏にとっては高い満足度が得られた．

**図11** アウトリガー付手関節装具

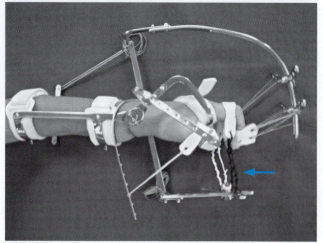

手関節背屈，母指外転，手指伸展方向へ牽引している．MP関節部は針金で過伸展を予防している（矢印部）

**図12** アウトリガー付夜間用手関節固定装具

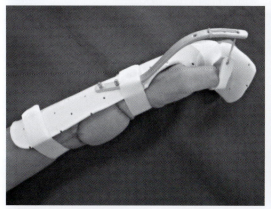
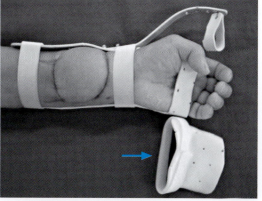

背側型で母指外転はアウトリガー，手指伸展はプラットフォーム型伸展装具（矢印）を用いる2ピース構成とした

### 図13 B氏の受傷後3カ月時点の所見

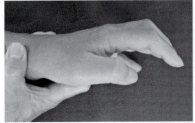
a. 手関節他動背屈

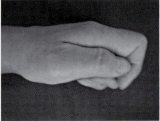
b. 手指自動屈曲

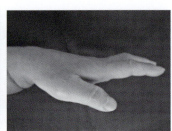
c. 手関節自動伸展

装具治療によって，受傷後3カ月で一定の改善を得た

### 図14 B氏の最終評価（受傷後8カ月）

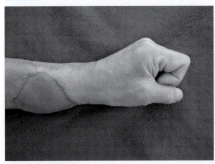
a. 手指自動屈曲

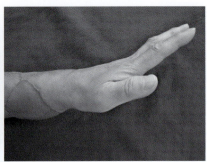
b. 手指自動伸展

最終評価時には，掌屈70°，背屈40°，手指完全伸展・屈曲が可能となった

【文献】

1) 上羽康夫：手 その機能と解剖 改訂4版，金芳堂，2006.
2) 志水宏之 ほか：前腕骨骨折の治療成績不良例のADL上の問題点．ハンドセラピィ3 骨折I 前腕・手部（日本ハンドセラピィ学会 編），35-47，メディカルプレス，1994.
3) Palmar AK, et al.: Functional wrist motion: A biomechanical study. J Hand Surg Am 10(1); 39-46, 1985.
4) Colello-Abraham K: Dynamic pronation supination splint. Rehabilitation of the Hand: Surgery and Therapy, 3rd ed, Mosby, 1134-1169, 1990.
5) 三ツ口秀幸 ほか：外傷性前腕回旋制限に対する動的回内外スプリントの使用．臨床整形外科 40(2); 169-175, 2005.
6) 菅尾 優ほか：前腕回内・回外拘縮に対する動的スプリント療法．整形外科 55(12); 1525-1529, 2004.

# MEMO

# 5 | 手部装具 総論：構造と部品

清水順市

## 手部装具の製作

　手部装具の適応となる対象疾患は，骨折，末梢神経損傷，熱傷といった外傷性の急性期疾患と，関節リウマチやデュピュートレン拘縮などの緩徐な進行疾患に分けることができる．

　急性期には迅速に装具を製作する必要があるが，変形などが予測できる場合，数週後に必要となる装具もある．必要に応じて迅速な製作を可能にするために，各部品をパーツ化（モジュール化）する方法もある[1]．これにより，製作時間の短縮や対象者の負担軽減という利点がある．

## 手部装具の分類

　手部装具は，関節部の安静保持と筋活動軽減のための静的装具（static orthosis）と，関節運動・筋収縮が可能な動的装具（dynamic orthosis）に分けられる．

　動的装具では，手関節，中手指節関節（metacarpophalangeal joint：MP関節），近位指節間関節（proximal interpharangeal joint：PIP関節），遠位指節間関節（distal interpharangeal joint：DIP関節）に可動性を有した継手が用いられる．筋収縮と腱の滑走を目的とするために，支持部からアウトリガーを伸ばして，指にカフをかけてゴムで牽引することがある（p.259，図9参照）．

## 構造と部品

　手部装具は，前腕支持部と手部支持部が分離したものと，同部が一体のものがある．手部の部品としては，母指の外転対立を確保するための対立バー，Cバーがあり，また各指の屈曲・伸展運動を増大させるためにアウトリガー，バネ，ゴムバンド，プーリーなどが用いられる．

　材料には，熱可塑性プラスチック（高温可塑性，低温可塑性），金属（アルミ合金，チタンなど），ピアノ線（ピアノ線コイル），皮革，布などがある．

## 熱可塑性プラスチック材料の選択

　プラスチック材料には，高温可塑性のものと低温可塑性のものがある。高温可塑性プラスチックは，専用の機器（オーブン）や道具で加工することが多い。そのため，材料によっては，手の変形や細部の調整の際に，容易に対応できないことがある。これに対し，低温可塑性プラスチック材料は80℃前後で軟化するため，お湯やヒートガンなどで，手の変形や細部の調整が可能である。しかし，材料の耐久性が低いという欠点がある。

【文　献】
1) 谷川和美: 活動と参加に役立つ上肢装具製作のポイント. 日本義肢装具学会誌 32 (2): 86-88, 2016.

# 6 手部装具 各論1：腱損傷

斎藤和夫

## 手指の腱の構造

手指の腱には，指や手関節を屈曲するための屈筋腱と，伸展するための伸筋腱がある。屈筋腱は伸筋腱に比べてかなり太いが，この太さの違いは，指を屈曲する力が伸展する力に比べて格段に強いことを反映している。屈筋腱は母指に2本（長母指屈筋腱，短母指屈筋腱），示指〜小指に2本（浅指屈筋腱，深指屈筋腱）ある。伸筋腱は屈筋腱に比べると細く平たくなっており，さらに指背部分では極めて複雑な構造（伸筋機構）をしており，手の中にある小さい筋（手内筋）と連携しながら精密な運動を行っている（図1）。

腱の滑走距離は屈筋腱が最も長く約7 cm，伸筋腱は約5 cm，母指の屈筋腱・伸筋腱は約5 cm，手関節の手根屈筋・手根伸筋は約3 cmである[1]。複雑で精緻な構造をもち，滑走距離が長い屈筋腱・伸筋腱は，損傷を受けた場合の修復も容易ではない。外傷などの原因で切断された腱をつなげるには特殊な縫合法が行われ，腱の長さを保持し，張力に耐えられるような，さまざまな縫合法が開発されている。

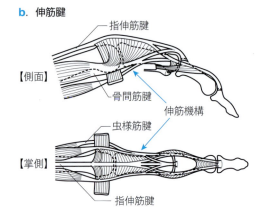

**図1** 手指の屈筋腱と伸筋腱

MP関節：metacarpophalangeal joint（中手指節関節）
PIP関節：proximal interphalangeal joint（近位指節間関節）
DIP関節：distal interphalangeal joint（遠位指節間関節）

# 6 手部装具 各論1：腱損傷

## 腱損傷と治療

### 腱損傷の部位

腱損傷は受傷部位で治療方針が異なるため，受傷部位の分類は重要である（図2）。

屈筋腱は，ゆとりのない線維性・靱帯性の腱鞘の中を走行している。中手骨レベルでは浅指屈筋腱と深指屈筋腱が上下に走行し，基節骨レベルに至ると交叉して（腱交叉，chiasma）走行しており，解剖学的に癒着が生じやすい構造である（図1参照）。癒着が生じると手指関節に重篤な制限を起こしやすい。特に，屈筋腱におけるZone 2は最も治療が困難な部位であり，no man's landとよばれている。

伸筋腱の損傷は屈筋腱と同様にZoneによって治療方針が異なるが，腱滑走の促進と伸展不足角度の改善が重要な目標となる。Zone 1を損傷すると遠位指節間関節（distal interphalangeal joint：DIP関節）の伸展不能となり，槌指変形をきたす。治療では，骨折を伴う場合は観血的固定術を行う。腱損傷のみ

### 図2 腱損傷部位の分類

a. 屈筋腱

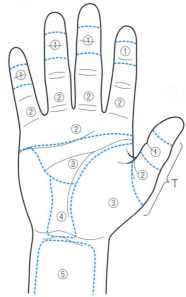

b. 伸筋腱

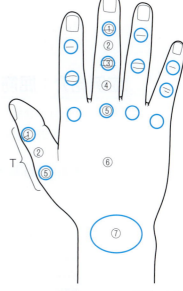

示指～小指
① Zone 1
② Zone 2（no man's land）
③ Zone 3
④ Zone 4
⑤ Zone 5

母指
① Zone T1
② Zone T2
③ Zone T3
④ Zone T4
⑤ Zone T5

母指
① Zone T1
② Zone T2
⑤ Zone T5

示指～小指
① Zone 1
② Zone 2
③ Zone 3
④ Zone 4
⑤ Zone 5
⑥ Zone 6
⑦ Zone 7

（文献2より一部改変引用）

の場合は指装具を用いて固定する．固定期間は6週以上とし，固定除去後は自動運動から開始するが，伸展不足角度が残りやすいため，慎重に指装具の除去を決定する．伸筋腱は，中手指節関節（metacarpophalangeal joint，MP関節）より遠位では膜様構造となるため（**図1**参照），強固な縫合法は困難であり，Zone 3・4では4週固定法が用いられる．Zone 5～7では腱縫合・腱移植で強固な縫合が可能なため早期運動療法が用いられるが，Zone 7は伸筋支帯に覆われているため，腱修復後は癒着を起こしやすい構造となっている．

### 腱断裂

腱断裂には開放創を伴う場合と皮下断裂があり，外傷（スポーツ外傷含む）のほか，腱の退行性変性，関節リウマチ，変形性関節症，化膿性炎症，骨折などによって生じる．屈筋腱損傷は開放創を伴うことが多く，骨折や神経損傷の合併も多い．また，コンタクトスポーツによる中指・環指の深指屈筋断裂，手指の伸筋腱終止腱断裂（槌指），橈骨遠位端骨折後の長母指伸筋腱断裂，関節リウマチ・変形性関節症による環指・小指の総指伸筋腱断裂が報告されている．

### 腱損傷の治療法

腱損傷の治療は，部分断裂では安静固定が多く，完全な腱断裂では腱縫合術後の早期運動療法（背側装具を用いた他動屈曲・自動伸展運動）が主流となっている．早期運動療法では，腱の癒着防止と滑走性の再獲得を目標に，装具を用いながら進めていくことが成功の鍵となる．

## 症例紹介：屈筋腱損傷

骨折を合併したZone 2の屈筋腱損傷に対して早期運動療法を実施し，その後，癒着剥離術を施行した症例について，使用した装具と結果を提示する．

### 症例の基本情報（表1）

**表1 A氏の基本情報**

| 年齢・性別 | 20歳代，男性 |
|---|---|
| 職業 | 大工見習い |
| 診断名 | 右中指，環指中手骨骨折．右環指FDS，FDP断裂（Zone 2） |
| 現病歴 | X年Y月Z日：仕事中，機械に右手を挟まれ受傷 |
| 既往歴 | 特記事項なし |
| ニーズ | 早く大工の見習いとして職場復帰したい |

FDS：flexor digitorum superficialis（浅指屈筋）
FDP：flexor digitorum profundus（深指屈筋）

## 治療:術直後〜術後12週

受傷同日に中手骨K-wire固定。浅指屈筋(flexor digitorum superficialis:FDS)および深指屈筋(flexor digitorum profundus:FDP)腱縫合術(津下法＋単純連続縫合)施行。翌日より作業療法を開始した。背側装具製作後,早期運動療法開始となった。

術後12週に腱剥離術施行。術後同日より作業療法を再開し,関節可動域(range of motion:ROM)練習開始。

## 装具製作

### 背側装具

背側装具〔手関節20°〜30°掌屈位,MP関節50°〜70°屈曲位,PIP関節(proximal interphalangeal joint:近位指節間関節)・DIP関節0°,図3a〕を装着し,爪先にフックを取り付け,ラバーバンド(輪ゴム)による牽引を行い,PIP関節,DIP関節の自動伸展・他動屈曲運動を早期から実施し,腱周囲組織との癒着を可及的に予防することを目的とした(Kleinert変法)。MP関節を屈曲位に保持した状態からPIP関節およびDIP関節を自動伸展(図3b)させると,深指屈筋腱から起始する虫様筋の作用により深指屈筋腱の遠位滑走が促される。これにより縫合部での離開張力が減弱され,再断裂をきたす危険性は小さくなる。この理論的根拠から,MP関節屈曲位の保持は重要である。

手指の牽引は糸と輪ゴムを用いて行う。指先部の阻血予防を考慮すると,牽引力は200g程度が安全である。臨床的には,輪ゴム〔JIS規格におけるゴムバンド♯16〕が通常時の約2倍の長さまで伸びる程度の力が必要となる(図4)。

**図3 A氏に用いた背側装具**

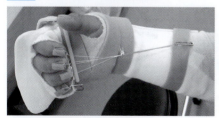
a. 背側装具を装着した様子

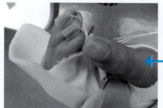
b. PIP・DIP関節の自動伸展・ラバーバンドによる他動屈曲運動

**図4 バネ秤を用いた手指牽引の力と方向の決定**

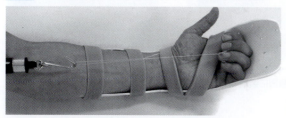

バネ秤を利用して,牽引力(200g程度)と牽引方向を決定する。バネ秤がない場合は,輪ゴムの長さが通常時の約2倍程度に伸びる力を目安とする

なお，背側装具の手掌面に，遠位手掌皮線尺側端から母指球皮線橈側端よりやや遠位に滑車を設置すると，DIP関節，PIP関節の屈曲角度が大きくなるため，腱滑走をさらに促すことができる（図5）。

### ◼ バディテープ

バディ（buddy）テープは面ファスナー（ベルクロ®）で製作する。患指と隣接の健指に装着することで，健指の補助による自動介助運動が可能となる。関節性の拘縮の改善に有効である（図6a）。

バディテープは，示指，中指，環指に装着する場合は垂直に縫い付け，環指と小指に装着する場合は段差を付けて製作すると，隣接指としっかりと装着できる（図6b，c）。

**図5 背側装具手掌面に設置した滑車**

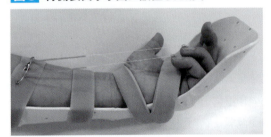

a．滑車なし

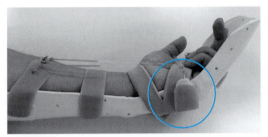

b．滑車あり

**図6 バディテープ**

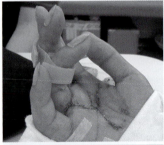

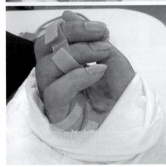

a．本症例がバディテープを装着した様子

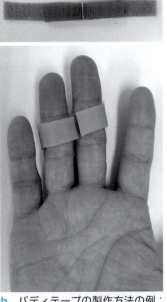

b．バディテープの製作方法の例：示指，中指，環指に装着する場合

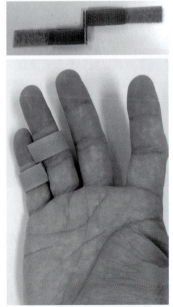

c．バディテープの製作方法の例：環指と小指に装着する場合

# 6 手部装具 各論1：腱損傷

### その他の手部装具

癒着や関節拘縮の改善のために，セーフティピン装具，ジョイントジャックなどを用いる場合がある（**図7**）．これらの装具は矯正力が強いため，腱癒合が完成する術後6～8週ごろに，PIP関節，DIP関節を伸張する目的で用いる．段階的に伸張させるが，伸張する角度はROM練習後の伸展角度を目安として，一定の時間装着する．指先部の阻血や痛みが生じない角度で装着する必要がある．

## リハビリテーション

A氏のリハビリテーションの経過を**表2**に示す．

Duran法は，DuranとHouser[3]が報告した背側装具内での早期他動運動である．患指のDIP関節，PIP関節，MP～DIP関節の他動運動を，それぞれ10回程度実施する．ブロッキング練習，tendon gliding練習は，縫合腱に張力がかかりやすいため，術後6週程度から開始する．

腱剝離術後，1週間は剝離腱の張力が低下することが報告されている．この間は再断裂の危険性があるため，愛護的にROM練習を再開し，1週経過した

### 図7 セーフティピン装具とジョイントジャック

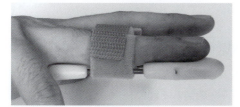
a．セーフティピン装具

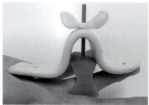
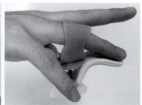
b．ジョイントジャック

### 表2 A氏のリハビリテーションの経過

| 術後経過日数 | 治療，リハビリテーションほか | 装具，具体的な内容 |
| --- | --- | --- |
| 1日 | 作業療法開始 | － |
| | 背側装具製作 | 背側装具 |
| | 早期運動療法開始 | ・Kleinert変法<br>・Duran法 |
| 3週 | 自動ROM練習 | バディテープ |
| 6週 | ・筋力増強練習<br>・ADLでの患肢の使用を徐々に許可 | ・ブロッキング練習<br>・tendon gliding練習 |
| 10週 | 事務作業，自動車運転許可 | ・セーフティピン装具<br>・ジョイントジャック |
| 12週 | 腱剝離術，同日よりROM練習開始 | CPM開始 |
| 13週 | 筋力増強練習再開 | ・ブロッキング練習<br>・tendon gliding練習 |
| ⋮ | 段階的に筋力増強，筋持久力練習 | － |
| | 前職業訓練 | のこぎり，カンナ，金槌の試用 |
| 24週 | 現職復帰 | 作業療法終了 |

CPM：continuous passive motion（持続的他動運動）

時点から筋力増強練習を漸増的に再開することが重要である。

### 社会復帰と最終評価

屈筋腱損傷では，術後6週から食事動作などのADLの許可，術後10週から自動車運転の許可，術後12週に患肢の使用制限解除を基本としている。重労働は，術後6カ月までに段階的に再開する。ADL使用制限解除，重労働開始の際には，医師に確認する必要がある。

本症例は，術後6週からADLの一部（食事動作）を開始，術後10週で事務作業および自動車運転が許可された。癒着が顕著であったため，術後12週で腱剥離術を実施し，腱剥離術後1週（腱修復後13週）より筋力増強練習を段階的に再開した。また，職場復帰のために，のこぎり，カンナ，金槌などの道具の試用を行った。耐久性，疲労感の改善に伴い，術後24週で現職復帰となった。最終評価は，日本手外科学会の「手の機能評価表」でgoodであった（**表3**）。

## 症例紹介：伸筋腱損傷

伸筋腱損傷例としてB氏（40歳代女性，Zone 5損傷），C氏（30歳代女性，Zone 7損傷）のケースについて述べる。また，Zone 1損傷による槌指の装具，および手指伸展拘縮の装具を紹介する。

### 動的装具を用いた早期運動療法

B氏，C氏とも，手関節30°背屈位でアウトリガーと指部カフを用いてラバーバンド（輪ゴム）による牽引を行う動的装具を製作した。MP関節，PIP関

**表3** A氏の腱縫合術後の経過

| 受傷後の経過週 | 状況 | %TAM [%] | 機能評価（日手会） | 手の状態 伸展 | 手の状態 屈曲 |
|---|---|---|---|---|---|
| 3週 | 自動運動開始 | 9.6 | poor | | |
| 12週 | 腱剥離術前 | 42.3 | poor | | |
| 17週 | 腱剥離術後5週 | 75.0 | good | | |

TAM：total active motion　日手会：日本手外科学会

節の自動伸展・他動屈曲運動を早期から実施し，腱周囲組織との癒着を可及的に予防することを目的とした．屈筋腱と同様に指先部の血管の阻血を考慮して，手指の牽引力は200g程度が安全である（図8，9）．

### 手関節・指固定装具

B氏，C氏ともに安静時および夜間用の固定装具を製作した．手関節背屈30°～45°程度，手指関節は伸展位とし，縫合部に離開張力がかからないように製作した（図10，11a）．C氏は早期から仕事復帰するため，仕事時の装具も製作した（図11b）．

#### 図8 B氏の手部装具

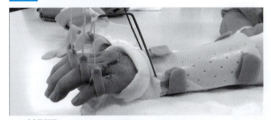
a．外側面

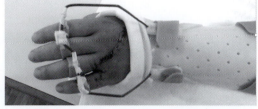
b．手背部

B氏（40歳代女性）：仕事中に電気のこぎりで受傷．示指～環指の伸筋腱の断裂．受傷同日に腱縫合術施行，術後2日より早期運動療法を開始した

#### 図9 C氏の手装具

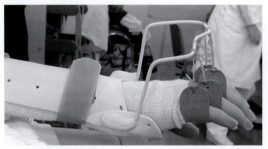
a．外側面

C氏（30歳代女性）：10年以上にわたる関節リウマチの症例．中指～小指が徐々に上がらなくなり，伸筋腱断裂と診断された．長掌筋腱を用いた腱移行術を施行．術後2日から早期運動療法を開始した

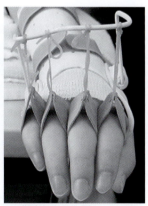
b．指先から見た図

#### 図10 B氏の固定装具

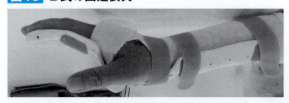

### Zone 1の槌指変形に対する装具

Zone 1の伸筋腱断裂による槌指変形では、DIP関節を背屈位にしたまま6〜8週間、固定装具を装着する。装着期間が長期にわたるため、ADLや用途によって装具を工夫することが治療成功の鍵となる。図12aは有痛時や夜間用に、図12bは家事などの水仕事用に製作した装具である。図12cは仕事時やスポーツ時に使用可能なように製作したもので、テーピングで固定して使用する。

### 手指伸展拘縮に対する装具

術後6週以降に伸展拘縮が生じた場合、ネオプレン®ゴムなどで屈曲方向に矯正する装具を装着し、伸展拘縮の除去を試みる（図13）。

#### 図11 C氏の固定装具

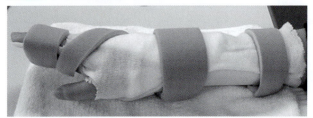

a. 安静時、夜間用の固定装具

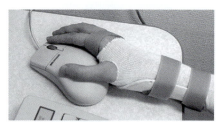

b. 仕事時用の固定装具

#### 図12 槌指変形に対する装具

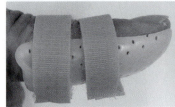
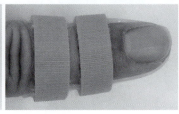

a. 有痛時または夜間用の装具

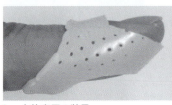
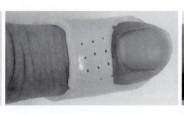

b. 水仕事用の装具

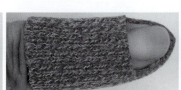
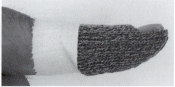

c. 仕事時やスポーツ時にテーピングで固定して装着する装具

## 6 手部装具 各論1：腱損傷

#### 図13 手指伸展拘縮に対する装具

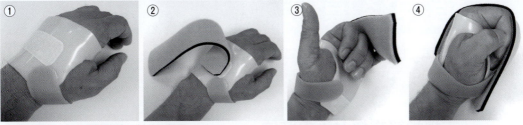

a. MP関節，PIP関節拘縮に対する装具

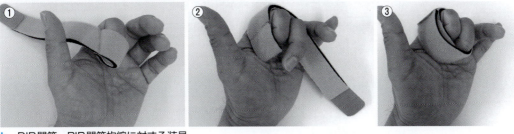

b. DIP関節，PIP関節拘縮に対する装具

【文 献】
1) 上羽康夫：手 その機能と解剖 改訂5版, 98, 136, 金芳堂, 2010.
2) Verdan CE, et al.: Symposium on the hand. 3; 198, Mosby, 1971.
3) Duran R, Houser R, et al.: Controlled passive motion following flexor tendon repair in zone 2 and 3. American Academy of Orthopedic Surgeons; 105-114, Mosby, 1975.

# 7 手部装具 各論2：末梢神経損傷

1章 上肢装具

飯塚照史

## 末梢神経損傷と手の肢位

正中神経，橈骨神経，尺骨神経が損傷すると，それぞれ特徴的肢位を呈する。麻痺筋の機能を保護あるいは代償する装具治療を行うにあたっては，その特徴的肢位の成因を把握する必要がある。

### 正中神経損傷

正中神経損傷によってみられる手の特徴的肢位には，サル手（低位麻痺）と祈祷手（高位麻痺）がある（**図1**）。

低位麻痺では，短母指外転筋，母指対立筋，短母指屈筋浅頭，第1および第2虫様筋の麻痺が起きる。つまり，母指掌側外転および母指対立・回内に運動障害が認められる。その他の筋については，尺骨神経支配の筋あるいは二重神経支配があるため，その機能を完全に失うことはない。

高位麻痺では，低位麻痺に加えて示指〜小指までの浅指屈筋および示指深指屈筋，長母指屈筋，橈側手根屈筋の麻痺が起きる。したがって，示指の近位指節間関節（proximal interphalangeal joint：PIP関節）・遠位指節間関節（distal interphalangeal joint：DIP関節）の屈曲，母指の指節間関節（interphalangeal joint：IP関節）の屈曲，および母指掌側外転，母指対立・回内に運動障害が認められる。手関節掌屈運動については，尺側手根屈筋（尺骨神経支配）により可能である。

**図1 正中神経麻痺の特徴的肢位**

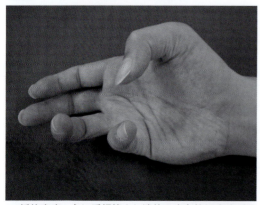

a. 低位麻痺：主に手根管より遠位の内在筋に麻痺が認められる。母指掌側外転および回内運動が障害される

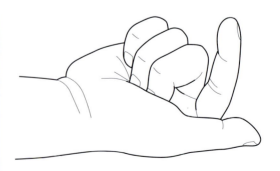

b. 高位麻痺：低位麻痺に加えて，長母指屈筋，浅指屈筋，主に示指の深指屈筋に運動障害が認められる。中指〜小指および手関節は，尺骨神経支配の深指屈筋，尺側手根屈筋により屈曲可能である

# 7　手部装具 各論2：末梢神経損傷

## ■ 尺骨神経損傷

　尺骨神経損傷によってみられる手の特徴的肢位として，鷲指がある．尺骨神経は手関節部以遠の内在筋を支配しており，損傷すると小指外転筋，小指対立筋，短小指屈筋，示指〜小指の骨間筋，環指・小指の虫様筋，母指内転筋などが麻痺する．鷲指変形は，小指球筋および骨間筋，虫様筋（環指・小指），母指内転筋の麻痺が主因である．なお，示指と中指が鷲指変形とならないのは，示指と中指の虫様筋が正中神経支配であることに起因する．また，一般的にいわれる鷲手変形は，正中神経と尺骨神経の両麻痺によるものであり，この場合は示指〜小指すべてが鷲指変形となる（図2）．

## ■ 橈骨神経損傷

　橈骨神経損傷によってみられる手の特徴的肢位に，下垂手（指）がある（図3）．橈骨神経は主に手関節背屈，手指伸展，母指伸展の外在筋を支配しており，損傷するとこれらが麻痺する．下垂手（高位麻痺）では，長・短橈側手根

### 図2　尺骨神経麻痺の特徴的肢位

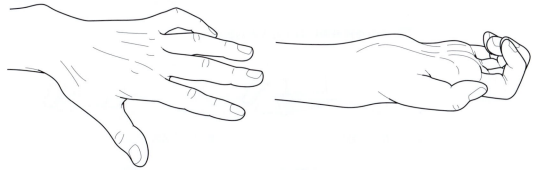

手指伸展を指示した際に鷲指変形（左）を認める場合は，尺骨神経支配の内在筋が麻痺している．右図のように，示指と中指も同様な変形（鷲手変形）を認める場合には，正中神経麻痺も合併している

### 図3　橈骨神経麻痺の特徴的肢位

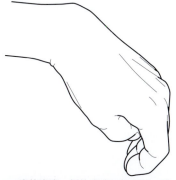

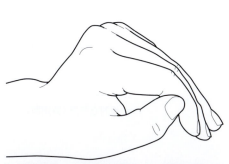

a. 高位麻痺：低位麻痺に加えて，手関節伸筋群の麻痺により背屈運動が障害されている

b. 低位麻痺：指伸筋の麻痺により手指伸展の運動障害が認められる．PIP・DIP関節においては内在筋の麻痺は認めないため伸展可能である

伸筋，尺側手根伸筋，手指伸筋，長母指伸筋，示指伸筋が麻痺している。下垂指は，長橈側手根伸筋より遠位が障害された場合に生じ，手関節背屈は可能である（低位麻痺）。

なお，手指のPIP関節・DIP関節は，正中・尺骨神経支配の骨間筋と虫様筋により伸展は可能である。

## 末梢神経損傷と装具

### 正中神経損傷で用いる装具

サムポスト装具（図4a），短対立装具（図4b），ストラップ式対立装具（図4c）は，いずれも低位麻痺において母指対立位を保持するために用いる。正中神経の回復状況あるいは予後予測，日常生活での使用頻度などによって使い分ける。

長対立装具〔掌側型（図4d），背側型（図4e）〕は高位麻痺に対して用いる。高位麻痺では，尺側手根屈筋（尺骨神経支配）の作用により手関節が尺屈傾向となるため，手関節も固定する。

**図4　正中神経麻痺に対する代表的装具**

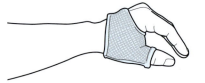

a. サムポスト装具

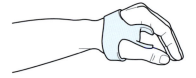

b. 短対立装具

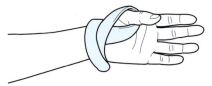

c. ストラップ式対立装具

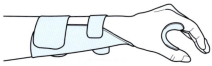

d. 長対立装具（掌側型）

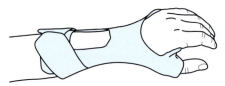

e. 長対立装具（背側型）

## 尺骨神経損傷で用いる装具

ワイヤー装具（図5a），虫様筋カフ（図5b），8の字型装具（図5c）がある。いずれも橈骨神経支配の外在筋である指伸筋群の作用を補助して，IP関節の伸展を促すものである。これらの装具は，MP関節の伸展筋力や尺骨神経の回復状況，予後予測，日常生活での使用頻度によって使い分ける。

## 橈骨神経損傷で用いる装具

掌側・背側カックアップ装具（図6a, b）は，手関節のみを背屈位に保持する際に用いる。手関節背屈に加えて手指伸展を支持する場合には，手指伸展機構の付いた装具を用いる（図6c〜e）。これらの装具は，橈骨神経の回復状況，予後予測，日常生活の使用頻度によって使い分ける。

手指伸展支持装具（図6f）は，手関節背屈運動が可能な低位麻痺に用いる。

### 図5 尺骨神経麻痺に対する代表的装具

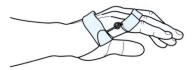
a. ワイヤー装具（カプナー型）

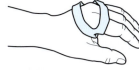
b. 虫様筋カフ

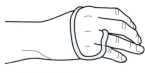
c. 8の字型装具

### 図6 橈骨神経麻痺に対する代表的装具

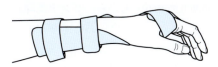
a. 掌側カックアップ装具

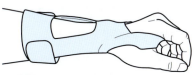
b. 背側カックアップ装具

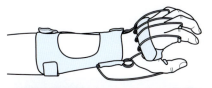
c. 手指伸展支持付オッペンハイマー型装具

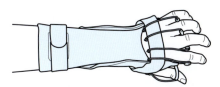
d. 手指伸展支持付背側カックアップ装具

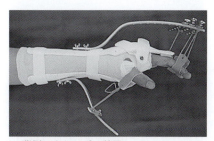
e. 背側アウトリガー装具

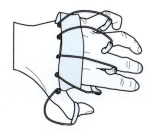
f. 手指伸展支持装具

# 症例紹介

## 正中神経断裂

### 症例の基本情報（表1）

#### 表1 A氏の基本情報

| 年齢・性別 | 20歳代，女性 |
|---|---|
| 職業 | 派遣社員 |
| 診断名 | ・正中神経断裂<br>・環指浅指屈筋腱断裂（Zone 3） |
| 既往歴 | 特記事項なし |
| 現病歴 | 紙を切る機械の刃に巻き込まれて受傷 |
| ニーズ | 物を持てるようになりたい |

### 治療

受傷当日に正中神経縫合，浅指屈筋腱縫合術を受けた。

術後1週より作業療法を開始した。当初は，縫合腱，神経の減張目的に手関節掌屈位として，浅指屈筋の腱滑走のための自動運動を中心として行った。

術後4週からは手関節中間位，術後6週で手関節は背屈位まで許可した。

### 装具製作

浅指屈筋腱の再断裂に対する危険性が軽減した術後6週から，ピンチ訓練およびADLでの使用を開始した。この際のピンチパターンはいわゆるサル手であり，母指掌側外転運動が不可能であることから第1指間が狭小化しており，さらに母指回内運動が制限されていた。

そこで，第1指間を拡大する目的でサムポスト装具を製作した（図7）。ペグボードを用いたピンチ場面では第1指間の拡大が認められ，母指の手根中手関

#### 図7 A氏に処方された装具

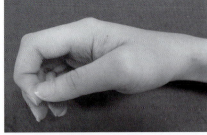

a. スプリント装着前

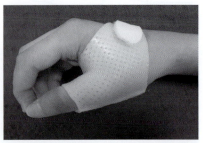

b. スプリント装着後：第1指間の拡大を目的としたサムポスト装具。なお，装具端部は折り返すなどの処理をしたほうがよい（写真は処理前）

節(carpometacarpal joint:CM関節)が安定することで,麻痺を認めない長母指屈筋を用いたパターンが観察された(図8)。A氏より「つまみやすくなった」との反応があり,若干の修正を行い,良肢位保持を兼ねて麻痺筋の回復が得られるまで終日装着を指導した。

### 社会復帰と最終評価

サムポスト装具の終日装着により,日常生活場面での使い勝手は向上しているとの感想が得られた。しかし,縫合した正中神経支配筋および固有支配領域の知覚は,術後6カ月経過しても回復は認められなかった。A氏は装具を用いない状態での早期機能改善および復職を希望していること,今後回復しても筋の不可逆性変化は避けられないことなどを踏まえ,腱移行術が検討されている。なお,腱移行術後に当該筋が回復すれば,機能的な損失はほとんどない。

#### 図8 A氏の装具装着時のピンチパターン

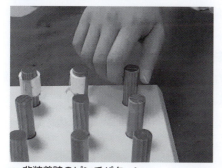
a. 非装着時のピンチパターン

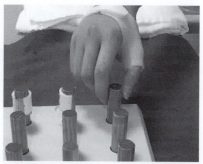
b. 装着時のピンチパターン:装着時のほうが第1指間が拡大している。CM関節が安定することから,母指IP関節屈曲でピンチを行っており,A氏からは「安定した」との反応を得た

## 尺骨神経断裂

### 症例の基本情報(表2)

#### 表2 B氏の基本情報

| 年齢・性別 | 20歳代,男性 |
|---|---|
| 職業 | 解体工 |
| 診断名 | 尺骨神経断裂 |
| 既往歴 | 特記事項なし |
| 現病歴 | 仕事中,鋼材が落ちてきて受傷 |
| ニーズ | 転職(調理師)に向けて手の機能を改善したい |

### ■ 治療

受傷当日に尺骨神経縫合術が施行された。尺骨神経はギオン管中枢にて断裂しており，断端を refresh した後，神経上膜にて縫合された。

術後2週より作業療法が処方され，手関節掌屈位での手指自動運動を開始した。術後4週で手関節中間位，術後6週で背屈位とした。

### ■ 装具製作

術後4週時点で手指伸筋の筋力は十分に回復したが，手関節中間位での鷲指変形が著明に認められた（図9a）。尺骨神経支配筋の回復は認められなかった。また，尺側の手指屈筋は癒着のため屈曲不足が残存していた。

以上の点から，できるだけ自動運動による日常生活での使用を促進すること，当該変形が永続的になるとMP関節過伸展拘縮，IP関節屈曲拘縮となる可能性が高いことから，アクアチューブ（酒井医療株式会社）を用いた8の字型装具（図9b）を製作し，直接的に手指伸筋によるMP関節の過伸展を抑制し，手指伸筋によるIP関節伸展を促した。

### ■ 社会復帰と最終評価

手指屈曲は，筋力の回復と癒着の軽減により改善した。鷲指変形は残存していたが，8の字型装具の終日装着により軽減した（図10）。装具の除去により鷲指変形が進行する懸念もあるため，観血的療法が勧められたが，B氏の希望もあり行われなかった。

**図9** B氏の鷲指変形と8の字型装具

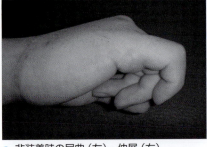
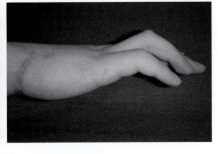

a. 非装着時の屈曲（左）・伸展（右）

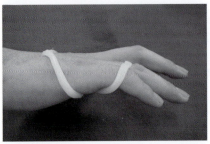

b. 鷲指変形が著明に認められたため，8の字型装具を製作した

### 図10 B氏の術後12週時点の手指屈曲・伸展

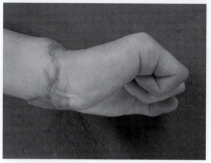
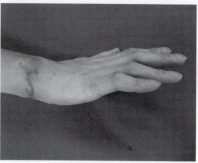

a. 手指屈曲は筋力の回復，癒着の軽減により回復した
b. 図6と比べて鷲指変形が軽減している

術後1年程度は回復状況の確認のために来院したが，鷲指変形の進行は認められなかった。しかし，当該変形の進行の可能性はあるため，終日装着を指導し，作業療法での対応は終了となった。

## 正中・尺骨神経断裂，橈骨神経損傷，前腕伸筋・屈筋挫滅損傷

### 症例の基本情報（表3）

#### 表3 C氏の基本情報

| 年齢，性別 | 20歳代，男性 |
|---|---|
| 職業 | 建設業 |
| 診断名 | ・正中・尺骨神経断裂<br>・前腕伸筋・屈筋挫滅損傷<br>・橈骨神経損傷 |
| 既往歴 | 特記事項なし |
| 現病歴 | 仕事中，鉄骨に挟まれて受傷 |
| ニーズ | 早く仕事に戻りたい |

### 治療

受傷同日に手術が施行された。前腕近位1/3橈側から手関節部掌側面にかけて開放創を認め，正中神経および尺骨神経の断裂が確認され，同神経が縫合された。筋の挫滅損傷は重度で速やかに縫合された。橈骨神経は創部周辺では確認できなかったため，断裂はないものと判断され，特段の処置は行われなかった。受傷後3週より作業療法が処方された。

### 装具製作

作業療法開始当初は手指伸展が不可能であったが，橈骨神経は連続性があるものと考え，経過観察とした。その後，限定的に手指伸展が可能となったが不十分であった。また，筋挫滅による周辺組織との癒着が重度であり，手関節屈筋と手指屈筋の収縮の鑑別は困難であった。

これらから，受傷後8週で日常生活での使用を踏まえた虫様筋バー付背側カックアップ装具を製作，装着開始した（図8）。

### 社会復帰と最終評価

日常生活での手指の使用頻度は，ある一定の程度までは向上したが，感覚低下もあるため，主に物品を押さえるときなどに患側手指を用いていた。術後6カ月まで装具を装着して損傷神経の回復状況をフォローしたが改善せず，手指伸展については腱移行術を行う予定である。

**図8** 受傷後8週時点のC氏の手指可動域と製作した装具

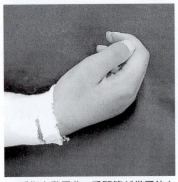

a. 手指自動屈曲：手関節が掌屈位となる

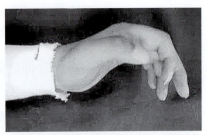

b. 手指自動伸展：不十分ながらも手指は伸展するが，手関節背屈筋力は非常に弱い

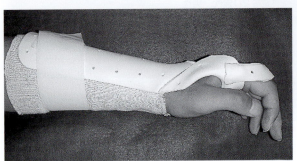

c. 虫様筋バー付背側カックアップ装具：日常生活における手指の使用頻度の向上および指伸筋群の収縮促進を目的に製作

# MEMO

# 8 手部装具 各論3：関節リウマチ

斎藤和夫

## 関節リウマチの治療

関節リウマチ（rheumatoid arthritis：RA）は，原因不明の免疫異常によって関節内面を覆う滑膜に炎症が起こる疾患で，進行すると軟骨・骨が破壊される。わが国のRA患者数は50万人と推定され，女性に多く，男性の約5倍である。30～50歳代での発症が多く，罹病期間は男性11.0年，女性15.3年と，長期間の治療が必要となる場合が多い。また，患者の30％に日常生活における介護が必要と報告されている[1]。

RAの治療は，
- 生物学的製剤による疾患活動性の抑制からもたらされる臨床的寛解
- 関節破壊の抑制による構造的寛解
- 日常生活動作の改善による機能的寛解

の3つの寛解を目指し，QOLを最大限に高めることが基本戦略となっているが，すべての患者で寛解が得られるわけではない[2]。

生じてしまった関節変形や関節拘縮に対して，薬物治療はほぼ無効である。さまざまな関節変形があり（図1），1人の患者でも左右の手足の変形は異なる。そのため，理学療法，作業療法，物理療法，装具療法，手術をオーダーメイドで選択していく必要がある。運動療法に関しては，筋力トレーニングと持久力トレーニングのコンビネーションが効果的であるとのエビデンスが，比較的豊富に報告されている[3]。装具療法については，頸椎カラー，手関節装具，指装具，足底板，靴の効果に関するエビデンスが存在する[3,4]。

RAのリハビリテーションは，薬物治療では補えないRA患者の機能的改善を得るために有効であり，最終目標である患者のQOL向上に重要な治療手段である。

### 図1 関節リウマチによる手指の変形

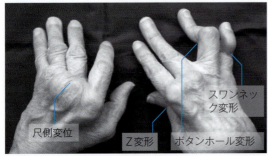

a. 複数の変形が混在した症例
（尺側変位／Z変形／ボタンホール変形／スワンネック変形）

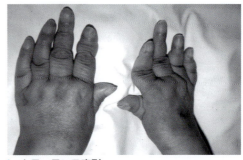

b. ムティランス変形

## 関節リウマチの手部装具

手部装具の目的は，痛みの軽減，変形の予防・矯正，動揺関節に対する支持性の補助であるが，これに加えて手術後の練習用装具などがある。RAには，次に示すような疾患特異的な症状[5]があるため，装具の装着に際して配慮が必要である。

① 慢性疾患であり，変形を矯正すると機能低下する場合があるため患者教育が必須である。装具の目的を十分に説明し，理解を促すことが必要である。
② 皮膚が脆弱なため，装具と皮膚が接触する部位には十分に注意する（図2）。
③ 患者の生活，症状に合わせた工夫や継続性が必要となる。

## 症例紹介

50年来の関節リウマチ患者に対する左側の人工膝関節置換術（total knee arthroplasty：TKA）の施行前後に，理学療法士，作業療法士が介入し，外来で作業療法を継続した症例について，装具とリハビリテーションの結果を紹介する。

**図2 関節リウマチ患者のボタンホール変形に対する手部装具の例**

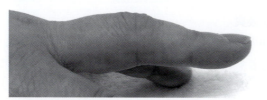

a. ボタンホール変形

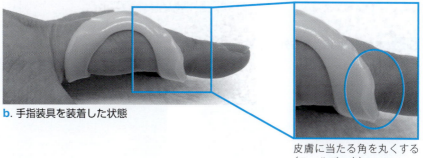

b. 手指装具を装着した状態

皮膚に当たる角を丸くする（ロールバック）

## 症例の基本情報(表1)

### 表1 A氏の基本情報

| 年齢・性別 | 70歳代，女性 |
|---|---|
| 職業 | 主婦 |
| 趣味 | 和裁 |
| 診断名 | 関節リウマチ，Larsen grade Ⅳ，Steinbrocker stage Ⅳ（図3） |
| 現病歴 | ・20歳代前半に関節リウマチと診断<br>・X年Y月：左側TKA施行<br>・術後から手指の力が入りづらく，手関節部に軽度の痛みがあることから，外来作業療法を継続 |
| ニーズ | 調理，和裁を再開したい |

## 治療

X年Y月に左膝のTKAを施行した．Y+3カ月後に自宅退院し，その後，外来で理学療法と作業療法を継続した．

作業療法では家事動作獲得を目標に，上肢の筋力増強練習と関節保護の指導，自助具の提案・試用を実施した．2種類の抗リウマチ薬を内服し，血液データは安定していた．

## 装具製作

### 手関節装具

右手関節の痛みがあったため，夜間は手関節背屈装具（カックアップ装具）を製作し装着することとした．プラスチックの縁に皮膚がこすれて痛みが出ないように，ストッキネットの上に装具を装着するように工夫した．また，皮膚に当たる面ファスナー（ベルクロ®）で痛みが生じないように，ソフトストラップを使用した（図4）．

### 図3 本症例の手部左右外観と右手のX線像

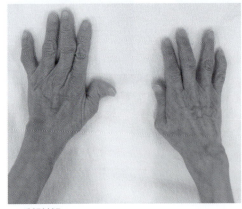

a. 手部外観

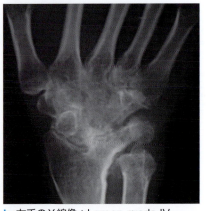

b. 右手のX線像：Larsen grade Ⅳ，Steinbrocker stage Ⅳ

# 8 手部装具 各論3：関節リウマチ

### ■ 手関節サポーター

日中に装着するために，手関節サポーターを製作した。容易に取り外しできるように，サポーターの端をリング状にした（**図5**，矢印部）。

### ■ 母指指節間関節装具

右母指のZ変形のため，ピンチ動作をすると強制伸展位になり痛みが著明であったため，母指指節間関節（interphalangeal joint：IP）装具を製作し，作業中に装着することにした。軽量なプラスチック素材だが軟らかいオルフィキャスト™を使用し，皮膚との接触部分に痛みが生じないように配慮した（**図6**）。

**図4** 手関節背屈装具

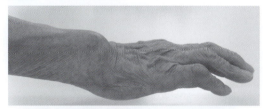

a. 本症例の右手関節（尺側）

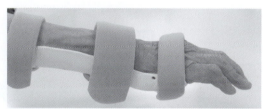

b. カックアップ装具を直接装着した状態。手関節軽度背屈位で固定

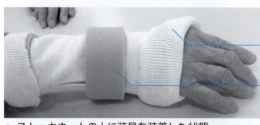

ストッキネット
ソフトストラップ

c. ストッキネットの上に装具を装着した状態

**図5** 手関節サポーター

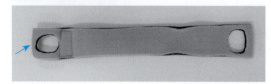

a. サポーターの外側

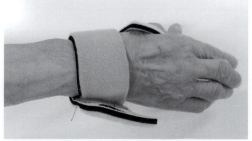

b. 装着した状態

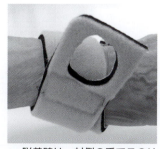

c. 脱着時は，対側の手でこのリング部分をつかむ

### リハビリテーション

本症例のリハビリテーション経過を図7に示す。TKA目的の入院であり，手術前後に理学療法，作業療法の指示があった。

上肢の筋力増強は，等尺性収縮を中心に痛みの増悪に配慮しながら実施した。ADL練習は，膝の状態の経過に合わせて漸増した。一時的に膝の装具と杖を使用したが，手関節や手指に負担をかけないよう装具の装着を介助したり，ロフストランド杖を使用した。退院前からIADL（instrumental activities of daily living：手段的日常生活動作）練習，関節保護の指導を行い，外来リハビリテーションでも継続し，ADL・IADLを獲得できた。最終的には和裁を再開でき，外来リハビリテーション終了とした。

#### 図6 右母指IP関節装具

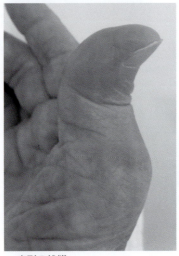

a. 変形の状態　　b. 装着した状態

#### 図7 本症例のリハビリテーション経過

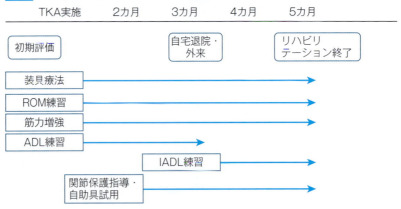

ROM：range of motion（関節可動域）
入院中は毎日リハビリテーションプログラムを行い，外来リハビリテーションは1回/週行った

## 社会復帰と最終評価

　本症例の初期，中間（再評価），最終評価を**表2**に示す。手関節の痛みは，手関節背屈装具の装着によって再評価時にはVASは5/10に軽減した。筋力は徐々に改善し，ADL，IADLの改善に伴い書字などの活動が可能となった。和紙工芸を実施し，和裁も再開可能となった。

# その他の手部装具

　ここでは，その他の関節リウマチに対する手部装具について提示する。

## 尺側変位矯正装具

　まず，手のアーチを整える虫様筋バーを製作する。手のアーチが崩れている場合は，ここで矯正する。注意点として，尺側部を背側に矯正してアーチを整えることが重要である（**図8b**）。
　次に，橈側へ基節部の長さに合わせて部品を装着する（**図8c**）。ソフトストラップを4分割し（**図8d**），示指より尺側から橈側へ矯正して面ファスナーに装着する。矯正の強さは，痛みを確認しながら調整する。

## MP関節形成術後の動的装具

　通常の動的装具を橈側に傾斜させると，橈側方向に手指が牽引されてアライメントの修正が可能となる（**図9**）。傾斜を付けやすくするために，動的装具は針金ハンガーを用いて製作している。

### 表2 本症例の評価結果

| 評価項目 | | | 初期評価 | 再評価 | 最終評価 |
|---|---|---|---|---|---|
| 痛み | VAS | | 7/10 | 5/10 | 2～3/10 |
| ROM | 肩屈曲/外転 [°] | | 20/20 | 50/50 | 90/70 |
| | 手関節掌屈/背屈 [°] | | 10P/15P | 10/15 | 10/15 |
| | 手指 | 右 | 母指Z変形中等度，右中指PIP尺側変位 | | |
| | | 左 | 母指Z変形軽度，小指スワンネック変形 | | |
| | 股屈曲/外転 [°] | | 100/45 | 100/45 | 105/50 |
| | 膝屈曲/伸展 [°] | | 110/－10 | 110/0 | 120/0 |
| FIM | 運動機能 | | 86 | 87 | 87 |
| | 認知機能 | | 30 | 30 | 30 |
| IADL | Lawton (0～8) | | 洗濯可3/8 | 化粧可4/8 | 調理可5/8 |
| 趣味活動など | | | 書字可 | 和紙工芸実施 | 和裁再開 |

VAS：Visual Analogue Scale
FIM：Functional Independence Measure（機能的自立度評価表）

**図8** 尺側変位矯正装具

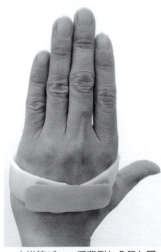
a. 虫様筋バー：手背側から見た図

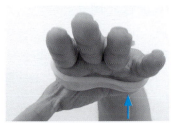
b. 指先から見た図

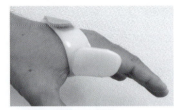
c. 橈側に装着した部品

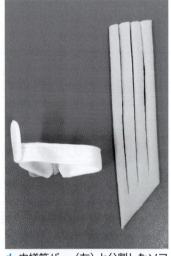
d. 虫様筋バー（左）と分割したソフトストラップ（右）

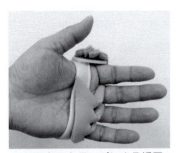
e. ソフトストラップによる矯正：手掌側から見た図

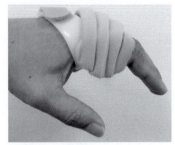
f. 橈側から見た図

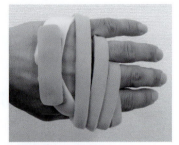
g. 手背側から見た図

【文 献】

1）西林保朗：厚生科学研究で明らかになったわが国の関節リウマチ患者の実態．関節外科 22；130-135, 2003．
2）酒井良忠：関節リウマチの装具治療とリハビリテーション．リハビリテーション科診療 (15)；62, 2015．
3）日本リウマチ学会 編：関節リウマチ診療ガイドライン2014, メディカルレビュー社, 90-93, 2014．
4）西林保朗 監：リハ実践テクニック 関節リウマチ 第2版, 118-201, メジカルビュー社, 2014．
5）日本整形外科学会, 日本リハビリテーション医学会 監：義肢装具のチェックポイント 第8版, 306-312, 医学書院, 2015．

## 8 手部装具 各論3：関節リウマチ

**図9** MP関節形成術後の動的装具

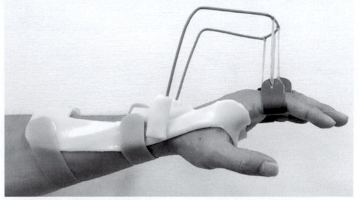

a. 動的装具：橈側から見た図

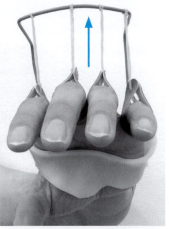 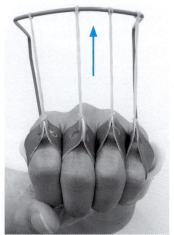

b. 直上方向への牽引：MP関節中間位　　c. 直上方向への牽引：MP関節屈曲位

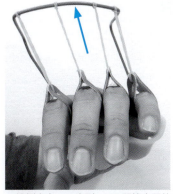 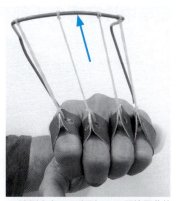

d. 橈側方向への牽引：MP関節中間位　　e. 橈側方向への牽引：MP関節屈曲位

# 9 手部装具 各論 4：脳卒中

斎藤和夫

## 脳卒中と治療

　脳卒中患者の麻痺肢に対しては発症早期から包括的なリハビリテーションが展開され，関節可動域（range of motion：ROM）練習や各種治療が効果を上げている．近年は，麻痺肢を積極的・段階的に使用するconstraint-induced movement（CI）療法や電気刺激を用いた治療，経頭蓋磁気刺激を用いた方法，ボツリヌス療法など，急性期だけではなく慢性期における麻痺肢の改善が多く報告されている．

　ボツリヌス療法とは，ボツリヌス毒素を痙縮筋に施注し，上肢の痙縮を軽減させる治療法である．ROMの増加および日常生活上の介助量軽減に有効であることが報告され，2010年より保険適応となり，『脳卒中治療ガイドライン2015』[1]ではグレードAとして推奨されている．また，ボツリヌス毒素施注に，作業療法や神経筋電気刺激など種々の治療を併用することによる効果も報告されている[2]．しかし，脳卒中片麻痺は長期にわたり，重症例など障害の程度もさまざまである．

　麻痺肢の特徴的な症状である痙縮は，姿勢や動作により変化し，障害の程度は多岐にわたるため，患者のニーズの確認，麻痺手の役割・目標の設定を行ったうえで，リハビリテーションを進めていく必要がある．

## 脳卒中片麻痺の手部装具

　脳卒中片麻痺の手部装具はタイプおよびデザインの違いにかかわらず，
- 筋緊張や拘縮の改善により獲得されたROMの維持，またはさらなる改善
- 筋弛緩を維持するための補助治療
- 痙縮・関節拘縮の改善

といった目的のものが多い．

### Gillenらの分類

　Gillenら[3]は，脳卒中片麻痺の手部装具を次の2つに分類している．

#### 弛緩性麻痺に対する装具

　弛緩性麻痺では，良肢位で装着する長対立装具を用いる（図1）．良肢位とは，手関節10°〜20°伸展位，中手指節関節（metacarpophalangeal joint：MP関節）30°屈曲位，IP関節（interphalangeal joint）10°〜20°屈曲位で，第1指間

## 9 手部装具 各論4：脳卒中

**図1** 弛緩性麻痺に対する長対立装具

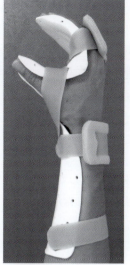
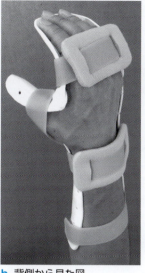
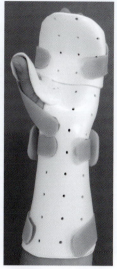

a. 横側から見た図　　b. 背側から見た図　　c. 掌側から見た図

腔では母指を対立位に保った肢位である．この装具はときどき外し，ROM練習やさまざまな感覚入力を試みる必要がある．

### ■ 痙縮・関節拘縮に対する装具

痙縮，関節拘縮では，最終ROMでの低負荷持続ストレス（low-load prolonged stretch：LLPS）が，痙縮と拘縮の改善に効果的である．形はさまざまなものが報告されている[3]．

## 半動的装具

痙縮に対するもう一つの装具として，可動性のある半動的装具がある[3]．
- 空気注入式装具（inflatable air orthosis）：屈筋の筋緊張や痙縮の改善，肘関節伸展の促通，上肢または上肢帯に負荷をかける目的で用いる．エアスプリントの圧力は，40 mmHg以下にすべきである（**図2**）．
- TAP（tone and positioning：筋緊張とポジショニング）装具：ライクラ®

**図2** 空気注入式装具

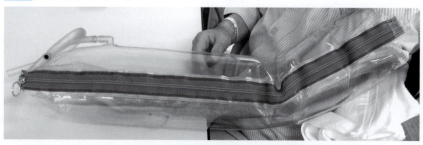

やネオプレン®といった素材を用いる。母指が伸展・外転位で，前腕部が回内位または回外位になるように，らせん状に巻きつける。母指伸展・外転位タイプとグローブタイプがある（図3）。
- ループ付母指装具：動作時に母指の内転が強まる場合に適応となる。脳性麻痺例に対する処方で，母指の安静肢位と握りパターンの改善が報告されている[3]（図4）。

## 症例紹介

脳卒中片麻痺の慢性期患者の麻痺手に対してボツリヌス療法を2回施行し，その間，手部装具の製作と作業療法を実施した症例を提示する。

### 症例の基本情報（表1）

**表1 A氏の基本情報**

| | |
|---|---|
| 年齢・性別・利き手 | 70歳代，男性，右利き |
| 診断名 | 脳梗塞（右中大脳動脈領域） |
| 現病歴 | ・X－25年前に発症し，復職（管理職）に至るも，リハビリテーション歴なし<br>・左上肢が徐々にこわばってきて近医受診し，当院外来紹介。痙縮軽減目的でボツリヌス療法開始<br>・ADLは自立。歩行はT字杖を使用し，階段も手すりを把持して可能 |
| ニーズ | ・ボタン掛けができないので改善したい<br>・手で紙を破れないので改善したい<br>・おしゃれをして妻と旅行に行きたい |

**図3 TAP装具**

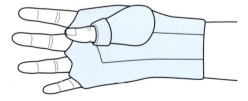

a. ライクラ®を使用した例：グローブタイプ

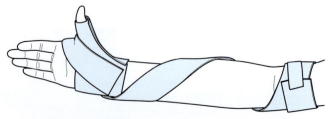

b. ネオプレン®ゴムを使用した例：母指伸展・外転位，前腕回外位タイプ。装着のガイドラインとして，3～4時間装着し，30分～1時間は空気にさらす

### 図4 ループ付母指装具

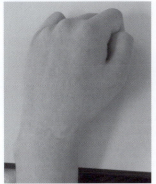
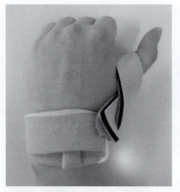
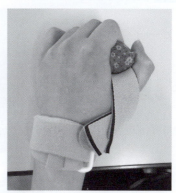
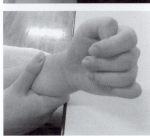
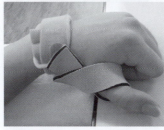
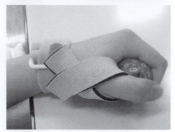

a. 装具なし　　b. 装具あり　　c. 装具をつけた把持練習

## 治療経過

　作業療法評価を実施し，患者のニーズ，医師の治療目標，ボツリヌス毒素（ボトックス®）施注筋について医師と相談し，作業療法の目標を設定した。具体的には，左の手関節および手指の拘縮改善，ボタン掛け動作における左手の参加，更衣動作における左手の参加とそれによる動作の自立を目標とした。

　ボトックス®施注を2回行った。1回目は肘関節伸展動作と手関節背屈動作の改善，2回目は肩関節外旋動作と母指伸展動作の改善を目的とした。

## 装具製作

　1回目のボトックス®施注後に，作業療法と並行して長対立装具を製作した。2回目のボトックス®施注後に，母指の位置を修正するために長対立装具を調整した。

### 1回目のボトックス®施注後：長対立装具製作

　長対立装具は，前腕部，母指部，手部の3つに分けて製作することで，痙縮の強い症例に対するものでも1人で製作可能である（図5）。

　製作に先立ち，十分なROM練習，ストレッチングを実施し，どの角度で関節を固定するかを決定する。最大伸展位では痛みが生じやすく，長時間の装着が困難な場合があるため，ROM練習開始前の関節角度から5°〜10°伸展させた位置が目安となる。完成した装具を30分程度連続装着して，痛みや発赤，

### 図5 長対立装具

手部（pan）

母指部（thenar trough）

前腕部（forearm trough, カックアップ装具）

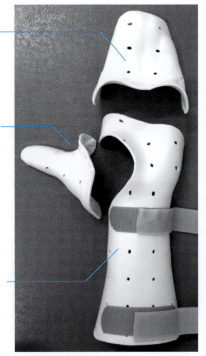
a. 分割した状態

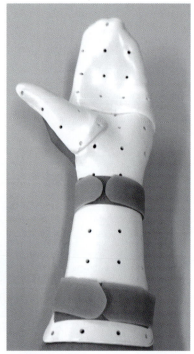
b. 装着した状態

痙縮の増悪が生じる場合は伸展角度が大きすぎる。

製作手順としては，まず前腕部〔手関節背屈（カックアップ）装具〕を製作する（図6①）。次に，母指を伸展すると手部全体の筋緊張が軽減することが報告されていることから，母指部を製作し（図6②），最後に手部を軽度伸展位で製作する（図6③）と，筋緊張の増悪が少ない。

#### ■ 2回目のボトックス®施注後：装具修正

2回目には長母指屈筋にボトックス®を施注した。母指が伸展・橈側外転位となるように装具を修正した。手部も伸展位となるように修正した（図7）。

装具の装着は夜間のみとした。日中は週1回の外来通院とホームエクササイズを実施し，生活のなかで麻痺手を積極的に使用するように指導した。

### リハビリテーション

A氏のリハビリテーション経過を図8に示す。初期評価の結果から，当初は筋緊張の亢進と関節拘縮が著明であったため，温熱療法の実施後にROM練習を開始した。装具療法では夜間も装具を付けて，筋緊張の軽減，拘縮の改善を目的とした。

1回目のボトックス®施注後，肘関節の伸展が容易になったため，着衣動作練習のときに肘関節伸展動作が加わるように実施した。手関節伸展が改善したため，手関節のストレッチングを指導した。

9　手部装具 各論4：脳卒中

図6　長対立装具の製作手順

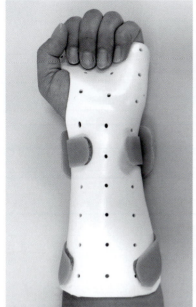
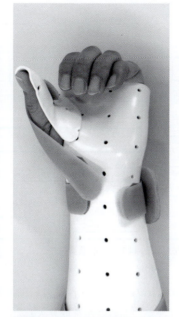

①前腕部（カックアップ装具）の製作
②母指部を製作し，前腕部に取り付ける
③手部を製作し，②に取り付ける

図7　A氏の2回目ボトックス®施注後の長対立装具の修正

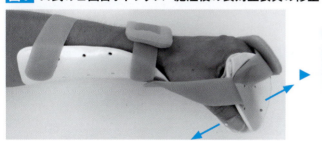
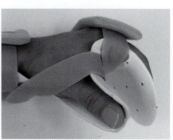

a. 修正前
b. 修正後。母指伸展・橈側外転，示指～小指伸展位に製作

II-1 上肢装具

265

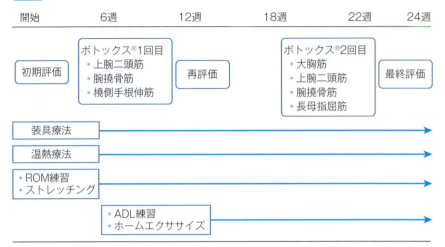

**図8** 本症例のリハビリテーション過程

2回目のボトックス®施注後には肩関節外旋動作が可能となったため，着衣動作時に麻痺側の羽織動作を取り入れた．手指の伸展の改善に伴い，ピンチ動作，両手によるボタン掛けを指導した．

## 社会復帰と最終評価(表2)

ボツリヌス療法は，施注後2週間ぐらいから痙縮の軽減が認められる場合が多い．ボツリヌス毒素で痙縮が軽減した筋を，さらに装具で伸張して拘縮の改善を図ることでROMは改善した．本症例は25年間，非麻痺側のみでさまざまな動作を行っていたが，ボツリヌス療法と，作業療法で麻痺手の機能を1つず

**表2** 本症例の評価結果

| 評価項目 | | 初期評価 | 再評価 | 最終評価 |
|---|---|---|---|---|
| ROM [°] | 肩屈曲/外転 | 90/70 | 110/100 | 120/110 |
| | 肩外旋 | −40 | 0 | 45 |
| | 肘伸展 | −40 | −25 | −20 |
| | 前腕回外 | −10 | 20 | 60 |
| | 手関節掌屈/背屈 | 60/−20 | 70/45 | 75/70 |
| BRS | 上肢/手指 | Ⅳ/Ⅳ | Ⅳ/Ⅳ | Ⅳ/Ⅳ |
| MAS | 肘屈筋群 | 3 | 2 | 1+ |
| | 前腕回内筋 | 3 | 2 | 2 |
| | 手関節屈筋群 | 3 | 2 | 1+ |
| | 手指屈筋群 | 3 | 2 | 1+ |
| FMA | 上肢総得点 | 18/66 | 32/66 | 37/66 |
| AOU/QOM | タオルを使う | 0/0 | 1/1 | 2/1 |
| | ボタンを掛ける | 0.5/0 | 2/1 | 2/2 |

BRS：Brunnstrom Recovery Stage　MAS：Modified Ashworth Scale
FMA：Fugl-Meyer Assessment　AOU/QOM：amount of use/quality of movement

# 9 手部装具 各論4：脳卒中

つ指導して実生活で使用できるように繰り返していくことで，改善がみられた。

24週後には麻痺手を用いたボタン掛け動作が可能となっただけではなく，茶碗を持つ，服をつまむなど，ADL練習や指導を行っていない動作まで運動が般化した。麻痺手をさまざまな場面で使用できるようになり，満足度も向上した（**表3**）。

## その他の手部装具

脳卒中片麻痺に対する長対立装具以外の手部装具を提示する。

### 母指装具

母指装具とは，握り動作やつまみ動作を行うために，母指を安定・固定する目的で使用する装具である。

**図9**は形状記憶性プラスチックを使用した母指装具である。ワイヤーを用いたものや，ネオプレン®ゴムを用いた装具（**図10**）もある[2-5]。

形状にはガントレットサムスパイカ（**図9a**）と短対立装具（**図9b**）があり，母指の固定性を高めたい場合はガントレットサムスパイカを用いるとよい。患者の機能に合わせてこの2種類を組み合わせて用いる場合[2]もあるため，症状に合わせてオーダーメイドすることが重要である。

**表3** 本症例における初期評価と最終評価の状態

|  | 手指伸展 | 肩関節屈曲 | ボタン掛け |
|---|---|---|---|
| 初期評価 | | | ― |
| 最終評価（作業療法開始24週後） | | | |

**図9 母指装具:形状記憶性プラスチック製**

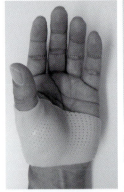
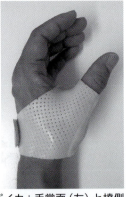
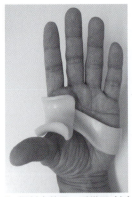
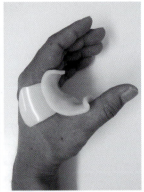

a. ガントレットサムスパイカ:手掌面(左)と橈側(右)から見た図

b. 短対立装具:手掌面(左)と橈側(右)から見た図

**図10 ネオプレン®ゴムを用いた母指装具**

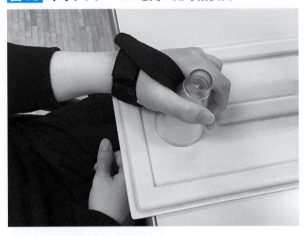

## 高反発クッショングリップ

　近年,重度の手指屈曲拘縮に対する高反発クッショングリップの効果が報告されている[6]。強制把握や痙縮の強い症状の場合,単に丸めたハンドタオルを用いるだけのポジショニングでは,より握り込みが悪化してしまうことがある。高反発素材であれば,握り込む力が強くなると素材の特性で反発する力が強くなるため,手指の伸展方向に力が働き,結果として握り込みが改善する(図11)。なお,反発力が強すぎて痛みを伴うことがあるため,短時間の装着から開始して注意深く観察する必要がある。

## 9 | 手部装具 各論4：脳卒中

### 図11 高反発クッショングリップ

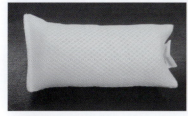
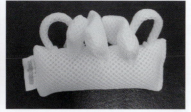

a. 高反発クッショングリップ

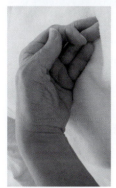
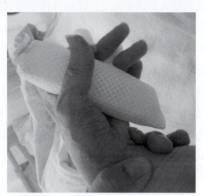
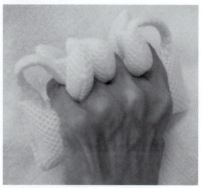

b. 装着前　　c. 装着時の手掌面　　d. 装着時の手背面

---

【文　献】
1）日本脳卒中学会 脳卒中ガイドライン委員会 編：脳卒中治療ガイドライン2015，292-300，協和企画，2015．
2）花田恵介 ほか：症例報告 脳卒中後の慢性期重度片麻痺に対する多角的な上肢機能練習を実施した一例．OTジャーナル 47（11）；1300-1305，2013．
3）Gillen G: Stroke Rehabilitation, 4th edition; 421-433, 529-552, Mosby, 2015.
4）やさき きよし：手のスプリントのすべて 第4版，99，三輪書店，2015．
5）斎藤和夫 ほか：中枢神経疾患の上肢スプリント療法．Mon Book Med Rehabil 49; 15-21, 2005.
6）西野仁雄 ほか：手指の拘縮に対するリハビリテーション．リハビリテーションのためのニューロサイエンス（西条寿夫 ほか監），168-179，メジカルビュー社，2015．

# 10 手部装具 各論5：頚髄損傷

井上美紀

## 頚髄損傷とは

　外傷や疾病により頚髄を損傷すると，運動麻痺，感覚障害，膀胱直腸障害など，さまざまな障害を生じる。頚髄損傷の主な原因は，交通事故や転落，転倒などであるが，近年は高齢者の転倒や階段等の低所からの転落などが増えている。頚髄損傷では脊髄の損傷レベルによって残存する機能が異なり，髄節レベルで残存する運動機能を表す。例えば，C6レベルとは，C6神経が支配するキーマッスルまでが機能することを示す。評価には，アメリカ脊髄障害協会（American Spinal Injury Association：ASIA）などの機能障害分類や神経学的分類基準が用いられることが多い。

## 頚髄損傷のリハビリテーション

　頚髄損傷のリハビリテーションは，残された機能を最大限引き出して活用し，自立可能な日常生活活動（activities of daily living：ADL）の獲得と社会復帰を目的に行う。

　急性期から機能低下の予防，拘縮や褥瘡などの合併症予防のために，早期の離床，リハビリテーションを進める。回復期には，残された機能を最大限に活用し，受傷前とは異なる方法でのADL獲得を目指して訓練を実施する。一般に，機能レベルごとに獲得が期待されるADLの予測は可能である。

　ここでは，機能レベルごとに使用する装具とADLについて説明する。**表1**に機能レベルとキーマッスル，上肢装具を用いた訓練，獲得が期待されるADLを示す。麻痺の程度（完全，不全）や年齢，合併症などによって異なるので，機能回復の予測を含む評価は重要である。

　頚髄損傷のリハビリテーションでは急性期から装具や自助具を活用するが，慢性期や社会復帰後も獲得したADLを継続し，機能を維持するため，装具や自助具を続けて用いることは多い。

　頚髄損傷者では感覚障害により圧迫されていても気づかないことが多い。装具は，1回の装着時間，1日に装着する回数などを具体的に決めて使用するが，装具を外した後は必ず皮膚を確認することが必要である。

### C4レベル

　C4レベルでは上肢を使用したADLの獲得は難しく，一般にマウススティックによるパソコン操作や，チンコントロールの電動車椅子操作などが獲得可能

# 10 手部装具 各論5：頚髄損傷

といわれている．しかし，C4レベルでも三角筋や上腕二頭筋の筋力がわずかに残存している患者がいる．この場合，ポータブルスプリングバランサー（portable spring balancer：PSB，図1）を使用すれば，食事やパソコン操作が可能になることがある．PSBの適応は三角筋と上腕二頭筋の筋力がMMTで2−以上とされている．上肢の運動をPSBで補助し，手関節固定カックアップ型装具に万能カフの機能を付け，スプーンやタッチペンなどを固定することで把持機能を代替する．テーブルの高さや，使用する食器などの工夫が必要だが，準

**表1 機能レベルごとの上肢装具を用いた訓練と獲得が期待されるADL**

| 機能レベル | キーマッスル（ASIA） | 上肢装具を用いた訓練 | 獲得が期待されるADL |
|---|---|---|---|
| C4 | − | ・肩屈曲・外転，肘屈曲の筋力がMMTで2−程度あれば，PSBを使用して食事やパソコン操作練習を行う<br>・把持機能を補うために，手関節固定装具に自助具を固定する | ・電動車椅子操作・マウススティックなどを使用してパソコン操作<br>・一部はPSBを使用して食事，パソコン操作 |
| C5 | elbow flexors | ・把持機能を補うために，手関節固定装具に自助具を固定する<br>・肩周囲の筋力がMMTで3以下または持久性が低い場合，PSBを使用する | ・車椅子駆動<br>・食事（手関節固定装具使用）<br>・歯みがき<br>・書字<br>・かぶりシャツの更衣 |
| C6 | wrist extensors | ・ダイナミック・テノデーシス効果を利用して把持動作練習<br>・手関節伸筋の筋力がMMTで3以上あれば把持装具を用いる<br>・手関節伸筋の筋力がMMTで4以上あれば短対立装具を使用して練習可能 | ・食事・整容（万能カフ使用）<br>・更衣<br>・移乗<br>・整備された環境で排泄・入浴 |
| C7 | elbow extensors | ・ダイナミック・テノデーシス効果を利用した把持動作練習<br>・短対立装具を用いる | 整備された環境で自助具を使用してADL自立 |
| C8 | finger flexors (distal phalanx of middle finger) | − | 整備された環境で自立 |

PSB：portable spring balancer

**図1 ポータブルスプリングバランサー**

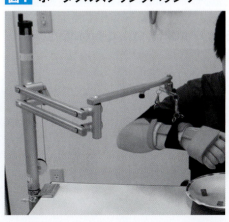

備など一部介助で動作は可能になる。

なお，PSBを片側上肢に使用する場合，座位バランスを崩しやすいので注意が必要である。

### C5レベル

C5レベルでは，三角筋や上腕二頭筋の筋力がMMTで3以上になる。拮抗筋である上腕三頭筋は麻痺しているため，上腕二頭筋の作用により肘屈曲，前腕回外位をとりやすい（図2）。

この姿勢で拘縮が生じると，食事などのADL動作が阻害されるため急性期から予防が必要である。拘縮を予防するために可動域訓練を実施することはもちろんであるが，装具を利用することも有効である。拘縮予防を目的とする装具は，肘伸展，前腕回内位で製作する。拘縮を生じた場合，角度の調整が可能な装具を製作し，徐々に可動域を拡大する（図3）。

ADL訓練では，手関節固定装具に万能カフの機能を付加した自助具を用いることで，食事，歯みがき，パソコン操作，書字などが可能になる（図4）。肩周囲筋の筋力が不十分な場合や，持久性が低いときはPSBを用いる。PSBのスプリングの強さを調整しながら毎日ADLを遂行することで，筋力や持久性は改善し，PSBが不要になることも多い。手関節固定装具に万能カフの機能を付加する場合，ポケット部分を図4bのように2つ作り，スプーンやタッチペンなど使用する機器の大きさに合わせて使い分けができるように工夫する。

ADL訓練の初期など，動作を行う途中で前腕が回外し，食事や車椅子駆動

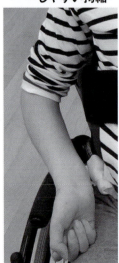

**図2** C5レベルで生じやすい拘縮

C5レベルでは，肘屈曲，前腕回外，手関節伸展，手指屈曲という肢位で拘縮が生じやすい

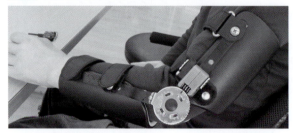

**図3** 肘関節拘縮改善のための肘装具

**図4** 万能カフ機能を付加した手関節固定型装具

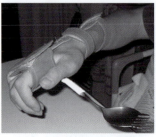

a. スプーンを使用している図

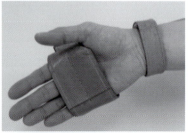

b. 手掌側にポケットを2つ製作し，挿入する機器により使い分ける

## 10 手部装具 各論5：頚髄損傷

などの動作を阻害する場合は，軟性の回内装具を利用することで回外を抑制し，適切な運動学習を促すことが可能である（図5）。軟性装具はネオプレン®を用いて容易に製作できるが，この軟性回内装具は肘屈曲位で装着することを前提としているので，拘縮予防や矯正には適していない。すでに拘縮が生じている場合は，矯正用装具（図6）を用いる。

### C6レベル

C5レベルと同様に，上腕二頭筋の作用により肘屈曲，前腕回外位で拘縮を生じることがあるので注意する。

C6レベルでは手関節伸筋群のMMTが3以上になる。手関節の背屈により指が屈曲する動的腱固定効果（ダイナミック・テノデーシス効果）を用いて，軽い物の把持が可能になる（図7）。

**図5 軟性回内装具**

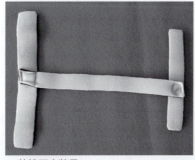
a. 軟性回内装具

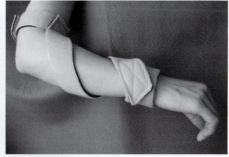
b. 装着した図

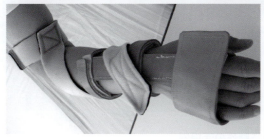
c. 手関節固定型装具と軟性回内装具を組み合わせた図

**図6 前腕回内外矯正用装具**

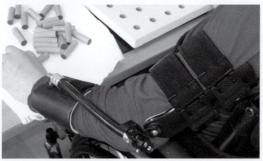

前腕回内外の角度の調整・保持が可能な継手を用いた装具

**図7 動的腱固定効果（ダイナミック・テノデーシス効果）による把持**

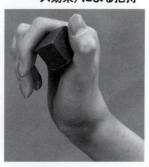

手関節や手指に可動域制限がなければ，手関節伸筋群の筋力が不十分な場合や把持練習の初期には，把持装具を用いて動作練習を行う（図8）。一方，筋力がMMTで4以上ある場合は，短対立装具を用いて練習を行う（図9）。把持装具も対立装具も運動学習を目的に使用することが多く，ADLに使用することは少ない。

　C6レベル以上では，中手指節関節（metacarpophalangeal joint：MP関節）過伸展，指節間関節（interphalangeal joint：IP関節）屈曲で拘縮を生じやすいため可動域練習などが必要であるが，腱を必要以上に伸張するとテノデーシス効果を利用できなくなることもある。

　ADL訓練では，整備された環境であれば自助具を用いてセルフケアの自立は可能である。テノデーシス効果を利用した側方つまみを獲得すると，机上の物体をつまんで操作することや，更衣動作などで衣服をつかみあげること（図10）が可能になる。しかし，把持力は十分ではないため，食事や整容，書字では万能カフを用いて把持動作を代償する。

## C7レベル

　上腕三頭筋が有効になり，ADLは自立する。C7機能レベルでは手指伸筋の一部が作用するため，手指伸展位で拘縮を生じないよう注意が必要である。

**図8** 把持装具を用いた把持練習

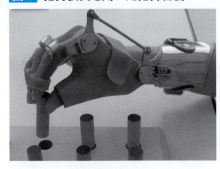

**図9** 短対立装具を用いた把持練習

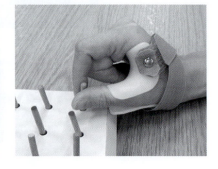

**図10** 把持動作の活用例

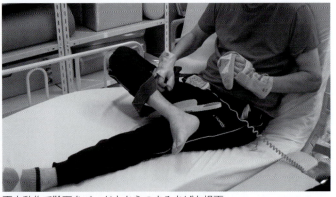

更衣動作で靴下をベッド上からつまみあげた場面

## Question 知識の確認　上肢装具

1. ISPOが分類する装具名を，装着する部位別に挙げよ。
   - 体幹：
   - 上肢：
   - 下肢：

2. 上肢末梢神経損傷に適応する装具名を挙げよ。
   - 脊髄損傷（C6）：
   - 腕神経叢損傷：
   - 橈骨神経損傷：
   - 正中神経損傷：
   - 尺骨神経損傷：

3. 装具の目的を挙げよ。

4. 下肢装具の種類を挙げよ。

## Answer 解答

1. - 体幹：CTLSO, TLSO, LSO, CO, TLO, LO
   - 上肢：SEWHO, EWHO, WHO, HO
   - 下肢：HKAFO, KAFO, AFO, FO, KO

2. - 脊髄損傷（C6）：手関節駆動式把持装具，フレキサーヒンジ装具
   - 腕神経叢損傷：肩外転用装具，腕吊り装具（アームスリング）
   - 橈骨神経損傷：トーマス型，コックアップ型，オッペンハイマー型
   - 正中神経損傷：長対立装具，短対立装具
   - 尺骨神経損傷：ナックルベンダー型，ケーブナー型

3. 固定，矯正，予防，免荷，補完，訓練・強化，圧迫

4. 長下肢装具，短下肢装具，膝装具，矯正靴

# 2章

## 体幹装具

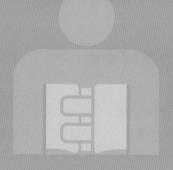

# 2章 体幹装具

## 1 体幹装具 総論：構造と部品

佐々木和憲

## はじめに

　体幹とは，身体のうち頭部と四肢を除いた部分を指す．体幹装具の重要な目的の一つとして，装着によって患部に掛かる負荷やストレスを軽減し，疼痛や変形の進行を妨げることが挙げられる．体幹装具は，頚椎，胸椎，腰椎，仙椎からなる脊柱と肋骨，これらに付着して支える体幹筋群の動きを外部からコントロールすることで，前述の目的を達成する．しかし，脊柱へ直接的に力の作用を加えることは難しいため，筋肉や靱帯および軟部組織を効率的に用いてアプローチすることが求められる．

　実際の臨床場面において，体幹装具を用いた治療を進める際に重要なことは，疾患・疾病，また装具を必要とする時期と期間をよく踏まえたうえで，先の視点に加え，体幹の機能と解剖学的構造を理解し，体幹独特の多関節の連動による複合的な三次元的動きを頭に描き，どの方向と運動に介入すると目的を達成できるのかをよく考えて，装具の機能を決定することである．

## 処方時に必要な基礎知識

### 脊柱の構造と可動域

　脊柱は，7個の頚椎，12個の胸椎，5個の腰椎，仙骨，尾骨が連なって構成されている．前額面上では弯曲はない．ここで弯曲を示す場合は側弯となる．矢状面上では頚椎が前弯，胸椎が後弯，腰椎部で再び前弯を示し，S字カーブと称される形状となっている．成人の通常の立位アライメントを図1に示す．このアライメントを参考にすることで，疾患や自然に起きうる姿勢不良などに対し，どの部位で脊柱弯曲の増減があるのかを評価することができる．

　脊柱運動は，屈曲（前屈），伸展（後屈），左右への側屈と回旋の6方向への動作がある．これらの運動は，重なり合う椎体同士が椎間板を介し微小な可動範囲をもつことで，頚部，胸部，腰部と分節ごとの可動域を生みだし，各方向へ複合的に動くことによって複雑な運動を作り出している（図2）．

### ランドマーク

　体幹装具の処方の際によく使われるランドマークを図3に示す．体幹装具処方に必要なランドマークは，体表面から触診することで解剖学的な位置を識別できる骨性の部位である．臨床でよく目印とされるのは，体前面では胸骨上

# 1 体幹装具 総論:構造と部品

図1 矢状面における成人の通常の脊柱アライメント

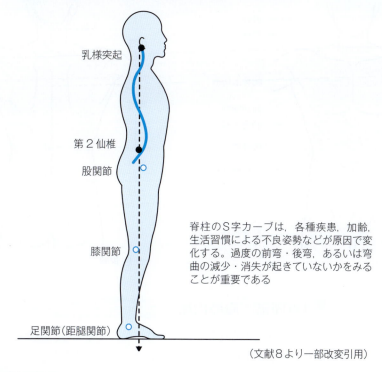

脊柱のS字カーブは,各種疾患,加齢,生活習慣による不良姿勢などが原因で変化する。過度の前弯・後弯,あるいは弯曲の減少・消失が起きていないかをみることが重要である

(文献8より一部改変引用)

図2 頚部,胸腰部の可動域

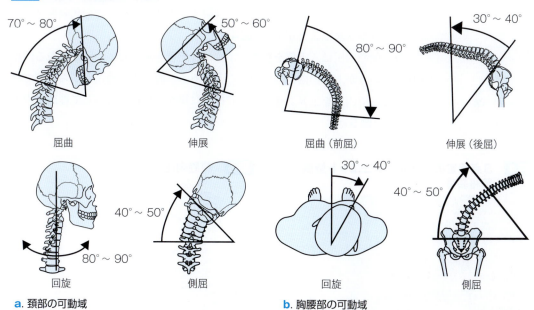

a. 頚部の可動域　　b. 胸腰部の可動域

切痕,剣状突起,肋骨下縁,腸骨稜,上前腸骨棘,恥骨結合である。背面では大後頭隆起,第7頚椎棘突起,肩甲骨下角,第12胸椎棘突起,腸骨稜,大転子などである。

### 図3　体幹装具処方の際の指標となるランドマーク

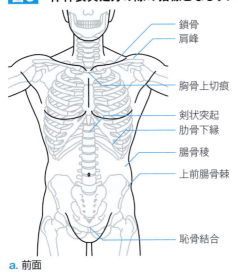

a. 前面

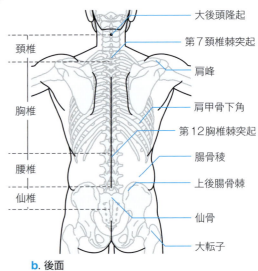

b. 後面

## 3点固定，腹腔内圧

　体幹装具による運動制限と脊柱の免荷を考えるにあたり，3点固定と腹腔内圧という2つのキーワードがある。

　3点固定とは，1つの凸面と，それと相対する反対側から2つの凸面を設けて面圧を加えることで，運動と可動域を制限する方法である。この代表例として，ジュエット型胸腰椎装具がある（図4）。

　一方，腹腔内圧は，上位を胸腔，下位は骨盤腔を境として腹膜からなる内腔を腹腔というが，その内部の圧力のことである。腹腔を前後左右から装具で押さえることで内圧を上昇させ，主に腰椎部に掛かる負荷を減らして椎間板内圧を下げる（図5）。

### 図4　3点固定の代表例：ジュエット型胸腰椎装具

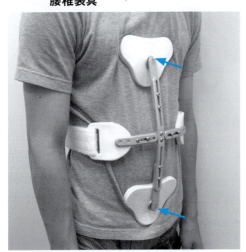

### 図5　腹腔内圧

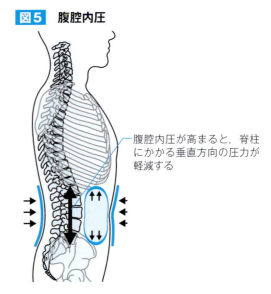

腹腔内圧が高まると，脊柱にかかる垂直方向の圧力が軽減する

# 1 体幹装具 総論：構造と部品

どちらも脊柱に対する間接的なアプローチである．3点固定は脊柱以外の骨などを介して力の作用を加えるため，体幹装具でカギとなる回旋運動の制限には，また別の考え方が必要である．

## 体幹装具の分類と構成部品

### 名称による分類

体幹装具の名称にはいくつかの分類法があるが，世界的にはISO（International Organization for Standardization：国際標準化機構）分類が一般的である．頚椎（cervical spine），胸椎（thoracic spine），腰椎（lumbar spine），仙椎（sacral spine）の英語表記から，頚椎装具（cervical orthosis：CO），頚胸椎装具（cervical thoracic orthosis：CTO），頚胸腰仙椎装具（cervical-thoracic-lumbar-sacral orthosis：CTLSO），胸腰仙椎装具（thoracic-lumbar-sacral orthosis：TLSO），腰仙椎装具（lumbar-sacral orthosis：LSO），仙腸装具（sacro-iliac orthosis：SIO）とされている（図6）．

また，国内ではJIS（Japanese Industrial Standards：日本工業規格）と厚生労働省の分類がある．統一されてはいないが，おおむね対応する部位は似ており，いずれも支持を行う脊柱の部位に応じて命名されている（図7）．

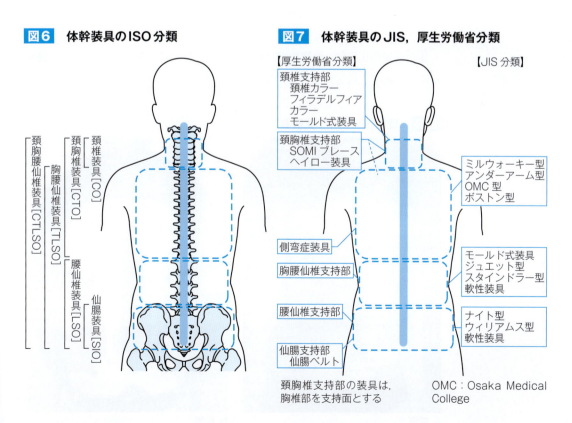

図6 体幹装具のISO分類

図7 体幹装具のJIS，厚生労働省分類

OMC：Osaka Medical College

## 材質による分類

体幹装具は材料の硬さを適宜変えることで支持性を変化させ，運動制限の程度を検討できる。大別して硬性式，軟性式，この2つを組み合わせた半硬性式，金属製の支柱やワイヤーを用いた金属式（フレームともよばれる）がある。

### ■ 硬性式

主材料がプラスチックや樹脂で，モールド式ともよばれる。プラスチックの硬度や厚み，樹脂を含浸させる生地の種類（綿やナイロン）と積層数によって支持力を調整する。体幹を筒状ととらえた際に面圧を掛けることが容易で，安定性に優れる（図8）。

主に椎体骨折など脊柱の強い運動制限が必要な場合に用いられ，前後屈，側屈の制限力が高い。回旋の制限力は，胸椎側へ装具を延長すると増加する。近年，側弯症の治療などでは，金属製のミルウォーキー型装具に代わって多く使用されている。

### ■ 軟性式

ダーメンコルセットとよばれ，ナイロンメッシュなど布製の材料による装具である（図9）。いわゆる腰椎症などに広く用いられている装具の一つである。後面は体幹のボリューム調整のために編み上げ式になっており，前方は面ファスナーなどで取り外しが容易になっているものが一般的である。

体幹運動の6方向への制限力は硬性式などに比べると低いが，装着感に優れるため，就学・就労場面でも治療の継続を妨げないという利点がある。

**図8　硬性（モールド）式装具**

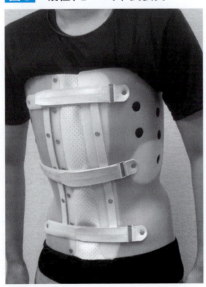
a. 前面

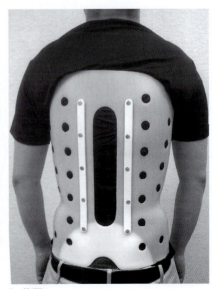
b. 後面

### ■ 金属式（フレーム）

骨盤帯および前方，後方，側方などに金属製の支柱を配置し，これに疾患に応じて肩ベルト，胸椎バンド，腹部前当てなどの部品を組み合わせる装具で，フレームコルセットともよばれる（図10）。基本的に，支持力を働かせたい部位と，その高さの2横指程度高位まで支柱が配置される。

頚椎用装具では頚椎部のみで強い制限力を出すことが難しいため，支持力と免荷性を検討する場合は，必ず胸椎部を支持面として用いる。重量面では不利なため，高齢者への処方には配慮が必要である。

### ■ 半硬性式

背側（後面）が硬性や金属の素材，前面に軟性素材を用いた装具である（図11）。ナイト型装具の改良といわれ，後面を金属支柱からプラスチックモールドに変えたものを指すことが多い。

図9　軟性コルセット

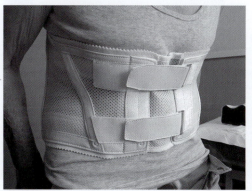
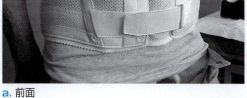

a. 前面　　　　　　　　　　　b. 後面

図10　フレームコルセット

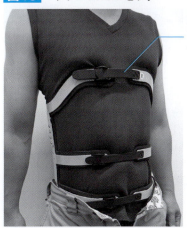
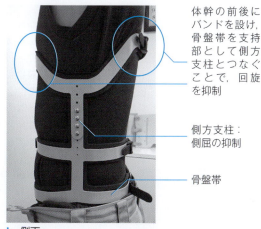

a. 前面　　　　　　　　　　　b. 側面

胸部前当ての位置は，剣状突起より上位を目安とする

体幹の前後にバンドを設け，骨盤帯を支持部として側方支柱とつなぐことで，回旋を抑制

側方支柱：側屈の抑制

骨盤帯

軟性式装具の後面にプラスチックなどで製作したシェルを取り付け，面ファスナーで自由に取り外しできるようにしたタイプもある（**図11d**）。このタイプの半硬性式装具は，症状の進行に対して装具の再製作期間を設けることなく，医師やセラピスト側で運動制限の程度を調節できる利点がある。

**図11 半硬性式装具（背側シェル取り外し式）**

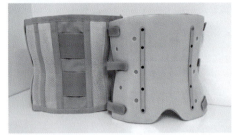

a. 軟性式装具（左）とプラスチックシェル（右）

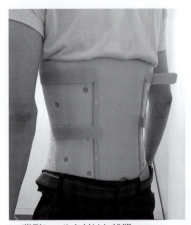

b. 背側シェルを付けた状態

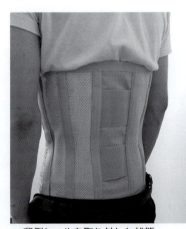

c. 背側シェルを取り外した状態

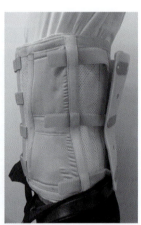

d. 面ファスナーによる背側シェルの脱着

---

### コラム

**コルセット**

いわゆる腰椎症など，コルセットを用いた装具療法の領域にもエビデンスの光が当たるようになってきた。「腰痛診療ガイドライン2012」では，「腰椎コルセットは腰痛の機能改善に対し有効である（推奨グレードB）」となっている。Morrisら[11]の腹腔内圧の研究やフットボール理論＊から約50年という年月を経て得られたエビデンスに，さらなる構築や裏付けを期待する。

一方，せっかく効果が期待されるコルセットも使用方法次第では意味をなさない。時折，上下を逆に装着している人や，寛解を感じて医師からの指示を守らず自己判断で装着期間を決めてしまう人がいる。装具は完成した後が大事である。切断者への積極的な声かけや見守りも治療の一助である。

---

＊ フットボール理論：体幹部の軟部組織に前後左右から圧を加えて腹腔内圧を高めると，脊柱と脊柱起立筋群にかかる負担の軽減を促すとした理論。

## 体幹装具の構成部品

体幹装具を構成する部品は,主に金属式の部品を指す.体幹の前屈が可能なウィリアムス型腰仙椎装具など一部の装具には,上肢・下肢装具で広く使われる継手が付いたものもある.金属式で用いられる代表的な部品を次に示す(**図12**).

- 肩甲間バンド:胸腰仙椎装具用の部品.肩甲骨下約1/3(腋窩から2インチ下方が目安)に取り付ける.
- 胸椎バンド:肩甲骨下角から1インチ下方に設置する.
- 骨盤帯:基本位置は尾骨下端より1インチ上方.位置を下げることで後屈制限が強くなるが,座位時のことを勘案して位置を決定する.
- 後方支柱:胸腰仙椎用と腰仙椎用があり,脊柱を挟んで平行に2本立て,骨盤帯と胸椎バンドをつなぐ.

## 体幹装具を用いる主な疾患と適応

体幹装具には多くの種類が存在し,それぞれ活用され装具療法の有効性が示されている.体幹に生じる疾患の原因は,神経系の疾病,脊柱の不安定性,骨

**図12** 体幹装具の構成部品の名称

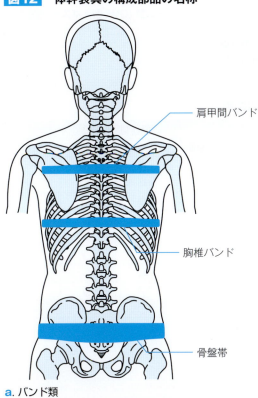
a. バンド類

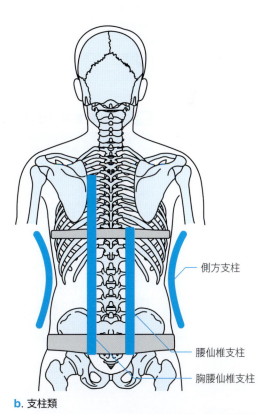
b. 支柱類

(文献1より一部改変引用)

の脆弱性，脊柱変形などさまざまである（**表1**）。治療に用いる装具の基本となる考え方は，脊柱の可動域をどのように制限するか，治療上の良姿勢を保持できるかどうかである。**表2**に体幹装具の種類と制限力を示す。

#### 表1　体幹装具の適応となる疾患

| 主な疾患 | 適応装具 |
|---|---|
| 頚椎症，頚椎捻挫，頚髄症 | 頚椎カラー |
| 頚髄損傷 | ・頚椎装具（モールド式）<br>・頚胸椎装具（ヘイロー式） |
| 頚椎腫瘍 | 頚椎装具（モールド式） |
| 胸椎カリエス | ・胸腰仙椎装具（モールド式）<br>・胸腰仙椎装具（金属式） |
| 胸腰椎圧迫骨折 | ・胸腰仙椎装具（モールド式）<br>・ジュエット型 |
| 骨粗鬆症性圧迫骨折 | ・胸腰仙椎装具（モールド式）<br>・テーラー型 |
| 急性腰椎症 | ・腰仙椎装具（軟性）<br>・腰仙椎ベルト |
| 変形性脊椎症 | ・腰仙椎装具<br>・肩ベルト付軟性コルセット |
| 腰椎椎間板ヘルニア | 腰仙椎装具（軟性） |
| 腰部脊柱管狭窄症 | 腰仙椎装具（軟性，半硬性，ウィリアムス型） |
| 腰椎すべり症 | 腰仙椎装具（軟性，モールド式，半硬性） |
| 胸椎後弯症 | 胸腰仙椎装具（テーラー型，金属式） |
| 側弯症 | 側弯症装具アンダーアーム型（OMC型，ボストン型） |
| 骨盤輪不安定症 | ・仙腸装具<br>・骨盤装具<br>・骨盤ベルト |

#### 表2　体幹装具の種類と動作の制限力

| 装具の種類 | | 動作制限の強さ | | | |
|---|---|---|---|---|---|
| | | 屈曲 | 伸展 | 側屈 | 回旋 |
| 頚椎装具 | 頚椎カラー | △ | △ | − | − |
| | フィラデルフィアカラー | ○ | △ | △ | − |
| | モールド式 | ◎ | ◎ | ○ | ○ |
| 胸腰仙椎装具 | テーラー型 | ○ | ○ | △ | △ |
| | ジュエット型 | ○ | − | △ | △ |
| | モールド式 | ○ | ○ | ○ | ○ |
| 腰仙椎装具 | 軟性 | △ | △ | △ | △ |
| | ナイト型 | ○ | ○ | ○ | △ |
| | ウィリアムス型 | − | ○ | ○ | △ |

◎：固定，○：制限力あり，△：やや制限力あり

## 1 体幹装具 総論:構造と部品

### ブレース　コラム

装具（orthosis），ブレース（brace）にスプリント（splint）。義肢装具の世界にたずさわっている人であれば，臨床でよくこの3つの言葉を耳にすると思われる。特に気にせず同じ意味で使ってはいないだろうか？　もしくは，ブレースやスプリントは俗称として，昔から使われているからという理由だけで用いているのではないだろうか？　諸外国では「装具（orthosis）」が主になって久しい。また，教育の場面でもISOの用語や分類が広く用いられている。装具の黎明期に活躍した個人名が付いた装具には敬意を表しているようであるが，公式な表現の場で用いられることは少なくなっている。わが国でも専門教育の現場ではISOの用語・分類が用いられるようになってきているが，臨床の場に浸透しているとは言い難い。臨床でのコミュニケーションでは，装具の名称に気を配る時代になってきている。

### 【文　献】

1) 中村喜彦, 白土　修: 体幹装具. 装具学 第4版（日本義肢装具学会 監），医歯薬出版, 2013.
2) 大熊雄祐, 星野元訓: 体幹装具の基礎と適合判定. 義肢装具のチェックポイント 第8版（日本整形外科学会, 日本リハビリテーション医学会 監），医学書院, 2014.
3) 久野木順一: 胸腰椎疾患に対する装具療法. 最新 義肢装具ハンドブック（三上真弘 ほか 編），全日本病院出版会, 2007.
4) 南　昌平: 脊椎疾患. 新編 装具治療マニュアル（加倉井周一 ほか 編），医歯薬出版, 2000.
5) Panjabi MM, White AA 3rd: Basic biomechanics of the spine, *Neurosurgery* 7(1); 76-93, 1980.
6) AAOS: Spinal orthoses. Atlas of Orthoses and Assistive Device 3rd ed, Mosby, 1997.
7) 浅見豊子: 体幹装具. リハビリテーションMOOK 7. 義肢装具リハビリテーション（千野直一, 安藤徳彦 編），金原出版, 2003.
8) 芳賀信彦: 体幹装具総論. *J Clin Rehabil* 24 (1), 2015.
9) 棚瀬嘉宏 ほか: 体幹前屈運動の運動学的および筋電図学的研究: 腰痛コルセットの効果について. リハ医学 37 (1); 33-38, 2000.
10) 日本規格協会: JIS T 0101 福祉関連機器用語（義肢・装具部門），1997.
11) Morris J, et al: Role of the trunk in stability of the spine. *J Bone Joint Surg Am* 43(3); 327-351, 1961.

# 2章 体幹装具

## 2 頸椎装具

宮内博之

## 頸椎について

頸椎は通常，7つの椎体で構成されている．椎体同士の間には椎間板があり，頸椎の運動をスムーズにするとともに，クッションの役割を果たしている．

頸椎は頭部の重さを支えるだけではなく，頭部を自在に動かし，ポジショニングする役割も担っている．脊椎のなかで最も可動性が高く，前屈・後屈・側屈に加え，回旋などの複合運動を行うことができる．頭部の重さは成人の体重比で8～10％といわれており，体重60 kgであれば4.8～6.0 kg程度となる．頸椎はその荷重を支えながら運動や姿勢を制御するため，多大な負荷がかかる．

また，頸椎は重要な組織である脊髄を守っている．頸椎またはその周辺組織に異常が起こると，日常生活が阻害されるのはもちろん，悪化すると運動麻痺，しびれや痛みなどの重大な神経障害につながることもある．

### 頸椎装具，頸胸椎装具

頸椎装具は体幹装具の一つであり，頸椎の運動制限と頭部の重さの免荷を目的とする装具である．主に急性期，術後すぐに用いられることが多く，簡便な装着性や誰にでも調整可能な機能が求められる．また，頸椎にかかる負荷を和らげる目的で体幹の上部に装着するため，軽量であることが大切な条件の一つになる．軽さと耐久性を両立させ，さらに簡便性といった条件もクリアしなければならない．

### 頸椎症

加齢などで椎体や椎間板といった頸椎を構成する部分が変形し，脊柱管や椎間孔が狭くなる．その結果，脊髄が圧迫されて脊髄症状が出るものを頸椎症性脊髄症，神経根が圧迫されて神経症状が出るものを頸椎症性神経根症という．

症状は比較的ゆっくり進行する場合が多い．原因が転倒などの外傷性の場合，急激な負荷が頸椎にかかるため急速に脊髄麻痺が起こり，首から下の自由が奪われるケースもある．

治療法としては，軽症の場合は消炎鎮痛薬の投与，適切な方向への頸椎牽引に加え，頸椎装具による免荷や運動制限が行われる．重度では手術の対象となり，神経根や脊髄の圧迫を取り除く．その後，頸部の固定や免荷の目的で装具の適応となる．

## 装具の適応

頚椎症や関節リウマチなどで頚髄が圧迫される場合は，頭部の重さを免荷して神経症状を和らげるなど，保存療法として装具が用いられる．手術療法を検討する場合にも，しびれや疼痛緩和の目的で使用することがある．骨折などの外傷でも骨折部の免荷目的で使用するが，骨折部を固定して患部の安定性を保つといった役割も担う．

神経症状に対する手術は，圧迫された神経根や脊髄を除圧する目的で行う．主に前方除圧固定術，後方除圧固定術，椎弓形成術などがある．それぞれ除圧部の骨を切削し，骨移植や人工骨の挿入を行うが，骨癒合が安定するまでの期間（手術内容により，最短2週間から最長3カ月程度）に頚椎装具を装着することが一般的である．

頚椎カラーやワイヤーフレーム式カラー，フィラデルフィアカラーなど簡易な構造の頚椎装具は，外傷性頚部症候群や強固な固定を必要としない頚椎手術後（頚椎前方固定術，椎弓形成術，椎弓切除術など）に使用される．支柱式やSOMI（sternal occipital mandibular immobilization）ブレース，ショートタイプのモールド式の頚椎装具は，主に頚髄損傷や，より確実な固定性が求められる頚椎の手術後，リウマチによる環軸関節亜脱臼に用いられるケースが多い．

腫瘍による椎体摘出術後など，さらに強固な固定力が必要な場合には，ロングタイプのモールド式の頚椎装具やヘイロー装具などを用いる．

## 頚椎カラー

頚椎カラーはスポンジなど軟らかい素材布地で覆ったソフトタイプのものと，軟性ポリエチレン製の板の上下にクッション材をつけたハードタイプがある（図1）．どちらも帯状で，前方に顎を乗せて頚部を一周し，後方で面ファスナーにて張り合わせる．

ソフトタイプは，スポンジの中央部を取り除くことで顎の高さを調整できる．ハードタイプはポリエチレン部分に2枚の板を張り合わせてあるため，それらをスライドさせることで高さ調整が可能である．

### 図1　頚椎カラー

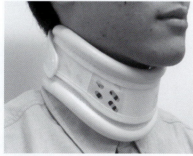 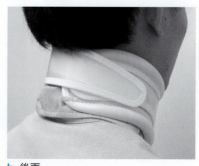

a. 前面　　　　　　　　　　　　　　b. 後面

前後屈や側屈をある程度制限するが，回旋は可能なため支持性は低く，制限効果は期待できない．しかし，ほかの頚椎装具に比べ，運動の制限が少ないため，装着感がよい．また，頚部周囲を一回り覆う形状から安心感につながり，保温性が実感できるなど，心理的に負担の少ないよい効果が期待される．

### ■ ワイヤーフレーム式カラー

ワイヤーにスポンジなどの緩衝材を巻き付けた，フレーム式の頚椎装具である（図2）．前方はフレームにより下顎部と体幹の鎖骨部で頚部を支える．後方は面ファスナーにてワイヤーが動かないよう固定している．

頚部前面が大きく開口しているため通気性がよく，軽量に見えるようで，筆者の経験では高齢者が好んでいた．フレームの幅を上下に広げることで顎の高さを調整できるが，前屈のみ制限可能で，後屈は制限できない．また，側屈や回旋は制御できない．

### ■ フィラデルフィアカラー（図3）

プラスタゾート（発泡ポリエチレン）を成形して製造されているため，軽量で装着感が良好である．下顎部を乗せる前部と，後頭部の下部を支える後部の2つに分かれている．頚部を前後から挟み込むように装着し，サイドを面ファスナーで固定する．

すでに成形されているため，顎の高さを調整することができなかったが，近年では前方や側方に設けたノブを回すことで高さを調整できる製品が開発されている．頚椎カラーと比較して，前後屈や側屈，回旋とも制限力が高い．

### ■ 支柱式頚椎装具（図4）

支柱式の頚椎装具は，フィラデルフィアカラーと同様に，前後2つの部分から構成されている．前方は胸部プレートを土台として支柱を伸ばし，下顎部を支える．後方は肩甲間プレートを土台として支柱を伸ばし，後頭部を支えてい

| 図2 ワイヤーフレーム式カラー | 図3 フィラデルフィアカラー | 図4 支柱式頚椎装具 |
|---|---|---|
| 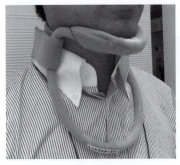 | 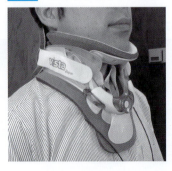 | 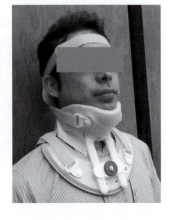 |

る。

　2～4本ある支柱の高さを調整することが可能である。2本よりも4本の支柱が付いた装具のほうが，前後屈に加えて側屈や回旋も矯正できる。支柱の高さの調整には，ターンバックル方式や，支柱をスライドさせてネジで固定する方式がある。

## 頚胸椎装具

### モールド式装具（図5）

　装着部位を採型してモデルを起こし，成形して製作するというオーダーメイドにて製造されている。主に熱可塑性プラスチックを用いており，頚部の支持性や固定力は高い。装具前面の上縁は下顎部を支え，下縁は胸骨部を覆っている。後面上縁は後頭部を支え，下縁は肋骨下端までを覆う。

　採型して製造するため，ずれが少なく適合性がよい。前後屈や側屈，回旋などの運動を強固に制限する。

### SOMIブレース（図6）

　SOMIブレースは，胸部プレート，肩サポート，後頭部サポート，下顎サポート，ヘッドバンドの5つの部品で構成されている。胸部プレートから3本の支柱が上部へ伸びており，1本は下顎サポートへ，残り2本は後頭部サポートへつながっている。ヘッドバンドを取り付けることで，下顎サポートへの支柱を取り外し，前屈を制限しながら食事動作が行える。

　調整が容易であり，背臥位での装着が可能である。しかし，前屈は前方の支柱で制限できるが，後屈の制限が弱い。側屈や回旋運動の制限も弱い傾向がある。

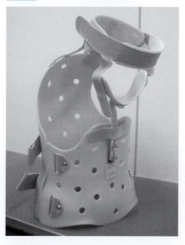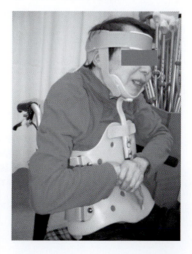

図5　モールド式装具

**図6** SOMIブレース

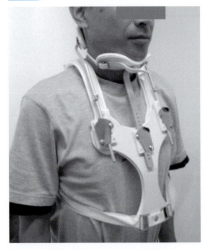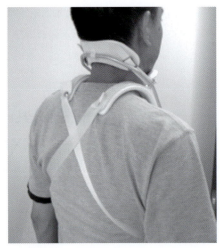

### ■ ヘイロー（ハロー）装具

ヘイローベストとよばれる体幹を覆う部分と，ヘイローリングというリング状のフレームが前後2本ずつの支柱で固定されている装具である。数本のボルトでヘイローリングと頭蓋骨を直接固定することで，前後屈，側屈，回旋のすべての運動を制限する。

頚椎および頚胸椎装具のなかで，最も固定性が高い装具である。

## 頚椎および頚胸椎装具装着時の注意点

- 目的とする高さで免荷が可能な装具かどうか，適合を確認する。
- 下顎を包み込んで装着するタイプでは，開口動作を妨げないように，口が少し開くように設定する。
- 装具の後部では，後頭骨の乳様突起から後頭骨を支える。
- 頚部への強い圧迫を避ける。締めすぎに注意する。
- 肩関節および肩甲帯の必要最低限の運動は妨げないようにする。
- 高さ調整後のパーツの緩みや，がたつきがないよう確認する。

【文献】
1) 川村次郎 ほか 編：義肢装具学 第2版，医学書院，2001．
2) 三上真弘 ほか 編：最新義肢装具ハンドブック，全日本病院出版会，2007．
3) 加倉井周一 ほか 編：新編 装具治療マニュアル，医歯薬出版，2000．
4) 日本義肢協会 編：義肢・装具カタログ，日本義肢協会，2014．

**MEMO**

# 3 胸腰仙椎装具

宮内博之

## 体幹について

　体幹の脊椎は，胸椎12個，腰椎5個，仙椎（仙骨），尾骨より構成されている。椎骨は椎体と椎弓に分けられ，その間に椎孔がある。椎孔には脊髄が通り，脊柱管を形成している。椎体は円柱形になっており，クッションの役割をもつ椎間板を挟んで次の椎体と連結している。

　体幹の脊椎を矢状面から見ると，S字カーブを描いている。ヒト以外の哺乳類の脊椎は弯曲が1つの種類が多い。二足歩行であるヒトは，日常生活で立位や座位を繰り返してさまざまな動作を行い，また重い頭部を支えていることから，重力がかかる方向をうまく分散する目的で脊椎はS字カーブを描いている。この生理的弯曲は，バネのような役割を担っている。

　ヒトでは胎児の時点で後弯が存在し，一般にいう「首がすわる」という状態で座位を保てる乳幼児期に，頸椎の前弯が形成される。

### 胸椎および腰椎装具

　胸椎および腰椎装具とは，骨盤帯から患部の胸椎や腰椎までを覆い，制動や固定を行うために装着する装具である。コルセットのような生地などで構成される軟性のもの，熱可塑性プラスチックや金属のフレームなどで構成される硬性のものなどがある。

### 胸椎・腰椎装具の適応となる疾患

#### □ 胸椎圧迫骨折

　外部からの衝撃により胸椎が圧潰した骨折である。脊椎のS字カーブの頂点で骨折することが多く，主に胸腰椎移行部で生じる。事故や転落などで発症するが，多くは骨粗鬆症で骨がもろくなった高齢者に起こる。尻もち，くしゃみ，重量物の持ち上げなど，些細な負荷が椎体の骨折につながってしまう。

　痛みを感じないケースもあるが，通常は激しい痛みを伴い，悪化すると麻痺やしびれを呈する。しびれなどの神経症状がなく，疼痛のみの場合は保存療法が適応となる。

　1～2週間程度ベッド上で安静にした後，疼痛が緩和した時点で体幹装具を製作する。装具完成後は装着した状態での座位や立位などを許可し，さらに2～6週間程度は日常生活を必要最小限の活動として安静に過ごす。この保存療法の適応は疼痛のみの場合であり，下肢のしびれや麻痺がある場合は手術療法の適応となる。これまで胸椎圧迫骨折の治療は保存療法のみであったが，近年

では手術による早期の回復，社会復帰を目指すケースも増えている。

### 椎間板ヘルニア，脊柱管狭窄症

#### 病態

椎間板は常に力学的負荷を受けており，10歳代後半から変性（老化）が始まる。髄核の水分含有量の減少に伴い，線維輪に微細な亀裂や断裂が生じ，その亀裂から髄核が突出した状態を椎間板ヘルニアという。

脊柱管狭窄症は，加齢などの原因により脊柱管周囲の組織が変形して脊柱管が狭くなる。発症すると麻痺やしびれ，痛みなどが表出する。短い距離でも歩くとすぐに症状が出て，一度休んで座ったり腰を曲げたりするとまた歩けるようになる間欠性跛行などが代表的な症状である。

#### 治療法

椎間板ヘルニアでは，靱帯や椎弓など組織の一部を切削し，奥にあるヘルニアの塊を切除する椎間板切除術（ラブ法），経皮的髄核摘出術や経皮的レーザー椎間板減圧術などの手術が適応となる。

椎間板切除術は術後1～3日で歩行可能となり，入院期間は1～2週間程度である。術後2～3カ月間は軟性の体幹装具（コルセット）を装着する。座位での仕事や作業は術後2～3週間，スポーツなどの高負荷な動作は3カ月程度で可能となる。

## 胸腰椎装具の種類

### 軟性コルセット（図1）

通常，ダーメンコルセットとよばれ，通気性の高いナイロンメッシュ素材を用いており，体幹周囲を覆うように装着する。補強材料として，薄い鋼製バネやプラスチック材が縦に8～10本程度配置されており，主に前後屈を制限する。

日常生活で使用する場合は，前面の面ファスナーで着脱と腹圧の調整を行う。後面に編み上げひもが付いたタイプはコルセット周径を調整することができ，体重の増減による周径変化に対応可能である。

コルセットの前方下縁は上前腸骨棘を覆い恥骨結合の上まで，後面下縁は骨

**図1** 軟性コルセット

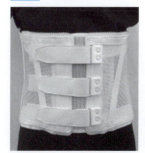
a. 前面

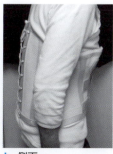
b. 側面

**図2** 硬性コルセット（モールド式）

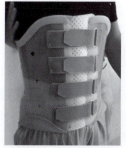
a. 前面

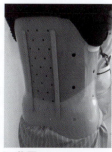
b. 後面

盤帯と同じレベルとし，座位をとった際に大腿部に食い込まないようにする。上縁は，胸腰椎装具では前面でバストを覆い胸骨上切痕の下3cmまで，後面で肩甲骨の1/3を覆う高さとする場合が多い。腰椎装具の場合は前面で剣状突起の下3～4cm，肋骨下縁を覆い，後面では肩甲骨下角の下3～5cm程度とし，患部となる椎体をしっかり覆う高さとする。ただし，医師の処方や罹患した脊椎レベルによって上縁の高さは変更される。

### 適応疾患
- 腰痛症

### 硬性コルセット（モールド式装具，図2）

体幹をギプス採型し，陽性モデルを基に熱可塑性プラスチックを成形（モールド）して製作する。既製品の装具と比べて，身体にフィットするため適合性がよい。しかし，体幹部をプラスチックで覆うため，通気性に問題がある。空気孔をいくつか設けることで緩和できるが，あまり多いと耐久性が低下する。

胸腰仙椎装具のなかで最も固定力があり，前後屈，側屈，回旋を制限する。より固定性を向上させるために，金属支柱などを装具の前面や後面に追加して補強する場合もある。モールド式は急性期に医師が施行する体幹ギプスと同様の固定性をもち，着脱を容易にするためにプラスチック製で，ベルトが取り付けられている。

### 適応疾患
- 脊椎外傷の保存療法
- 腰椎分離症
- 脊椎固定術の術後
- 側弯症
  など

### ジュエット型装具（図3）

装具の前面に胸骨パッド，恥骨パッドがあり，後面に背部パッドがある。これらのパッドは金属や硬質プラスチック製のフレームで連結され，3点固定の原理により胸腰椎の前屈を制限し，伸展位に保持させる。背部パッドの締め具合によって伸展位の角度を調整することができる。後屈や側屈，回旋方向への制動力は劣る。

### 適応疾患
- 圧迫骨折の保存療法

### スタインドラー型装具（図4）

スタインドラー型装具は，胸腰椎全体を金属またはプラスチックのフレームで覆う構造になっている。前方，後方，側方の3本の支柱で構成されており，さらに腸骨稜上縁を通るフレームによって二重骨盤帯となり，剛性が強化され

ている。剛性が大きい分，体幹の前後屈や側屈，回旋とも制限効果が期待できる。

**適応疾患**
- 強固な固定を要する椎体骨折
- 脊柱（または椎体）破裂骨折

など

### ◻ テイラー型装具（図5）

　テイラー型装具の特徴として，後面の骨盤帯から2本の後方支柱が上方に伸び，肩甲骨の下1/3に肩甲間バンドが連結されている。前面には腹圧を高めるための腹部前当てがある。後方支柱の上端と肩甲間バンドの端は腋窩ストラップで連結され，バックパックのように背負う形状になっている。この形状によ

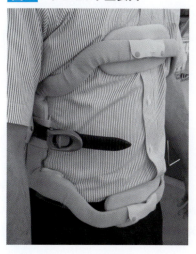

図3　ジュエット型装具

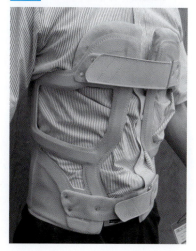

図4　スタインドラー型装具

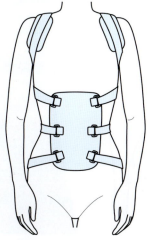

a. 前面

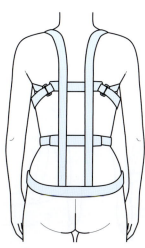

b. 後面

図5　テイラー型装具

り前屈を抑制する効果がある。

　胸腰椎移行部の前後屈を制限する効果はあるが，側屈や回旋の動きを抑える効果は少ない。

### 適応疾患
- 椎体圧迫骨折
- 胸椎後弯症

## 腰椎装具の種類

### ウィリアムス型装具（図6）

　側方支柱，および側方支柱から骨盤帯へ向かって斜めに走る支柱で構成された金属フレームが後面にあり，前面にある腹部前当てがフレームから伸びる4本のベルトで連結されている。上方に胸椎バンドがあるが側方で可動するため前屈が許容されている。一方，後屈や側屈は制限されている。

　装着目的は，腰仙椎部の支持と制動，および腰椎前弯を抑制して軽度前屈位を維持することであり，腰部脊柱管狭窄症の治療に有効とされている。腰椎屈曲位の維持と脊柱の安定化により，間欠性跛行や腰痛，下肢痛の改善が期待できる。

### 適応疾患
- 腰部脊柱管狭窄症
  など

### 半硬性コルセット（図7）

　硬性コルセットと比べて軽量かつ簡便なため，患者の装着コンプライアンスは良好である。前面は軟性コルセット，後面は硬性コルセットと同様の構造になっている。採型して製作するため身体にフィットし，適合性がよい。後屈制

**図6　ウィリアムス型装具**

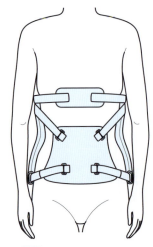

a. 前面

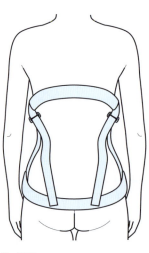

b. 後面

**図7　半硬性コルセット**

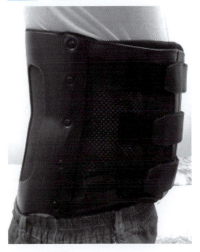

限が目的のため，後方下端のプラスチックのトリミングラインを，通常より下方へ延長するか，後面に金属支柱などを追加して補強する場合もある。

**適応疾患**

- 腰椎分離症またはすべり症で後屈制限が必要な症例

## 仙腸装具

仙腸装具は骨盤の仙腸部を覆うものであり，軟性の材料で製作される場合が多い。運動制限ではなく，仙腸関節の固定や腹圧上昇，保温などを目的として装着する。

**適応疾患**

- 骨盤外傷や骨盤輪不安定症に伴う骨盤痛
- 仙腸関節痛

---

【文　献】

1) 川村次郎 ほか 編：義肢装具学 第2版，医学書院，2001．
2) 三上真弘 ほか 編：最新義肢装具ハンドブック，全日本病院出版会，2007．
3) 加倉井周一 ほか 編：新編 装具治療マニュアル，医歯薬出版，2000．
4) 日本義肢協会 編：義肢・装具カタログ，日本義肢協会，2014．

# 4 | 側弯症装具

宮内博之

## 側弯症について

側弯症には，幼児期・学童期・思春期側弯症があり，なかでも思春期の女性に発症する側弯症が多い。そのため，患者自身やその家族への配慮，丁寧な対応が求められる。

側弯症を変形の原因別に分類すると，機能性側弯症と構築性側弯症に分けられる。

機能性側弯症は弯曲の原因が脊椎以外にあり，その原因を取り除くと自然に改善する。側弯の程度やねじれが軽度のことが多く，疼痛や脚長差，不良姿勢などが原因として挙げられる。脚長差を補う下肢の補高や股関節の屈曲拘縮の除去，姿勢の矯正などで症状が改善に向かう場合が多い。

一方，構築性側弯症は機能性側弯症に比べて変形の度合いが大きく，側弯が中程度から重度であり，大きなねじれも伴うことが多い。側弯症の80％程度を占めるとされる特発性側弯症は，この構築性に分類される。特発性とは原因が不明な側弯症を指し，遺伝性の要因など原因を追究する研究が行われている。このほかに，先天性側弯症，神経原性側弯症，筋原性側弯症などが構築性側弯症として挙げられる。

### 側弯症装具

側弯症の治療に装具を用いることが多くなったのは，X線画像により経時的に側弯の程度を評価できるようになったためである。特にミルウォーキー型装具には科学的にさまざまな検討が加えられ，一定の効果があることが実証されている。

ミルウォーキー型に対して，より外観の優れた装具であるアンダーアーム型装具がある。名前のとおり腋窩下から骨盤帯までを覆うため，着衣時に衣服の外へ突出することはなく，患者の受け入れも良好なため現在の装具療法の主流になっている。しかし，頂椎[*1]が第7胸椎より上方（頚椎側）にある場合は，原則としてミルウォーキー型装具の適応となる。

### 側弯症装具の適応

側弯症の治療は，保存療法と手術療法の2つに大別される。保存療法のなかでも装具療法は重要な治療法の一つである。しかし，装具による変形の矯正と

---

*1 頂椎：脊柱の側弯変形において，カーブの頂点にある椎体。

その維持は大変難しく，主に変形の進行を抑制する目的で装着する。側弯変形の部位や程度（Cobb角[*2]など），カーブパターン，骨の成熟度などを検討し，装具療法の方向性を決める。

　Cobb角が30°～40°の側弯変形，または30°以下でも骨が未成熟な場合に，装具療法の適応となる。Cobb角が45°～50°以上になると，手術療法を検討しなければならない。前述のように，第7胸椎以上の胸椎カーブにはアンダーアーム型装具では矯正力が少なく，ミルウォーキー型装具の適応となる。この装具は頚椎から骨盤帯までを覆い，衣服を着ていても襟元から突出するため，外観上問題がある。側弯症の好発年齢である思春期の女性には大きな抵抗となり，装着のコンプライアンスは非常に低下する。装具を処方する際には，生活環境を考慮することを前提として，インフォームドコンセントに十分な時間を割き，患者本人の同意や家族の協力が必要不可欠である。

　骨の成熟度にもよるが，装具療法の適応となると，原則として入浴時以外，就寝時も含め終日装着となる。しかし，思春期の女性にとっては，身体的負担はもとより，精神的負担が大きい。装具に対するコンプライアンスを注意深く観察しながら，適切な装着時間を設定するべきである。具体的には，学校の体育の授業や部活動の際は装具除去を認めるなどである。装着拒否の度合いが強い場合は，学校では装着せずに自宅限定での装着を許可する場合もある。もちろん長時間の装着が望ましいが，困難な状況では装具の効果やEBM（evidence-based medicine）を十分に説明し，患者や家族の協力を得ることが治療上，非常に重要である。

### ■ ミルウォーキー型装具：ミルウォーキーブレース（図1）

　主にプラスチックを成型した骨盤帯を土台として，頚部に位置するネックリングへと続く前方支柱1本と後方支柱2本で構成されている。支柱に付属する胸椎パッド，腰椎パッドなどを当てることで，側弯の矯正を行う装具である。

　側弯の矯正は各パッドによる3点支持の原理で行われ，側弯だけではなく脊柱の回旋矯正にも作用する。胸椎パッドは下方の横長部分が側方から肋骨を介して矯正力を働かせるため，その高さは頂椎に相当する肋骨の高さに位置させる。また，縦長の部分は後方より肋骨隆起（rib hump）を押さえ，回旋方向の矯正を行う。腰椎パッドは，脊柱起立筋を介して後側方より腰椎の肋骨隆起を押す。

### ■ アンダーアーム型装具：ボストンブレース（図2）

　ミルウォーキー型装具で問題となる外観の改良やADLの拡充を目的に考案された装具である。骨盤帯を土台とし，上部は胸椎までの高さで，基本的にプ

---

[*2] Cobb角：側弯症の程度をX線像上で判断するための基準。通常，椎体は地面に対して垂直であり，椎体の水平線は地面に対してほぼ水平である。側弯症では椎体が横にカーブを描いており，そのカーブの最初と最後の椎体を終椎という。終椎の水平線を延長し，その線に対して直角の線を引く。それぞれの直角線の交わった角度がCobb角である。

**図1　ミルウォーキーブレース**

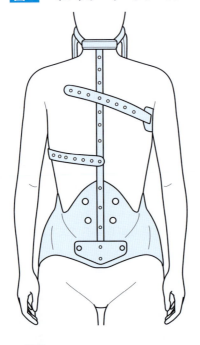
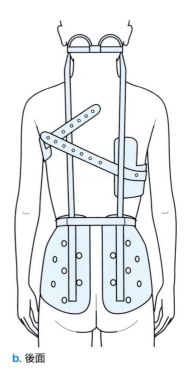

a. 前面　　　　　　　　　　　　b. 後面

**図2　ボストンブレース**

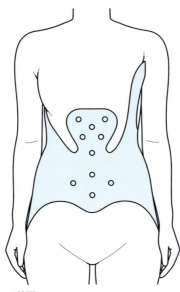
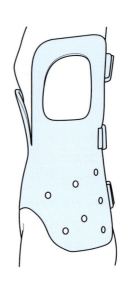

a. 前面　　　　　　　　　　　　b. 側面（凸側）

ラスチックをモールド加工したものが多い。ミルウォーキー型と比較すると矯正力は劣るが，装着者の受け入れがよいため，現在の主流となっている。

　基本的な矯正方法はミルウォーキー型と同様であり，3点支持の原理で側弯と回旋を矯正する。近年ではCAD-CAM（computer-aided design/computer-aided manufacturing）システムの向上によりX線画像を装具設計時にコン

ピュータ上で照合させ，どの椎体部位に矯正を施すのか，治療の戦略を立てて製作するケースもある。このシステムを使用することで製作のスピード化による短納期が実現し，ロスの少ない治療を行うことができる。

### ◼ アンダーアーム型：OMC型ブレース（図3）

側弯症の度合いによりボストンブレースでは対応できず，ミルウォーキー型装具に頼らざるを得なかった胸椎主カーブへ適応を広げるために，大阪医科大学（Osaka Medical College：OMC）にて開発された装具である。ミルウォーキー型装具がさまざまな理由で受け入れ困難な場合に有効な選択となる。

特徴として，装具本体で3点支持を行うことで主カーブへ矯正をかけ，加えて骨盤帯から側方に伸びた支柱と腋窩パッド（ソラシックパッド）によって胸椎カーブの矯正および脊柱バランスの改善を促している。腋窩パッドからの圧迫に対抗して頭頚部が正中線上に戻る反応を利用することにより，上位の側弯に対する矯正効果も期待できる。

**図3　OMC型ブレース**

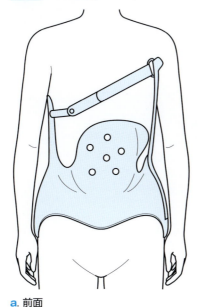
a. 前面

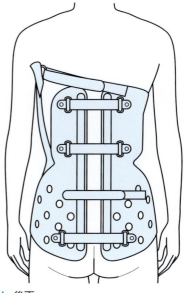
b. 後面

【文　献】
1）川村次郎 ほか 編：義肢装具学 第2版, 医学書院, 2001.
2）三上真弘 ほか 編：最新義肢装具ハンドブック, 全日本病院出版会, 2007.
3）加倉井周一 ほか 編：新編 装具治療マニュアル, 医歯薬出版, 2000.
4）日本義肢協会 編：義肢・装具カタログ, 日本義肢協会, 2014.

# 3章

# 下肢装具

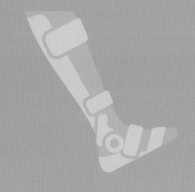

# 3章 下肢装具

## 1 下肢装具 総論：構造と部品

泉　美帆子，青木主税

### 下肢装具とは

　下肢装具とは，下肢に装着する装具である。例えば，脳卒中の後遺症としてよくみられる内反尖足では，立位や歩行時に足底の全面接地が困難になることがある。内反尖足の矯正を図り，足底を全面接地できるように使われる装具が，下腿から足部にかけて装着する短下肢装具（図1）である。内反尖足に併せて膝折れも生じている場合は，膝関節を伸展位で固定するように，大腿骨から足部にかけて装着する長下肢装具（図2）を使用する。
　このように，下肢装具は下肢の機能障害に対して治療やリハビリテーションの目的で用いられる。

### 下肢装具の目的

　下肢に関節不安定性や変形，疼痛，病的組織（骨組織，軟部組織），運動麻痺，筋力低下が存在していると，下肢での体重支持は困難となり，立位や歩行が障害される。下肢装具は，下肢が体重支持や立位・歩行という本来の役割を果たすために，種々の下肢機能障害を代償する目的で処方される。次に，下肢装具処方の目的を示す（図3～5）。

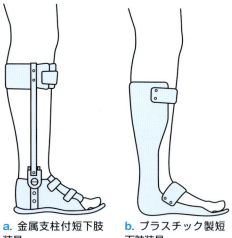

図1　下肢装具の例：短下肢装具
a. 金属支柱付短下肢装具
b. プラスチック製短下肢装具
（文献3より一部改変引用）

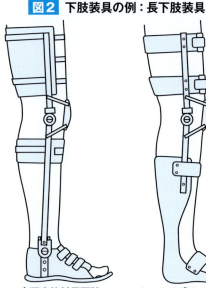

図2　下肢装具の例：長下肢装具
a. 金属支柱付長下肢装具
b. ハイブリッド長下肢装具
（文献3より一部改変引用）

1. 関節不安定性の改善
2. 変形の予防
3. 変形の矯正
4. 体重の支持
5. 免荷
6. 病的組織の保護
7. 失われた機能の代償または補助

## 下肢装具の基本構造と生体への作用

下肢装具処方の目的を達成するためには，装具に股関節，膝関節，足関節，足部といった各関節をコントロールする構造が必要である．生体の関節の運動は，関節を構成する骨が動くことで生じる．関節の運動をコントロールするためには，関節を構成する骨（肢）の動きをコントロールする必要がある．

### 下肢装具の基本構造

装具は生体の関節をコントロールすることが目的であるため，装具は基本的に，関節（継手），関節をつなぐ肢（支柱），装着するための支持部（半月や足

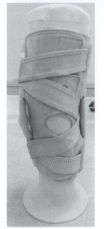

**図3** 関節不安定性予防，変形の予防・矯正機能をもつ膝装具

内反抑制膝装具。変形性膝関節症にみられるような，荷重時の膝関節外側動揺や内反変形を予防・矯正する

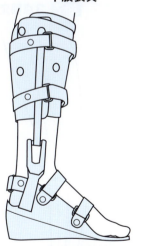

**図4** 病的組織の保護を目的とした短下肢装具

金属支柱付短下肢装具。アキレス腱断裂後の装具療法で用いる。ヒールを付け足関節底屈位に固定することで，アキレス腱を短縮位にして保護する
（文献5より一部改変引用）

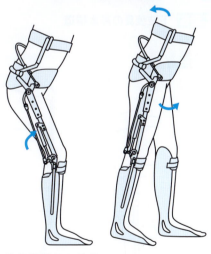

**図5** 失われた機能の代償・補助を目的とした長下肢装具

骨盤帯付長下肢装具advanced reciprocating gait orthosis（ARGO）。脊髄損傷による両下肢の運動麻痺に対する歩行再建で用いる。立ち上がり・交互歩行が可能となる
（文献1より引用）

部など）で構成される（図6）。装具は継手の上下にある支柱が継手を軸として動き，カフや足部によって動きを伝えている。

### 3点固定の原理

装具で生体の関節をコントロールする際には，目的とする関節と，関節を構成する2肢の計3点に力を与える「3点固定の原理」を基準とする（図7）。

すなわち，①力の作用点，②力の方向，③力の大きさ（力の3要素）が重要となる。

#### 装具における力の作用点・方向・大きさ

3点固定の原理による装具の固定力は，力学的なてこの原理に当てはめて考えることができる（図8）。

装具では，装具の支柱に加わった力（N）によってモーメント（M）が発生し，継手を軸とした回転運動が生じる。装具では，支柱を長くして力（N）を加える部位を継手から遠くすると，モーメント（M）が大きくなる。このモーメント（M）が大きければ継手での回転運動を起こす能力が大きいため，生体に作用する力が大きい装具となる。装具のモーメント（M）が関節の作り出すモーメント（M）よりも大きい場合，関節の変形矯正力や固定力の高い装具になる。

運動自由度が3度まである関節をコントロールするためには，力を加える方向を解剖学的な人体の面（矢状面・前額面・水平面）で考えていく必要がある。

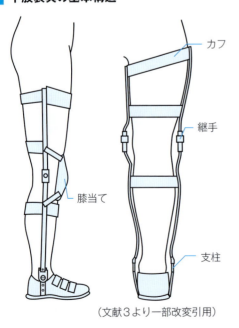

**図6** 下肢装具の基本構造

（文献3より一部改変引用）

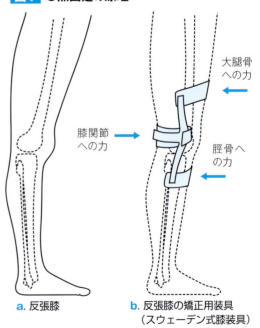

**図7** 3点固定の原理

a. 反張膝
b. 反張膝の矯正用装具（スウェーデン式膝装具）

膝装具の場合，目的とする関節は膝関節，関節を構成する2肢は大腿骨と脛骨である

（文献3より一部改変引用）

例えば，足関節の尖足を矯正する場合，装具で力を与える方向は矢状面内となる（図9a）。一方，足関節の内反を矯正する場合は装具によって力を与える方向は前額面内での方向となる（図9b）。

装具で下肢機能を補うためには，関節が動く力および動く方向と，装具の力を作用させる部位と大きさ・方向を合わせることが重要である。

## 下肢装具の継手

装具の継手を固定すれば支柱は動かず，3点固定の原理で固定すれば生体の関節運動は起こらない。これは，関節の安静・固定を目的とした場合に適している。継手の可動範囲を変えることで支柱の動く範囲を変更でき，関節の運動範囲をコントロールすることができる。

股関節，膝関節，足関節に相当する装具の継手は，それぞれ股継手，膝継手，

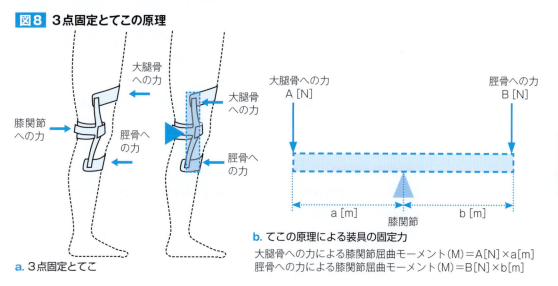

**図8　3点固定とてこの原理**

a. 3点固定とてこ

b. てこの原理による装具の固定力
大腿骨への力による膝関節屈曲モーメント(M)＝A[N]×a[m]
脛骨への力による膝関節屈曲モーメント(M)＝B[N]×b[m]

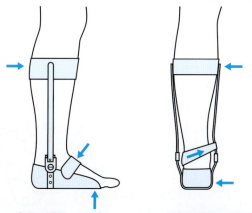

**図9　3点固定において力を加える方向：短下肢装具の場合**

a. 尖足の矯正：矢状面方向に力を加える

b. 内反の矯正：前額面方向に力を加える

（文献1より一部改変引用）

足継手という。各関節は運動自由度や可能な運動方向・範囲が異なるため，継手はその関節に適した構造となっている。

### ▢ 股継手（図10）

股関節の外側に位置する股継手を外側股継手といい，遊動式，リングロック式（輪止め式）外転股継手という種類がある。これらは，股関節の屈伸・内外転・内外旋をコントロールする。

大腿内側に位置する内側股継手は対麻痺者に用いられるもので，左右の長下肢装具を連結して交互歩行を再建する目的で用いる。

### ▢ 膝継手（図11）

膝継手には，膝関節屈曲・伸展のみが可能な遊動式，屈曲・伸展も固定できるロック式，ロック機能はもたず膝折れを防止するオフセット式などがある。

ロック式には完全伸展位で固定できるリングロック式やスイスロック式，特定の角度で固定できるダイヤルロック式やファンロック式などがある。

オフセット式は，支柱よりも後方に継手を配置することで膝折れを防止する機能をもつ。

その他の構造をもつ継手として，スリーウェイジョイントや多軸式などがある。

### ▢ 足継手（図12）

足継手には，足関節の運動を止める固定（制限），運動を止めない遊動，運動に抵抗を加える制動という機能がある。

固定では，2方向固定とすれば足関節の運動は生じない。1方向のみを固定すれば，反対方向は遊動となる。

また制動は，運動を止めようとする装具の力よりも生体の力が強いときに生

**図10 股継手の種類**

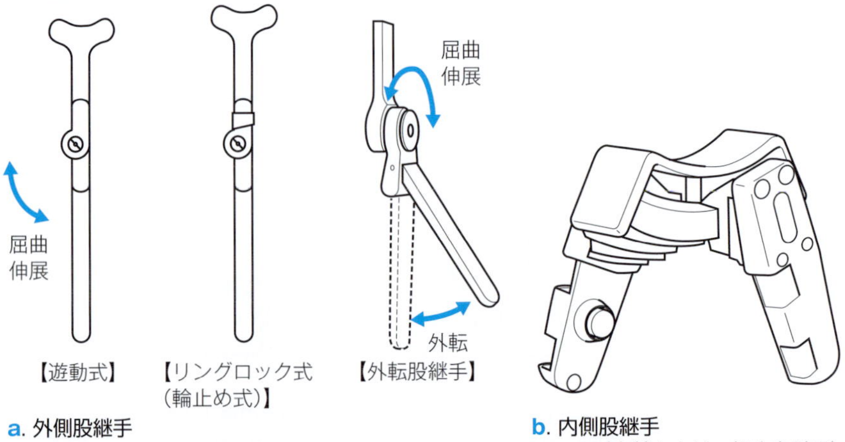

a. 外側股継手　　【遊動式】　【リングロック式（輪止め式）】　【外転股継手】

b. 内側股継手

（文献1より一部改変引用）

## 1 下肢装具 総論：構造と部品

じる仕組みになっている。力を弱めれば継手は設定角度に戻るという補助の機能ももつ。したがって，制動は補助と対になっている機能ともいえる。

### 図11 膝継手の種類

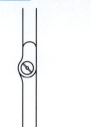
a. 遊動式

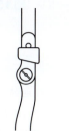
b. リングロック式（輪止め式）

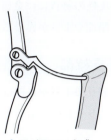
c. オフセット式　d. スイスロック式

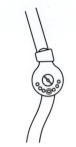
e. ダイヤルロック式

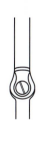
f. ファンロック式

g. 多軸式

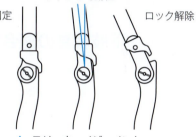
h. スリーウェイジョイント

（文献1，2より一部改変引用）

### 図12 足継手の種類

a. 固定式

b. 遊動式

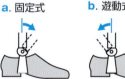
c. 後方制限

d. 前方制限

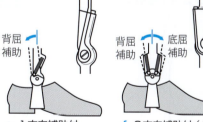
e. 1方向補助付（クレンザック継手）
補助はバネの反発力による

f. 2方向補助付（ダブルクレンザック継手）
補助はバネの反発力による

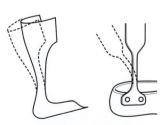
g. たわみ式継手

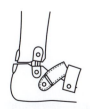
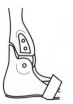
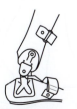
h. プラスチック支持部に埋め込んで使用する継手

（文献7より一部改変引用）

### ■ 支柱

装具の支柱は，生体では関節運動を構成する骨（肢）に相当するものであり，継手と一体となって関節運動を作り出すという重要な役割を担う。

支柱の材料には金属，プラスチック*，カーボン（図13）がある。材質により剛性や重さが異なる。

### ■ 支持部

装具の半月や足部は，継手と支柱によって生じた運動を伝えるために，生体に装具を装着するための部品である。支持部には半月や足部，骨盤帯，膝当て，カフベルト，ストラップ，歩行あぶみなどがあり装具の力を伝えている（図6参照）。

## 下肢装具の適合判定

装具は生体に装着して体表に力を伝えるものである。理想とする下肢機能の実現に必要な力より装具の力が弱いと，下肢機能を補えず目的を達成できない。一方で，装具の力が強すぎると過剰な力がかかり，不快感や創などが生じてしまう。装具の使用にあたっては，使用者にとって適切な構造となっているかを判定することが重要である。この判定作業を適合判定という。

適合判定の項目を表1に示す。金属支柱付装具の場合は，継手・支柱・支持部の位置を視診・触診によって適合判定する（図14）。

### 図13 カーボン製長下肢装具

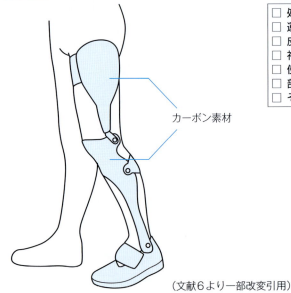

カーボン素材

（文献6より一部改変引用）

### 表1 適合判定チェックリスト

□ 処方したとおりの装具であるか
□ 運動・動作時に理想とする下肢機能が得られたか
□ 皮膚に発赤・創などがないか
□ 神経・血管を圧迫していないか
□ 使用者の受け入れは良好か
□ 部品に破損や不具合はないか
□ その他

\* プラスチック製短下肢装具は，支柱と支持部が一体化した構造といえる。

## 1 下肢装具 総論：構造と部品

**図14** 金属支柱付下肢装具の適合判定

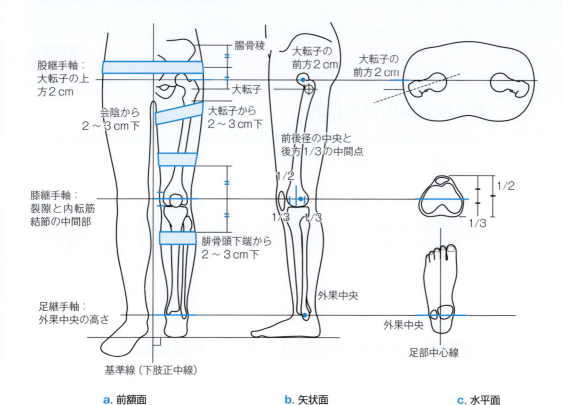

a. 前額面　　　b. 矢状面　　　c. 水平面

（文献1より引用）

【文 献】
1）日本義肢装具学会 監：装具学 第3版, 医歯薬出版, 2003.
2）川村次郎 ほか 編：義肢装具学 第4版, 医学書院, 2009.
3）日本整形外科学会, 日本リハビリテーション医学会 監：義肢装具のチェックポイント 第8版, 医学書院, 2015.
4）細田多穂 監：シンプル理学療法学シリーズ 義肢装具学テキスト 改訂第2版, 南江堂, 2013.
5）千住秀明 監：理学療法学テキストⅥ 義肢装具学 第2版, 神陵文庫, 2015.
6）牧野健一郎 ほか：下肢装具；成人－カーボン製下肢装具と継手付プラスチック短下肢装具. 総合リハビリテーション 33(10); 919-924, 2005.
7）日本整形外科学会, 日本リハビリテーション医学会 監：義肢装具のチェックポイント 第7版, 医学書院, 2008.

# 3章 下肢装具

## 2 長下肢装具

安倍恭子

### 長下肢装具の使用目的

　長下肢装具の主な役割は下肢の支持性を保障することであり，麻痺性疾患の急性期から回復期にかけて治療用装具として用いられることが圧倒的に多い。『脳卒中治療ガイドライン2015』において，発症後早期から装具を用いて積極的に立位，歩行訓練を行うことがグレードAで推奨されている[1]。重度の運動麻痺や感覚障害などで下肢の支持性が低下しているケースでは，セラピストの手による介助だけでは十分な量の立位，歩行練習を行うことは困難である。長下肢装具を使用して下肢支持性を保障し，身体のアライメントを調整することで，患者とセラピスト双方の負担が軽くなる場面を数多く経験する。

### 治療用としての長下肢装具に求められる機能

　治療用装具は，運動療法を効果的に行うためのツールであり，トレーニングの目的や回復の程度に応じて調節可能であることが求められる。具体的には，関節運動を固定・制限する機能だけではなく，遊動・制動・補助といった可動性を有していることが重要である。

　特に，長下肢装具を用いて歩行トレーニングを行う場合，大切なのは足継手の機能である。歩行の力学的なパラダイムとして「倒立振り子モデル」がよく知られており，この「倒立振り子」を振るためにはheel rockerの時期の前脛骨筋の遠心性収縮が重要であるといわれている。重度の運動麻痺を有する者ほど，この時期の前脛骨筋の収縮が得られにくい。これを補うためには，底屈制動の機能をもつ足継手を用いることが有効である。さらに，heel rockerに続くankle rockerへの移行で背屈が妨げられないことも必要である。さらに，長下肢装具から短下肢装具への変更だけではなく，長下肢装具の大腿部カフがセパレートになっていて，半分ほどの長さへの変更が双方向性に簡便に調節できる機能があれば，セラピストは装具の設定を変更しながら，さまざまなトレーニングを行うことが可能になる（図1）。

## 2 長下肢装具

#### 図1 当院で備品として使用している装具

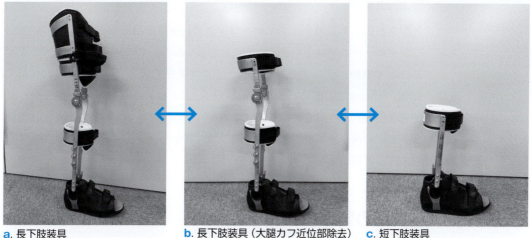

a. 長下肢装具　　b. 長下肢装具（大腿カフ近位部除去）　　c. 短下肢装具

- 簡単に長さの変更が可能。大腿部に歩行介助用ループを装着している
- 膝ダイヤルロック，足継手GS＋ダブルクレンザックを使用

## 継手

### 足継手

底屈制動機能を有する足継手としては，ゲイトソリューション（Gait Solution：GS，川村義肢株式会社）やRAPS（remodeled adjustable posterior strut，東名ブレース株式会社）などがある。

GSを選択した場合，対側にダブルクレンザックを採用することで，回復の程度やトレーニングの過程においてより安定性を重視したいときに，底背屈角度を制限することができる。

#### コラム　重度痙縮のある症例にゲイトソリューション（GS）は禁忌か？

GSの適応は「足関節底屈および内反筋群の痙縮が軽度から中等度」とされ，著明な痙縮のある症例には禁忌と記されている。臨床的にも筋緊張の著明な亢進を認めた場合は，底屈制限を選択することが多い。しかし，安静時の筋緊張の高さと動作時の筋緊張の高さは必ずしも一致しないとする報告もある。

阿部ら[2]によると，足関節底屈筋のModified Ashworth Scale 3の脳卒中例に対し，歩行時の下腿三頭筋の筋緊張を表面筋電図で評価したところ，全歩行周期を通してほとんど活動しておらず，その後GS足継手付長下肢装具を用いて積極的に歩行トレーニングを行ったところ，歩行周期に合わせた下腿三頭筋の筋活動を賦活できたとのことである。

このように安静時の筋緊張だけではなく，動作時の筋緊張を客観的に評価したうえで装具のタイプや継手を選択することは，大変重要なことである。

### 膝継手

　屈曲拘縮がある場合はダイヤルロック式膝継手を用いる。臨床の現場では，リングロック式膝継手を使用することが最も多い。この継手は，リングを上げることで遊動，リングを下げることで膝伸展位で固定できる。これに対してSPEX（spring assisted extension）膝継手（アドバンフィット株式会社）は，膝関節0°～60°の範囲でコイルスプリングによる伸展補助が可能であり，より細かく膝の自由度を調整できる。膝継手は，費用や長下肢装具の使用期間を考慮したうえで採用する。

## 長下肢装具の製作について

　できるだけ早期から装具を用いた立位，歩行訓練を開始するためには，急性期病院および回復期病院に備品として長下肢装具を常備しておくことが必須と考える。長下肢装具の使用は，短下肢装具にカットダウンするまでの一定期間に限定される場合が多いことから，長下肢装具の製作は行わず，備品を使用してトレーニングを行い，ある程度必要な機能を見極めてから短下肢装具を処方するという考え方もある。しかし，製作した装具のほうがもちろん適合はよく，より適切にアライメントを調整することができる。患者本人用に製作した長下肢装具と備品の長下肢装具を比較すると，歩行時の筋活動は本人用の装具のほうが高い傾向にある[3]。さらに，本人用の装具があれば，理学療法場面以外でも使用が可能というメリットもある。

　本人用の長下肢装具を製作するかどうかは，備品の適合の程度，予想される使用期間，立位，歩行練習を積極的に行うことができる状態かどうかなどを検討する必要がある。また，患者本人や家族が装具製作について十分理解・了承していることはもちろん重要である。

　装具は，製作開始から7～10日間程度で完成する。装具の処方はリハビリテーション専門医が行う場合もあるが，どの施設にも専門医がいるとは限らず，セラピストの判断に委ねられる部分が大きい場合もあると思われる。しかし，装具の処方にあたっては身体機能だけではなく，予後予測，転帰先，経済面なども考慮する必要があり，主治医，担当セラピスト，義肢装具士，ソーシャルワーカーなど多職種でのカンファレンスによって検討することが望ましい。

## 実際のリハビリテーション

### 立位

　急性期には十分なリスク管理を行いながら離床を進め，立位訓練を開始する。
　立位訓練の開始時期として「座位保持が安定してから」とする意見もあるが，必ずしもその必要はない。むしろ，端座位保持が困難な場合でも，長下肢装具で下肢の支持性を保障したうえで昇降式ベッドを利用すると，容易に立位訓練を実施できるケースにしばしば遭遇する（図2）。これは，立位のほうが骨盤を垂直位に保持しやすいことと，股関節伸展位で足底荷重することで，大腰筋の作用で体幹が後方に倒れないようにする抗重力姿勢保持システムが働くためとされている[4]。早期の立位訓練では，廃用を防ぐために十分な量を提供しつつ，抗重力活動の基盤となるべき姿勢制御をトレーニングすべきである。長下肢装具を使用して麻痺側下肢の支持性をある程度装具に委ねることができれば，セラピストは体幹や股関節へのアプローチがしやすくなる。この時期の立位訓練では安定性の確保が重要であり，膝はリングロック式膝継手などで伸展位で固定し，足関節はダブルクレンザック式足継手で角度を制限した状態で行う。運動麻痺が重度で股関節周囲の固定性が著しく低下しているケースでは，足関節の動作は底背屈とも制限した状態で開始するほうが容易である。

### ステップ

　立位訓練を開始したうえで状態が安定していれば，可及的速やかに歩行訓練を開始する。その準備として長下肢装具を装着し，麻痺側下肢に荷重しながら股関節の運動を促すために，非麻痺側下肢の前後方向へのステップ練習を行うことも多い。立脚中期における最も重心が高いときの位置エネルギーの壁を，しっかり越えることができるよう介助する（図3）。はじめは小さい歩幅から開始する。それでも前後方向のステップが難しい場合は，横方向から開始することもある（図4）。

**図2　長下肢装具と昇降ベッドを用いた立位訓練**

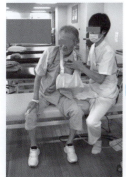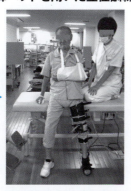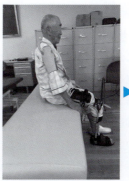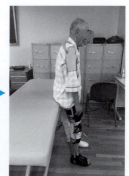

a. 正面から見た図　　　　　　　　　　　b. 横から見た図

### 図3　非麻痺側下肢の前後方向へのステップ

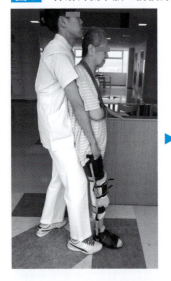 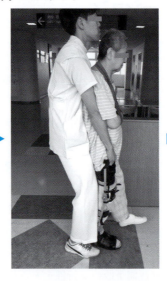 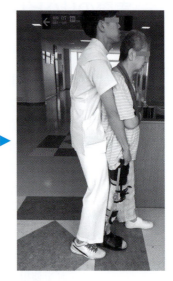

### 図4　非麻痺側下肢の横方向へのステップ

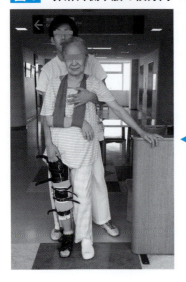 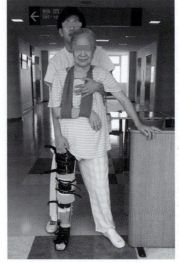

備品の長下肢装具を使用してステップ練習を行っている。膝はダイヤルロック式膝継手、足部はGSとダブルクレンザック式足継手を使用している。
この症例では、膝関節伸展位固定、足関節底屈制動（GSの油圧による）、背屈遊動としている

## 歩行

### 歩行の制御機構

これまでの片麻痺患者の歩行訓練は、平行棒やサイドケインを使用した麻痺側先行揃え型歩行から開始し、徐々に補助具を四点杖やT字杖に変え、3動作から2動作歩行に進めていくという方法が一般的であった。しかし近年、歩行の神経メカニズムが解明されてきたことによって、歩行訓練の進め方も変化している。

歩行の制御機構には、歩行の開始や停止、障害物の回避などにかかわる「随意的な」制御機構と、定常的でパターン化された歩行運動としての「自動的な」

制御機構がある．前者には大脳皮質や基底核が関与しているのに対して，後者の機構の基盤は脳幹と脊髄に存在する．特に，歩行のリズムやパターンを生成する central pattern generator（CPG）は，脊髄に存在することが知られている．

「随意運動の障害」が主体の症例では，より「自動的な」機構を利用した歩行練習から開始することが適切である．CPGを賦活するためには，麻痺側下肢への荷重負荷とリズミカルな股関節の屈曲伸展運動が必要である．この2つを成し遂げるためには，底屈制動の機能を有し，背屈を制限しない長下肢装具が有効である[5]．長下肢装具を使用して2動作前型歩行を行うことで，随意運動が困難な重度の片麻痺患者でも，歩行周期に合わせた下肢の筋活動が賦活することが示されている[6]．

### 歩行補助具

歩行補助具は，求める歩行訓練に合わせて使用を検討するとよい．例えば，リズミカルな歩行を求める場合は，手すりや杖に過剰につかまって寄りかかってしまったり，pusher現象*の影響で麻痺側へ姿勢が崩れてしまったり，あるいは慣れない杖を使用することで二重課題になってしまうようなときは，補助具などは使用せず上肢フリーとしてセラピストが必要な姿勢コントロールを介助するとスムーズである．

ただ，セラピストの介助に姿勢コントロールを預けてしまう症例を経験することがある．その状態が続けば，患者が「自分でコントロールしなくても歩くことができる」という学習をしてしまう可能性もあり，あくまでも「必要な分だけ」介助することが大切であろう．

姿勢コントロールも含めて，より随意的で意図的な歩行の練習を求める際は，患者の歩行の安定性に応じて平行棒やサイドケイン，四点杖，T字杖などの各種杖を使用する．

> **コラム**
> 
> ### 装具を「つけっぱなし」にしない
> 
> 治療用装具を用いて歩行トレーニングを実施している期間においても，装具を使用しない歩行の状況を確認することは重要である．支持性の低下により長下肢装具を使用している場合でも，膝のロックを解除して体重を支えてみるべきである．むやみに固定を続け，装具にもたれることを覚えてしまうと，固定部位を「使わないこと」を学習する可能性がある．

---

＊ pusher現象：あらゆる姿勢で麻痺側へ傾斜し，非麻痺側上下肢で床や座面を押して，正中にしようとする他者の介助に抵抗するという特徴的な現象．脳卒中急性期にみられることが多い[4]．

### ■ 長下肢装具のメリット

　長下肢装具の最大のメリットは，下肢の支持性を保障できる点である．意識障害や重度の運動麻痺で下肢の支持性が著しく低下している場合でも，長下肢装具を装着して身体のアライメントを適切に調整し，安定性を保障することで，抗重力的な介入を積極的に行えるようになる．急性期からの立位荷重は，覚醒の促進や廃用症候群の予防に非常に効果的である．

### ■ 長下肢装具のデメリット

　長下肢装具のデメリットとして，重さがあるため（当院備品の長下肢装具は約1.5 kg）麻痺側振り出しの際に，いわゆる分回しや非麻痺側への過剰な体幹の側屈，非麻痺側での伸び上がりなど，過剰な代償動作を招く場合があることが挙げられる．

　この対策として，大腿カフに介助用ループを取り付けると，セラピストが振り出しの制御を介助しやすくなる．また，麻痺側下肢の振り出しを容易にするための工夫として，非麻痺側を補高する場合もあるが，筆者の印象としては，脚長差がない状態であれば多くの場合，補高までは必要ないと考えている．

## 長下肢装具のカットダウン

　長下肢装具から短下肢装具へカットダウンする際の条件は，立位・歩行中における麻痺側の単脚支持期に膝折れや著明な膝関節の過伸展がないことである．膝継手のロックを外した歩行でそれらが出現しなければ，短下肢装具へカットダウンしていく．当院で使用している備品および本人用に製作する長下肢装具は大腿部カフがセパレートになっているので，まずは大腿部を短くして股関節の自由度を上げた状態で股関節周囲の固定性を確認してから，短下肢装具へカットダウンすることが多い．

　短下肢装具へカットダウンした後も，踵接地がしっかり得られない，接地時に膝伸展が保持できない，立脚中期以降に股関節が後方へ残る，または歩行補助具に過剰な体重支持やバランス制御を委ねているような場合は，いったん長下肢装具に戻し，麻痺側股関節や非麻痺側の姿勢制御のトレーニングを行う．それらの諸問題が改善したら，本格的に短下肢装具へカットダウンする．

# 症例紹介

## 症例の基本情報(表1)

**表1** A氏の基本情報

| 年齢・性別 | 60歳代，男性 |
|---|---|
| 診断名 | 両側被殻出血 |
| 家族構成 | 妻，息子2人との4人暮らし |
| 病歴 | ・左片麻痺と意識障害で発症，救急搬送<br>・病院到着時JCS I-2，重度の左片麻痺と感覚障害を呈していた<br>・CT上，右被殻出血（CT分類IVb，60 mL），左被殻にも亜急性期の小さな出血（CT分類I）を認め（図5），同日，右被殻に対して内視鏡下血腫除去術施行<br>・発症後17日目，当院回復期リハ病棟に転院。前院では，車椅子乗車での離床，備品の長下肢装具を使用した立位訓練まで実施 |

JCS：Japan Coma Scale

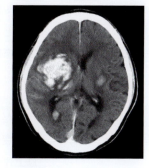

**図5** A氏の発症時CT所見

## 初回評価

初回評価の結果を**表2**に示す。

軽度の覚醒障害が残存しており，易疲労状態を認めた。重度の運動麻痺と感覚障害，姿勢定位障害さらに左側空間無視を呈し，ベッド上ギャッチアップや車椅子座位でも姿勢の崩れが目立った。

基本動作およびADLは，全般的に介助を要していた。手すりを使用すればなんとか立位保持が可能であったが，麻痺側下肢はまったく支持性が得られない状態であった。

A氏は4人家族だが，ほかの家族は日中，仕事で留守にするため，屋内移動自立での自宅退院を目標とした。

**表2** 初回評価

| BRS | 上肢II，手指II，下肢II |
|---|---|
| 感覚障害 | 表在，深部とも重度鈍麻，遠位では脱失 |
| SIAS | 29点：麻痺側運動機能（SIAS-Motor）上肢2-1，下肢2-2-0 |
| 姿勢定位障害 | pusher現象あり，SCP 3.5点 |
| 高次脳機能障害 | 著明な左側空間無視 |
| FIM | 運動項目13点，認知項目18点，合計31点 |

BRS：Brunnstrom Recovery Stage
SIAS：Stroke Impairment Assessment Set（脳卒中機能障害評価法）
SCP：Scale for Contraversive Pushing
FIM：Functional Independence Measure（機能的自立度評価）

## 理学療法経過と装具製作

### 理学療法

転院翌日から，備品の長下肢装具を使用して介助歩行訓練を開始した。備品の適合が比較的よかったため，本人用の装具製作はいったん保留とした。

平行棒などを使用するとpusher現象の影響で姿勢の崩れを招いてしまい，リズミカルな歩行誘導も困難であったため，手すりや歩行補助具は使用しないこととした。

麻痺側股関節の固定性は非常に乏しく，さらに非麻痺側の立脚相で下肢の上にしっかり体幹を乗せていくことができず，体幹の屈曲や側屈の傾向があったため，セラピストが後方から密着し，体幹のアライメントを整えながら介助を行った（図6）。

易疲労のため初日は20 mに留まったが，2週後に100 m，4週後には300 m以上連続して練習が可能になった。理学療法では，歩行トレーニングのほかに，立ち上がり－着座練習，長下肢装具装着での立位バランストレーニングや非麻痺側下肢のステップ練習などを実施した。

### 装具製作

発症から約5週間でSCP 1.5点となり，pushingによる動作への影響がほぼみられなくなったため，手すりや四点杖を使用した歩行練習も開始した。

この時点でも麻痺側股関節の固定性は乏しく，長下肢装具の膝のロックを解除すると著明な膝折れを認め，今後も長期間にわたり長下肢装具を使用した練習が必要になることが予想された。そこで，より適合のよい装具で十分な量の練習が可能になるよう，本人用の長下肢装具（図7）を製作した。製作にあ

**図6　セラピストによる後方介助での歩行訓練**

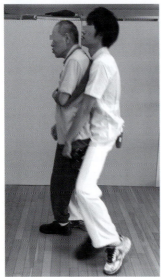

A氏は左脚に長下肢装具を装着している。セラピストが装具の上部を左手でつかんで介助している

たっては，主治医，理学療法士，義肢装具士，ソーシャルワーカーが参加したカンファレンスを行い，予後予測や必要な装備，自己負担の費用などを検討した。

屋外で四点杖歩行練習を行うことも可能になった（**図8**）。11週で股関節の固定性に改善が得られてきたため，短い大腿カフへカットダウンし階段昇降訓練を追加した。その後1週間ほどで著明な膝折れはみられなくなったため，膝のロックを解除しての歩行訓練の量を徐々に増やしていった。13週後，初め

**図7** A氏に製作した長下肢装具

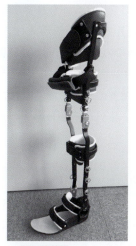
a. 長下肢装具

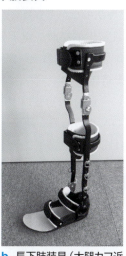
b. 長下肢装具（大腿カフ近位部除去）

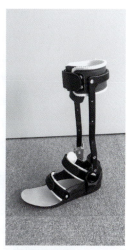
c. 短下肢装具にカットダウンしたところ

膝リングブロック，足継手GS＋ダブルクレンザック使用足部は，屋内で使用しやすいようにモールドとした

**図8** 短下肢装具での屋外歩行練習

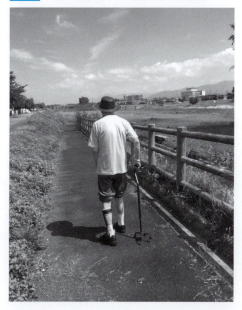

ての自宅外出に同行訪問した．自宅退院までに階段，段差昇降や狭い場所での方向転換，床からの立ち上がりなどを獲得する目標を確認した．

### ■ 短下肢装具へのカットダウン

短下肢装具へのカットダウンは，15週目より試行した．しかし，麻痺側膝関節屈曲位での接地や，四点杖への過剰な依存傾向を認めた．このため，長下肢装具の状態でセラピストのハンドリング下での踵接地を強調したステップ練習や，両側の片脚立位練習，2動作交互歩行練習を行い，アライメントの確認や麻痺側の筋活動を賦活してから短下肢装具での四点杖歩行訓練を行うなど，1回の理学療法のなかでも装具の長さを変えながら練習を継続した．

病棟の日常生活場面へ短下肢装具での歩行を導入できたのは，19週後であった．装具の着脱練習や狭い場所での歩行・方向転換練習，床からの立ち上がり練習を追加していった．

24週目に，退院に向けての環境調整のために自宅同行訪問を実施し，手すりや自室の家具の配置を調整した．屋外の不整地や坂の歩行訓練を重ね（**図8**），28週目に自宅退院となった．

### ■ 退院時評価

退院時の評価結果を**表3**に示す．短下肢装具，四点杖を使用して日中の病棟内歩行は自立となった．ADLは入浴，清拭に要介助，階段昇降に見守りを要する以外は自立もしくは修正自立となった．

退院時は身体障害者手帳申請中であり，手帳の取得後に，より生活場面に適した更生用装具を検討する運びになった．

本症例は，被殻出血により非常に重度な機能障害を呈していたが，退院時までに実用性のある歩行を獲得することができた．優先して解決すべき課題をトレーニングする目的で難易度を調整し，練習量を十分に確保するために長下肢装具が果たした役割は非常に大きかったといえる．ただし，治療用装具は装具そのものに治療効果があるわけではなく，セラピストの運動療法のツールとして効果を発揮するものであることを留意しておくべきである．

**表3** 退院時評価

| | |
|---|---|
| BRS | 上肢 III，手指 II，下肢 III |
| 感覚障害 | 表在，深部とも重度鈍麻，遠位では脱失 |
| SIAS | 36点：SIAS-Motor…上肢2-1A，下肢3-3-1 |
| 高次脳機能障害 | 左側空間無視軽度残存 |
| FIM | 運動項目56点，認知項目29点，合計85点 |
| 歩行速度（短下肢装具，四点杖） | 自由歩行：18.8 m/分，最大速度：27.3 m/分 |
| TUG | 32秒07 |
| 6分間歩行 | 120 m |

TUG：Timed Up and Go Test

## 装具の地域連携 【コラム】

現在の医療・福祉制度では，急性期，回復期，生活期とそれぞれのフェーズによって施設が機能分化されており，必然的に1人の症例のリハビリテーションを担当するセラピストも替わっていくことになる．筆者は現在，回復期病棟に勤務しているが，以前は急性期病棟に所属していた．その当時から，当院では急性期から積極的に長下肢装具を製作する方針であった．しかし，同地域の回復期病院および病棟がすべて同様の考えであったわけではなかった．転院先のリハビリテーション医が「治療用装具製作で患者に経済的負担を負わせるべきではない．できるかぎり備品で対応すべき」という考えであることを十分確認せずに患者の長下肢装具を製作して転院させたり，転院先が装具，特に長下肢装具はできるだけ使用せず歩行訓練を実施する方針で，転院後すぐに製作した装具を使わなくなったというケースも経験した．これでは，早期の装具製作がよりよい歩行訓練を展開できるとしても，「ひとりよがりな装具」になってしまう．リハビリテーションの地域連携の重要性は盛んにいわれているが，装具というツールを介してその重要性を強く感じている．筆者は，同じ地域で働くセラピストや義肢装具士と，ともに学び，考えることができる場として有志の研究会を立ち上げたが，各地域で装具連携の仕組みを作っていくことが必要と考えている．

【文　献】
1) 日本脳卒中学会 脳卒中ガイドライン委員会：脳卒中治療ガイドライン2015, 協和企画, 2015.
2) 阿部浩明 ほか：急性期から行う脳卒中重度片麻痺例に対する歩行トレーニング．理学療法のあゆみ 27(1), 17-27, 2016.
3) 大垣昌之：脳卒中患者に対する歩行機能再建と理学療法技術の検証．理学療法MOOK17 理学療法技術の再検証（福井　勉 ほか 編), 43-57, 三輪書店, 2015.
4) 吉尾雅春：装具療法．脳卒中理学療法の理論と技術 改訂第2版, 311-322, メジカルビュー社, 2016.
5) 増田知子：脳卒中リハビリテーションに下肢装具を用いる根拠．極める！　脳卒中リハビリテーション必須スキル（吉尾雅春 総監), 48-54, gene, 2016.
6) 大畑光司：中枢神経疾患に対する理学療法技術の変遷．理学療法MOOK17 理学療法技術の再検証 理学療法技術の再検証（福井　勉 ほか 編), 2-14, 三輪書店, 2015.

# 3 短下肢装具

安倍恭子

## 短下肢装具の適応

　長下肢装具に比べ，短下肢装具の適応は非常に幅広い。下垂足やある程度の足関節分離運動が可能な軽度の麻痺から足関節の随意運動がまったくできない重度の麻痺まで適応でき，また痙縮や感覚障害に関してもさまざまな程度の症例に適応できる。ただし，歩行中に膝折れや著明な膝関節の過伸展がある場合は，短下肢装具ではなく長下肢装具を使用する。また，裸足歩行で遊脚相にトウクリアランスを保つことができ，踵接地が可能で，立脚相に足関節側方安定性が保たれていれば短下肢装具は不要となる。座位や静止立位で足関節の随意運動が十分にできる場合でも，姿勢調節の問題や重度の感覚障害があり，歩行中の足部のコントロールが困難な場合，短下肢装具を使用すると歩行の安定性を改善できるケースもある。

　短下肢装具は非常に種類が多く，継手だけでも15種類以上あり，材料やトリミングラインの違いを含めると50種類以上になるといわれる[1]。それらの機能や適応をすべて把握することは難しい。セラピストに求められるのは，患者の状態を十分に把握し，どのような機能を装具に求めるのかを，明確に義肢装具士に伝えることである。

　装具選択のフローチャートを紹介している書籍や論文もあり[2,3]，それらも参考にしながら求める機能に応じた装具を選択する。いずれにしても，実際に使用して動作を確認することが必要であり，処方の際には評価用の装具を有していることが望ましい。

## 短下肢装具の役割

### ■ 短下肢装具に求められる機能

　才藤ら[4]は，「神経疾患の場合，装具の機能は自由度制約によって運動を単純化することで達成される」と述べている。運動麻痺や感覚障害などでコントロールが難しくなった下肢の関節運動を，装具によって単純化することでコントロールの難易度を下げ，歩行を援助する。

　短下肢装具で自由度の制御が可能な部位は足関節である。歩行において生じてほしくない内外反を抑制し，足関節を底背屈運動の1自由度に制約することで，側方安定性を保障する機能が重要である。底背屈運動のなかでも，①遊脚相におけるトウクリアランス確保のための背屈位保持，②立脚初期のheel rockerを再現するための底屈制動，③立脚中期から後期にかけての十分な背屈可動域といった機能が求められる[5]。

急性期から回復期にかけて，機能回復や歩行再建を図るための治療用装具として短下肢装具を用いる場合，機能や歩行能力の回復に応じて，制限角度や制動力を容易に調節できる必要がある。これらの条件を備えている装具として，油圧式の底屈制動機能を有するゲイトソリューション（Gait Solution：GS，川村義肢株式会社）を用いたものや，調節機能付後方平板支柱型短下肢装具（re-modeled adjustable posterior strut：RAPS，東名ブレース株式会社）などがある（図1）。

底屈制動機能を有する装具は，歩行時に動作時筋緊張が著しく亢進し，著明な内反尖足を呈する症例は適応外となる。また，底屈制動力を活かしてheel rocker機能を有効に使うためには，下腿を後傾，すなわち膝伸展位で踵接地ができる能力が必要であり，そのためのトレーニングが必須である[6]。

なお，従来多用されてきたプラスチック製で足継手を有さない，いわゆるシューホーンブレースでもトリミングにより「たわみ」を利用してある程度の底屈制動力や背屈可動域をもたせることが可能であるが，構造上，底背屈時に内外旋（ねじれ）を生じやすいことも知られている[7]。また，トリミングにより制動力を減じ，可動域を増加させていくことは可能だが，それは1方向性の調整であり，一度トリミングしたものを元に戻すことはできないため，機能的な回復や変化の大きい時期に処方するには不向きである。

## 更生用装具としての短下肢装具

機能回復がある程度のゴールに至った後に生活場面で使用していく更生用装具では，個々の生活場面や活動性により適した装具であることと同時に，できるかぎり関節変形や歩行能力低下を招くことがないような配慮が必要である。

重さや装着感，外観を気にかけるあまり，短く軟らかい装具を好む患者も少

**図1** GS付金属支柱短下肢装具（左）とRAPS（右）

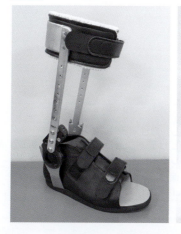 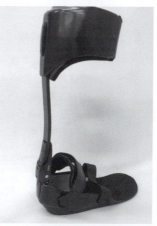

なくないが，安定性を保障できるだけの制限・制動力がない装具を処方すれば，歩行の不安定性や歩容の悪化，痙縮や変形などを招く可能性がある。

脳卒中片麻痺患者を対象とした調査で，治療用装具として制御力の小さい装具を処方した場合，生活期への移行後に歩容の悪化などを招き，更生用装具への移行時により制御力の強い装具が必要になるケースが多かったという報告もある[8]。特に，入院中に生活用装具を製作する場合は，病院内の平らで障害物のない廊下のような環境での直進歩行だけで判断せず，不整地や傾斜面，段差，狭い場所での方向転換など，患者の生活に必要となるさまざまな動作を実際に行いながら，十分に安定性の評価をする必要がある。

## 退院後の対応

退院後，患者の状態はさまざまに変化する可能性がある。むしろ長期的にみれば変化は必然である。退院後の通院，通所，訪問リハビリテーションや，自主トレーニングの継続によって機能や歩行能力が改善する場合もあるが，それらが十分に行われず活動性が低下したり，加齢や合併症などで機能，歩行能力が低下したりする場合もある。

いずれにしても，そのような変化によって装具が不適合になっていることに患者自身が気づくのは非常に難しい。できる限りセラピストが定期的にチェックできる体制があることが望ましい。破損や不適合による皮膚への影響がないかどうかは，日常的に患者や家族がチェックできるよう指導が必要であり，それが難しい場合はケアマネジャーに確認を依頼するのも有効であろう。

## 症例紹介

### ■ 症例A：基本情報（表1）

A氏は，自宅退院後に痙縮が増悪し，装具不適合となった。その後の痙縮治療と装具の再製作なども含めて紹介する。

**表1** A氏の基本情報

| 年齢・性別 | 60歳代，女性 |
|---|---|
| 職業 | 主婦 |
| 診断名 | 橋梗塞（図2） |
| 家族構成 | 夫と2人暮らし |
| 病歴 | ・右片麻痺で発症し，急性期病院にて加療<br>・20病日でリハビリテーション目的で当院へ転院。前病院ではオルトップ®AFOを使用して平行棒歩行練習を行っていた |
| ADL | ・起居動作，座位保持，食事は自立もしくは修正自立<br>・それ以外のADLは要介助 |
| 移動 | 車椅子を使用 |

### 図2 A氏の3病日目のMRI像（拡散強調画像）

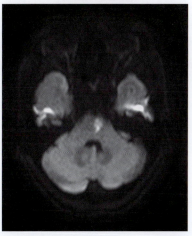

## 初回評価（表2）

### 表2 A氏の初回評価

| | |
|---|---|
| 覚醒度 | 意識清明，コミュニケーション良好 |
| BRS | 上肢Ⅲ，手指Ⅲ，下肢Ⅲ |
| SIAS | 48点：SIAS-Motor…上肢 2-1c，下肢 4-3-0<br>※上下肢の遠位において運動麻痺が強い |
| 感覚障害 | なし |
| 高次脳機能障害 | なし |
| 足関節背屈可動域<br>（膝伸展位） | 0° |
| 筋緊張 | 低下 |
| 裸足歩行 | ・麻痺側下肢遊脚相：下垂足によるトウクリアランス低下，足先からの接地<br>・立脚相：骨盤の後側方への動揺 |

BRS：Brunnstrom Recovery Stage
SIAS：Stroke Impairment Assessment Set（脳卒中機能障害評価法）

## 入院中の理学療法介入と装具処方

### ◻ 理学療法

　病院備品のGS付金属支柱短下肢装具を使用して，手すりやT字杖を使用した歩行練習を開始した。この装具によって遊脚相のトウクリアランスは確保され，踵接地が可能となった。立脚相においても，金属支柱によって側方への動きが制約されることで，骨盤の後側方への動揺が軽減された。

　踵接地後に前方への滑らかな重心移動ができるように，セラピストが介助しながら歩行練習を行った。歩行練習以外には，立ち上がり‐着座練習，立位バランス訓練，ステップ練習などを行うとともに，歩行練習の進行に応じて階段昇降や病院周囲の屋外歩行練習を実施した。

### 装具製作

52病日目に本人用に装具を製作した。装具はゲイトソリューションデザイン（Gait Solution Design：GSD，川村義肢株式会社）を選択した。GSDは初期背屈角度を0°と5°の2つから選択できる。この初期背屈角度から，底屈方向へ18°程度の油圧による制動機能をもつ。ただし，角度制限機能はなく，痙縮が著明な症例は適応外となる。GSDは原則として，靴を履く仕様になっているため，屋内で靴を履かずに使用する場合は足部がずれやすい。

A氏は屋内でも装具を使用することが必要と考え，足部をモールドとした（図3）。この装具とT字杖を使用して，病棟内歩行自立となった。自宅外出訓練や，退院前訪問，手すりの設置などの環境整備を経て，71病日目に自宅退院となった。

## 退院時評価

A氏の退院時評価の結果を表3に示す。

筋緊張はModified Ashworth Scale（MAS）で足関節内反筋群1と，軽度の亢進を認めた。努力動作時に内反足を認める場面があったが，装具装着でコントロールできるレベルであった。

装具を装着時のBerg Balance Scale（BBS）は，病棟内自立のカットオフ値をわずかに上回る47点であった。

## 退院後の変化

週2回の外来理学療法および作業療法を継続していたが，急速に痙縮が増悪し，退院約1カ月後には内反足のため外果が支柱に当たるようになってしまった（図4）。このときのMASは足関節底屈筋群3，内反筋群2で，足関節背屈可動域（膝伸展位）は−10°，自由歩行速度は33.3 m/分，歩幅は40.0 cmに低下した。

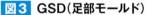

図3 GSD（足部モールド）

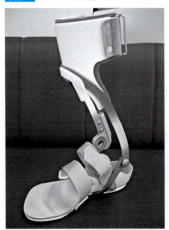

表3 A氏の退院時評価

| | |
|---|---|
| BRS | 上肢Ⅲ，手指Ⅲ，下肢Ⅲ |
| SIAS | 53点：SIAS-Motor…上肢 3-2，下肢 4-4-1<br>※上下肢の遠位において運動麻痺が強い |
| 筋緊張（MAS） | 足関節内反筋群：1 |
| BBS | 47点 |
| FIM | 117点：階段昇降…要監視，入浴…軽介助，その他…自立もしくは修正自立 |
| 自由歩行速度 | 41.4 m/分 |
| 歩幅 | 45.5 cm |

**図4** 外果が支柱に接触している

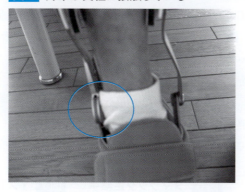

　痙縮増悪の原因として，退院時は真夏であったため，暑さにより自宅内では装具を装着せずに活動していた点と，不整地での散歩やショッピングカートを使用しての買い物，庭の草むしりなど，急速に活動が変化した点の2つが考えられた。

　Lamontagneら[9]の研究では，片麻痺者は歩行の際に，安定性低下の代償として同時収縮を行うことが示唆されている。A氏の場合，側方安定性の制御を欠いた裸足での活動，または装具装着下での活動のどちらにおいても，その時点でのA氏のバランス能力を上回るときに同時収縮を用いたが，その結果，過剰な筋収縮による足関節底屈や内反を招いた可能性がある。

### 痙縮治療と装具の変更

　退院後1カ月半の時点で，内反尖足と装具の不適合の改善を目的に，内・外側腓腹筋，ヒラメ筋，後脛骨筋，長趾屈筋に対してボツリヌス治療を行い，週2回の外来理学療法を継続した。理学療法プログラムとしては，腓腹筋の伸張性，足関節の背屈可動域を改善するため，振動刺激，徒手的な持続伸張，膝伸展位で非麻痺側の前後へのステップ練習を実施した。ステップ練習では，より確実に内反を制御するために，備品のGS付金属支柱短下肢装具と軟性膝装具を使用した（図5）。また，動作時の姿勢安定性不足が痙縮増悪の原因となったと考えられたため，両側の片脚立位練習や杖によるバランスの代償を行わない歩行練習を行った。これらを実施したところ，ボツリヌス治療後2週間で装具の不適合は改善し，MASや歩行速度も改善を認めた。

　しかし，ボツリヌス治療の作用が消失してくる3カ月程度で再度痙縮増悪を呈し，自宅で転倒，上腕骨を骨折してしまった。転倒・骨折による自信の喪失と冬季の寒さや積雪が重なり，活動性や歩行量は著しく低下した。

　1回目のボツリヌス治療から約3カ月半後に2回目を実施した。また，身体障害者手帳が交付されたので，更生用装具を製作した。装具にはGSDよりもしっかり内反尖足を制御する機能と，背屈は妨げない機能を求め，タマラック足継手付プラスチック短下肢装具とした。初期背屈角度は0°とした（図6）。

　その後，3回目のボツリヌス治療を実施し，週1回の外来を継続して，痙縮

はMASにて足関節底屈筋群1+，内反筋群1，足関節背屈可動域（膝伸展位）は5°，装具はGSDに戻すことができたが，内反の制御を補うためYストラップを追加した（図7）。歩行速度は40.0 m/分へ改善し，積極的に屋外活動もできるようになった。

A氏の治療をとおして，脳卒中発症から比較的早い時期，入院中に装具を製作する場合は，退院後の生活をできるだけ具体的に描き，それに応じた機能の選定，装着指導を行うこと，また実際に課題志向型のトレーニングを十分に行うことが重要であると痛感した。

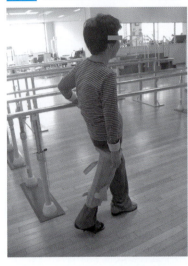

**図5** 膝伸展位でのステップ練習

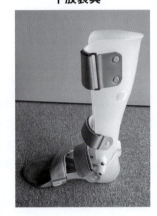

**図6** タマラック足継手付プラスチック短下肢装具

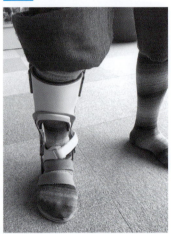

**図7** Yストラップ追加

## 症例B：基本情報（表4）

**表4** B氏の基本情報

| 年齢・性別 | 40歳代，男性 |
|---|---|
| 診断名 | 脳梗塞（中大脳動脈領域） |
| 家族構成 | 母親と2人暮らし |
| 病歴 | ・意識障害，左片麻痺で倒れているのを発見され救急搬送<br>・脳浮腫が強く外減圧術施行<br>・2カ月後に骨形成術施行され，発症から3カ月目にリハビリテーション目的にて当院転院（図8）。<br>・急性期病院では備品の長下肢装具を使用して立位歩行練習を開始し，短下肢装具へカットダウンして介助下四点杖歩行練習に至る |
| ADL | ・食事と起居動作は自立<br>・そのほかはすべて要介助 |
| 移動 | 車椅子を使用，移乗，駆動とも要介助 |

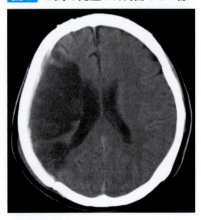

**図8** B氏の発症3カ月目のCT像

## 初回評価

B氏の初回評価の結果を**表5**に示す。

裸足での歩行では，麻痺側下肢遊脚相に内反尖足によるトウクリアランスの著明な低下，足先からの接地，立脚相には膝が過剰に伸展して膝および股関節が足関節よりも後方へ残る，いわゆるextension thrust patternを呈していた。備品のGS付短下肢装具を使用するとトウクリアランスは改善されるが，extension thrust patternは著明であった（**図9**）。

## 入院中の理学療法介入と装具処方

extension thrust patternの改善のためには，立脚相で股関節を伸展させ，前方への床反力作用点（center of pressure：COP，足圧中心）の滑らかな移動を促すトレーニングが必要であった。そのためには，短下肢装具よりも長下肢装具を用いて足関節をしっかり背屈させながら，股関節伸展を反復練習すべきと考えた。備品のGS付長下肢装具を使用したステップ練習や，後方介助歩行練習を重点的に実施した（**図10**）。

備品の適合が比較的よかったことや，すでに短下肢装具での歩行練習も可能になっていたことなどから，製作する装具は短下肢装具とした。痙縮はMAS 1＋程度で認めたが，トレーニング場面においてGSでコントロールができないような状況は認めなかったため，足継手はGSとした。ただし，時間経過や環境変化のなかで痙縮増悪の可能性も予測されたため，内反尖足の制御が十分

**表5** B氏の初回評価

| | |
|---|---|
| 覚醒度 | 意識清明，コミュニケーション良好 |
| BRS | 上肢Ⅱ，手指Ⅱ，下肢Ⅱ |
| SIAS | 26点：SIAS-Motor… 上肢 2-0，下肢 2-1-0 |
| 感覚障害 | 重度 |
| 高次脳機能障害 | 左半側空間無視，注意障害 |
| 筋緊張（MAS） | 足関節底屈・内反筋群：1＋ |
| 足関節背屈可動域（膝伸展位） | 0° |
| 裸足歩行 | ・麻痺側下肢遊脚相：内反尖足によるトウクリアランスの著明な低下，足先からの接地<br>・立脚相：extension thrust pattern |
| 自由歩行速度 | 13.6 m/分 |
| 歩幅 | 35.7 cm |

**図9** B氏の初回評価時の歩行

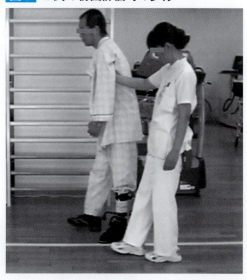

可能なように，両側金属支柱とダブルクレンザックを選択した（図11）。また，退院後自宅内で使用できるように，足部はモールドとした。入院から4週間後に装具が完成した。

介入開始から2カ月目までは，歩行練習では長下肢装具を多用し，訓練以外の移動では短下肢装具での四点杖歩行練習も進めていった。その後は自宅退院を想定して，短下肢装具と四点杖での歩行に加え，階段昇降，坂道歩行などを実施した。

装具の着脱の習得には約1カ月間を要した。自宅訪問，環境整備後，自宅外出および外泊訓練を繰り返し，転院から3カ月半，発症からは約6カ月で自宅退院となった。

### 退院時評価

B氏の退院時評価の結果を表6に示す。

筋緊張は亢進傾向で，MASでは入院時と変わらなかったが，段差昇降や屋外歩行などの動作時に尖足とクロウトウを呈する傾向にあった。extension thrust patternは改善が得られた（図12）。左半側空間無視や注意障害は残存し，左側の対象物につまずいたり，装具装着や着替えで失敗する場面があった。

### 更生用装具への移行

自宅退院後は，訪問および通所リハビリテーションを利用した。「自宅内で麻痺側を振り出す際につま先が引っかかることがある」との情報を得たので，特に訪問リハビリテーション担当のセラピストにはGSで内反尖足がコントロールできているかを観察し，コントロール困難な場合にはクレンザックで底

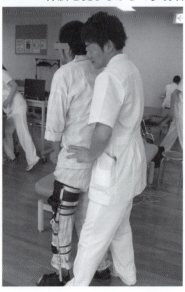

**図10** 長下肢装具使用下で股関節伸展を促しながらの歩行練習

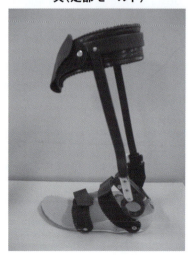

**図11** GS付金属支柱短下肢装具（足部モールド）

屈を制限してもらうよう依頼した。

　自宅や通所施設内での歩行は自立していたが，けいれん発作で2度の入退院，さらに冬季の寒さを経験した後，トウクリアランス低下が目立つようになった。特に自宅前の坂道を上る際に麻痺側振り出しが困難になり，底屈制限で装具を使用するようになったこともあり，退院後11カ月で更生用装具を製作し，タマラック足継手付プラスチック短下肢装具処方となった（**図6**参照）。B氏からは「軽くて振り出しが楽になった」という感想が聞かれた（**図13**）。その後は訪問・通所リハビリテーションを継続しながら，職業訓練を検討した。

### 表6　B氏の退院時評価

| | |
|---|---|
| BRS | 上肢Ⅲ，手指Ⅲ，下肢Ⅲ |
| SIAS | 32点：SIAS-Motor…上肢 2-1A，下肢 3-2-0 |
| 高次脳機能障害 | 左半側空間無視，注意障害 |
| 筋緊張（MAS） | 足関節底屈・内反筋群：1＋<br>※入院時と変わらず |
| ADL | ・食事：自立<br>・入浴：要介助<br>※それ以外は要監視，要助言 |
| 自由歩行速度 | 31.6 m/分 |
| 歩幅 | 41.7 cm |
| TUG | 32秒07 |

TUG：Timed Up and Go Test

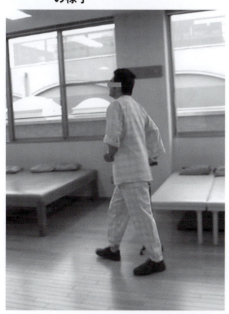

**図12**　B氏の退院時評価における歩行の様子

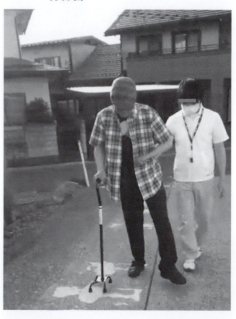

**図13**　訪問リハビリテーションでの屋外歩行練習

【文　献】
1) 山本康一郎：脳卒中片麻痺に用いる装具の特徴と運動療法実施上の注意点　―義肢装具士から見たポイント．PTジャーナル 45（3）；193-199, 2011.
2) 内山　靖：今日の理学療法指針, 219-222, 医学書院, 2015.
3) 河津弘二 ほか：長下肢装具による脳卒中片麻痺の運動療法の取り組み．PTジャーナル 45（3）；209-216, 2011.
4) 才藤栄一 ほか：脳卒中リハビリテーションにおける装具再考．*MB Med Reha* 97; 1-6, 2008.
5) 横田元実 ほか：TAPSによる脳卒中片麻痺の装具療法とその効果．PTジャーナル 45（3）；225-231, 2011.
6) 大畑光司：Gait Solution付短下肢装具による脳卒中片麻痺の運動療法とその効果．PTジャーナル 45（3）；217-224, 2011.
7) 水野元実 ほか：調整機能付き後方平板支柱型短下肢装具の開発：その概念と基本性能の検討．日本義肢装具学会誌 21（4）；225-233, 2005.
8) 久米亮一 ほか：脳卒中患者に対する制御力の小さいAFOのリスク．日本義肢装具学会誌 27（Suppl）；139, 2011.
9) Lamontagne A, et al.：Coactivation during gait as an adaptive behavior after stroke. *J Electromyogr Kinesiol* 10（6）；407-415, 2000.

# MEMO

# 4 膝装具

冨金原　敦

## 膝装具の分類

　膝装具は大腿から下腿に及ぶ装具で，用途に応じて股関節や下肢と連結することがある。大きく分けて次の4種類に分類される。

- 両側支柱式膝装具：膝の内外側に当たる部分に，金属製の支柱が付いている。大腿部および下腿部に，両側の支柱を結ぶ金属製の半月状部品が1つ以上付いている。
- 硬性膝装具：陽性モデルを用いてモールド（成形）された膝装具。金属支柱付き，および平バネが入ったものも含まれる。
- スウェーデン式膝装具：反張膝の項を参照。
- 軟性膝装具：布を主材料としたもの。

### 膝装具の適応疾患と対応する装具

- 骨折，靱帯損傷，反張膝→硬性，支柱付装具
- 変形性膝関節症，半月板損傷，O脚・X脚→硬性，支柱付装具
- 膝蓋骨脱臼，浮腫→軟性，支柱なし装具

## 膝装具の主材料と支柱素材

　不燃性セルロイド，皮革，プラスチック，カーボン，布を主材料としたものがある。近年はネオプレン®，ハイテクナイロンなど，保温性，通気性に優れた素材が開発されている。支柱素材には，鉄，アルミ，ジュラルミン，チタン，カーボン，プラスチックなどが使用される。

### 膝継手（支柱）

　膝継手は，膝関節の屈曲・伸展動作の制御を目的として取り付ける。症状や目的に合ったものを使用する。近年ではチタン製やカーボン製の膝継手の開発も盛んで，軽量化が期待されている。

#### ◻ 輪止め式継手

**リングロック（図1a）**

　継手部分にあるリングを上げると遊動，下げると固定される。リングがないタイプは遊動式であり，多くの軟性支柱付サポーターにはアルミ製の薄型の継

手が入っている。

### スリーウェイ継手（図1b）

継手下にあるダイヤルを任意の角度で固定することで，遊動範囲の調整が可能である．リングを上げると遊動になる．

### ダイヤルロック（図1c）

ダイヤルに彫られている溝の範囲で可動域の調整が可能である．リングを上げると遊動になる．

## ◻ 無段階調整膝継手（レーマン型，図1d）

術後などに膝の可動域を制限したい場合に用いられる．継手にあるネジで，任意の角度での固定と遊動範囲の調整が可能である．2軸性の継手が多く用いられている．継手にはギアがついており，屈曲・伸展の補助機能がある．

## ◻ スイスロック式膝継手（図1e）

固定型の膝継手で，継手後方部にバー型のパーツがあり，膝窩部後方を通って逆サイドの後方パーツにつながるロックシステムが支柱内部に備わっている．バーが上がるとロックが解除され，膝を伸展してバーが下がるとロックがかかる仕組みになっている．この継手はオフセット機構により，通常よりも継手の位置が後方にあるため，膝の安定性を高める機能がある．

## ◻ ステップロック継手（図1f）

継手内部にボールベアリングとスプリングが内蔵されており，ラチェット機構によって膝伸展時にギアの溝ごとにロックがかかる仕組みになっている．継手上部のネジで，伸展時のギアのロックの固さを調節できる．継手のバーを上げるとロックが解除され，下げるとステップ機能が働く．

**図1 各種膝継手**

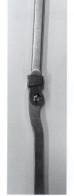
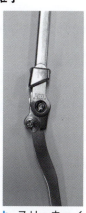
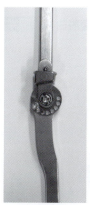
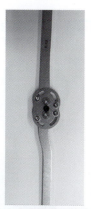
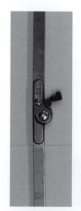
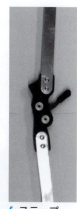

a. リングロック　b. スリーウェイ継手　c. ダイヤルロック　d. 無段階調整継手　e. スイスロック式継手　f. ステップロック継手

## 膝装具の目的

膝装具は主に，保温，加圧，固定，可動域の制限，変形の矯正などを目的として使用する。

### 保温

保温用のサポーター（軟性支柱なし）は，ウール素材に伸縮性ナイロンを織り込んだものが多い。近年では体温や紫外線などで保温の程度をコントロールできる新素材も開発されている。

### 加圧

#### 加圧サポーター

伸縮性のある素材，特にネオプレン®製のもの（図2）が使用されている。通気性のあるものや，筋肉の走行に配慮したサポーターも広まっている。

#### 追加パーツで圧を加える膝装具

膝蓋骨脱臼・亜脱臼に用いられる膝装具で，月形のパッドを装着したものがある（図3）。膝蓋骨の大腿骨滑車から外側への脱臼または亜脱臼をパッドで圧迫して防止する。

また，成長期には，膝蓋腱付着部の脛骨粗面に腫張・疼痛がみられるOsgood-Schlatter病という疾患がある。スポーツでのオーバーユースが原因であることが多い。バンド状のパッドを膝蓋腱部に当てる装具（図4）があり，これは膝伸展時の力の作用点を変えることで脛骨粗面にかかる負荷を軽減するものである。

### 固定

固定用装具には，受傷早期や術後用，強固な固定を要する疾患に対する硬性装具（図5）など，さまざまな種類がある。

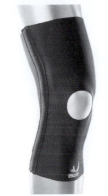

**図2** 加圧サポーター

（画像提供：株式会社シラック・ジャパン）

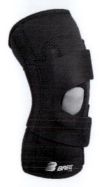

**図3** 膝蓋骨脱臼・亜脱臼防止用膝装具

（画像提供：株式会社シラック・ジャパン）

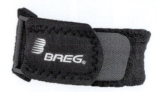

**図4** Osgood-Schlatter病用膝装具

（画像提供：株式会社シラック・ジャパン）

図6に示す装具は，伸展位または軽度屈曲位で固定でき，固定強度も膝側部に挿入する支柱（ステイ）の本数で調整できる。また，着脱式のフロントパネルを移動させることで周径の調整も簡便に行うことができる。

## 可動域の制限

### 術後装具

患者専用のオーダーメイドの装具ができるまでの期間，術後装具を使用することがある。図7に示す装具の継手は，術後（ポストオペレーション）専用に開発されたもので，無段階調整継手に似た機能をもっている。術式に応じて，強固な固定が可能なものから簡易的なものまであり，角度を容易に調節することができる。また，素材や長さのバリエーションがあり，内張りのパッドは交換式で洗えるようになっている。

**図5** 強固な固定が可能な硬性装具

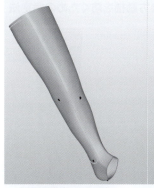
a. 上下硬性（シェル式）

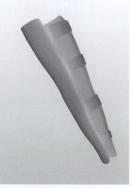
b. 後方硬性（シェル式）

**図6** 軟性固定装具

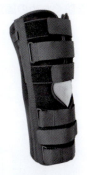
a. 伸展位での固定

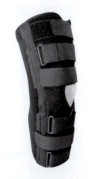
b. 軽度屈曲位での固定

（画像提供：株式会社シラック・ジャパン）

**図7** 術後ダイヤルロック付膝装具

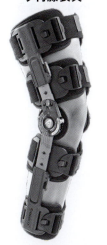

（画像提供：株式会社シラック・ジャパン）

**図8** 前十字靱帯・後十字靱帯損傷における下腿の動揺

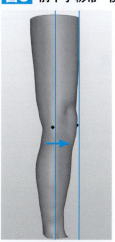
a. 前十字靱帯損傷による下腿の前方動揺

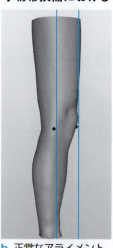
b. 正常なアライメント

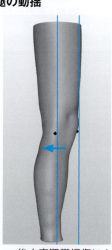
c. 後十字靱帯損傷による下腿の後方動揺

### ■ 靱帯損傷用装具

前十字靱帯を損傷すると下腿が大腿骨に対して前方に（図8a），後十字靱帯の損傷では反対に後方に動揺してしまう（図8c）。

前十字靱帯損傷で下腿の前方への動揺を防ぐためには，4点での固定（図9a）が必要になる。3点の固定では，下腿と大腿の水平方向の動きに膝の回転が加わったときに大腿部が固定されないため，図9bに示すように大腿が後方へ滑り落ちる。

後十字靱帯損傷で下腿の後方への動揺を固定するには，前十字靱帯損傷と同様に4点固定が必要である（図10a）。3点固定では下腿部が後方へ滑ってしまう（図10b）。

これらを防ぐための装具では，本体支持部に目的に合わせたストラップをカスタマイズして取り付けることができる（図11）。また，膝の可動域は膝継手のパーツ選択によって調整できる。

**図9** 下腿の前方動揺を防ぐための固定法

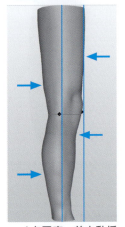 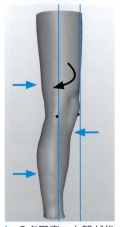

a. 4点固定：前方動揺を防ぐことができる
b. 3点固定：大腿が後方へ滑り落ちてしまう

**図10** 下腿の後方動揺を防ぐための固定法

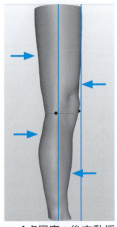 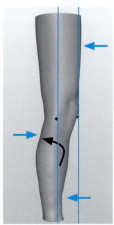

a. 4点固定：後方動揺を防ぐことができる
b. 3点固定：下腿が後方へ滑ってしまう

**図11** 膝十字靱帯損傷用装具

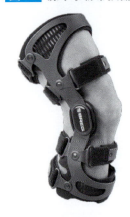

（画像提供：株式会社シラック・ジャパン）

## 変形の矯正

### 膝内反・外反

靱帯損傷，変形性膝関節症，関節リウマチなどでは，膝関節の側方への動揺が疼痛の発生因子となることがある（図12）。

靱帯損傷用の装具には，受傷後早期に装着するハードタイプ（図11参照）と保護目的のソフトタイプ（図13）がある。

また，近年の人口の高齢化により，わが国では変形性膝関節症が多くなっており，特に内側型変形（図12c）が多くみられる。疼痛，関節水腫の訴えが多く，変形性膝関節症用の装具もさまざまな種類が開発されており，高齢者が容易に確実に装着できる工夫がなされている。

膝継手も工夫されており，膝外側の支柱に付いているダイヤルを調整することで，外側から内側へ向けて圧力を加えることができる装具もある（図13）。

### 図12 膝関節の側方動揺

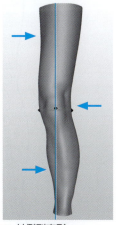
a. 外側型変形

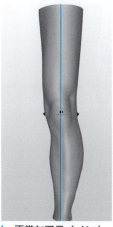
b. 正常なアライメント

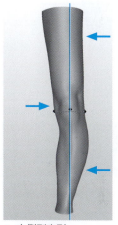
c. 内側型変形

### 図13 膝外側から圧力を加えることができる装具

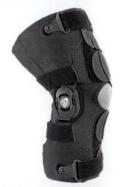
a. ダイヤル調整式装具

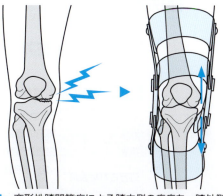
b. 変形性膝関節症による膝内側の疼痛を，膝外側から内側へ向けて圧を加えることで軽減できる

（a：画像提供…株式会社シラック・ジャパン）

関節軸の工夫で外側からの圧力がかかるような装具もあり，軽量で取り扱いが容易なものが開発されている。

### ■ 反張膝

反張膝では，図14aに示すように膝が過伸展する。レバーアームが長いため膝にかかる力は大きい。図14bに示すように，大腿前面，下腿前面，膝窩部の3点で固定する。

反張膝用膝装具として，スウェーデン式膝装具というものがある。これは，1968年にLehneis[1]が発表したSwedish Knee Cageが基となっており，シンプルなデザインで3点固定を行うもので，現在でも多く使用されている（図15）。

**図14** 反張膝とその固定方法

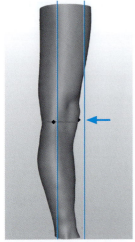

a. 反張膝

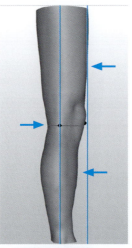

b. 反張膝の3点固定

**図15** スウェーデン式膝装具

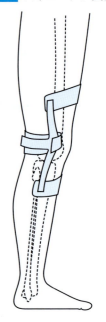

## 症例紹介

### ■ 症例の基本情報（表1）

**表1** A氏の基本情報

| 年齢・性別 | 50歳代，女性 |
|---|---|
| 職業 | 舞踊の師範 |
| 疾患 | 脳血管障害による片麻痺 |
| 処方された装具 | ・短下肢装具（シューホーン型装具）<br>・CBブレース（株式会社 佐喜眞義肢）：反張膝抑制のため |

CB：center bridge

### 図16 A氏に処方された装具

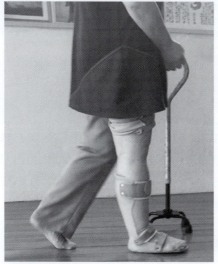 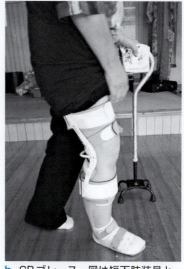

a. 短下肢装具 　　　　　　　　　　　b. CBブレース。図は短下肢装具と一緒に装着している

【文　献】
1) Lehneis HR: The swedish knee cage (technical note). *Artificial Limbs* 12(2); 54-57, 1968.

# 3章 下肢装具

## 5 靴型装具・インソール

冨金原　敦

### 靴型装具とは

　靴型装具はJIS T0101「福祉関連機器用語［義肢・装具部門］」において，「医師の処方に基づき，変形の矯正，とう（疼）痛のない圧迫分散などの特定の目的のために特定の患者の足部に適合させた靴。靴型を基本に製作しアッパーのついたもの」と定義されている[1]。

### 靴型装具の適応と対応する装具

- 足底疾患（胼胝，鶏眼），足底筋膜炎→足底装具
- 足趾の変形（外反母趾，槌指），O脚・X脚，糖尿病足病変→短靴
- 内反足・外反足，関節リウマチ→チャッカ靴
- 足関節の変形・麻痺→長靴，半長靴

　など

### 靴の名称

#### ◻ 木型による名称

- 標準靴：健常者の靴を作るための靴木型（図1a）。
- 整形靴：患者の足の採寸表を基に，標準靴型に皮革，フェルト，樹脂などで形状補正を施したもの（図1b）。
- 特殊靴：患者の足を採型し，型にギプス泥，樹脂を流し込んで製作したもの（図1c）。

#### ◻ アッパーの高さによる名称

　腰革（アッパー）の高さによる靴の名称を図2に示す。足関節，中足趾節関節（metatarsophalangeal joint：MP関節）の可動域，体重移動時の踏み返しな

### 図1　靴型装具の木型

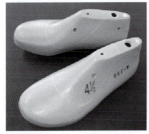
a. 標準靴

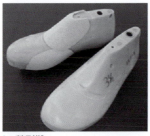
b. 整形靴

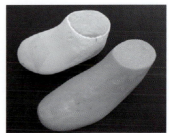
c. 特殊靴

どを考慮して選択する必要がある。

### 靴の部品：月形しん

月形しんは一般靴にも用いられている。靴の形崩れ防止，脱ぎ履き・足入れのしやすさ，踵のずれ防止などの目的があり，支持性を高めるための強度も求められる。足関節，後足部，中足部の可動域制限のためにも用いられる（図3）。靴の長さ，高さ，材質などを考慮して月形しんを選択する。

## 足部の形態と木型の形状

### 足趾の形態と木型の形状

足趾の形態には図4に示す3種類があり，木型の足趾部分はこの足趾形態と同等のカーブを描く必要がある[2]。このカーブは，踏み返しに大きな影響を及ぼす。

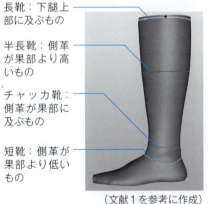

**図2** アッパーの高さによる靴の名称

長靴：下腿上部に及ぶもの
半長靴：側革が果部より高いもの
チャッカ靴：側革が果部に及ぶもの
短靴：側革が果部より低いもの

（文献1を参考に作成）

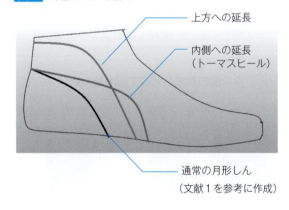

**図3** 月形しんの延長

上方への延長
内側への延長（トーマスヒール）
通常の月形しん

（文献1を参考に作成）

**図4** 足趾の形態と対応する木型の足部形状

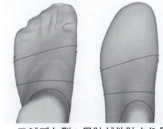

a. エジプト型：母趾が他趾より長い。オブリークトウが適応

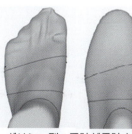

b. ギリシャ型：示趾が母趾より長い。ラウンドトウが適応

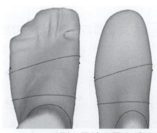

c. スクエア型：足趾の長さがほぼ同じ。スクエアトウが適応

（文献2を参考に作成）

### 中足部の形態と木型の形状

中足部に矯正を加える場合は，中足部の形態に合わせた靴木型を選択する（図5）。木型の製作では，目的や足趾の形態を考慮する必要がある。

### 後足部の形態と木型の形状（図6）

外反扁平足，リウマチなどの疾患では，外転足という形態の後足部が多くみられる（図6b）。アウトフレアラストを使用する場合は，靴の開口部の踵部上縁にパッドを貼るなどの工夫をすることで脱着が容易になり，ずれ防止にもつながる。

## 靴型装具の製作

### 採寸，採型

足部の形状など基本を押さえたうえで，採寸，採型を行う。足部形態，足底圧分布のデータは，感圧式採寸用紙（フットプリンター，図7）を使用すると簡易的に得られ，採型時の参考になる。

採型では，石膏包帯またはキャスティングソックス（図8）を用い，低反発素材と踵の高さを考慮したピッチ台（図9）を使用する。

**図5** 中足部の形態と対応する木型の形状

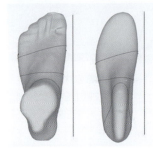 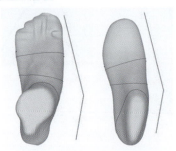 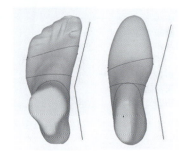

a. 標準：ストレートラストが適応　　b. 外転足：アウトフレアラストが適応　　c. 内転足：インフレアラストが適応

（文献2より引用）

**図6** 後足部の形態と木型の形状

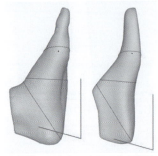 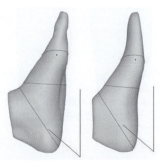 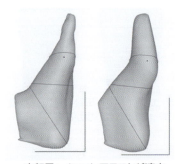

a. 標準：ストレートラストが適応　　b. 外転足：アウトフレアラストが適応　　c. 内転足：インフレアラストが適応

## 5 靴型装具・インソール

### ■ 設計（図10）

フットプリンターを用いて設計を行う。まず，フットプリントをArea Ⅰ（後足部，heel-strike），Area Ⅱ（中足部，foot-flat-mid-stance），Area Ⅲ（前足部，push-off）の3つのエリアに分け，採型時の角度の目安とする。エリア分けすることで，足部の形状の評価と木型の選択が容易になる。

次にアーチの位置を決定する（図11）。中足部の横アーチを決め，内外側縦アーチを削る範囲を決定する。

なお，フットプリントからは，図12に示すように多くの情報が得られる。靴型・足底装具製作においては，これらの情報が必要である。

**図7** 足底圧分布の測定

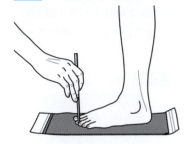

**図8** 採型で使用する物品

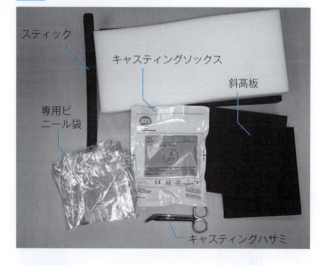

スティック／キャスティングソックス／斜高板／専用ビニール袋／キャスティングハサミ

**図9** ピッチ台上での採型

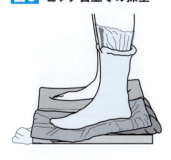

**図10** フットプリントのエリア分け

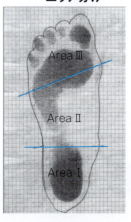

Area Ⅲ／Area Ⅱ／Area Ⅰ

**図11** アーチ位置の決定

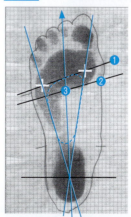

①第1中足骨頭と第5中足骨頭を結んだ線
②第1中足骨頭陰影と第5中足骨頭陰影を結んだ線
③横アーチの頂点

**図12** フットプリントから得られる情報の例

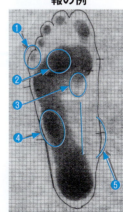

① 小趾の接地圧が弱い→前足部の外反
② 中足骨部の接地圧が高い→中足骨アーチの低下
③ 母趾屈筋腱の牽引→内側縦アーチの低下
④ 第5中足骨粗面の接地圧が高い→外側縦アーチの低下→短腓骨筋筋力低下
⑤ 舟状骨部の膨らみ→下腿部の内旋傾向

Ⅱ-3 下肢装具

近年の機器の発展により，製作した靴の中にセンサーを入れて床反力や重心動揺を計測することが可能になった（図13）。これらの情報を利用して，ウエッジゾーン（図14）を有効に使用できるようになっている。

### ■ 木型の製作

採型して製作したモデルをスキャナ（図15）で撮影してCADデータ化する。装具用のCADシステムでデータ修正とシミュレーションを行い（図16），医師の指示に沿って木型を製作する。木型切削機で削り出し，同じ切削機で木型に合ったインソールも切削する（図17）。

### ■ チェックシューズの製作と仮合わせ

仕上がった靴木型とインソールでチェックシューズを製作する。

チェックシューズを実際に患者に履いてもらい，仮合わせを行う（図18）。骨突起部やアッパーの高さに注意して，仮合わせ，試歩行を行い，デザインや

**図13　靴内部のセンサーによる計測**

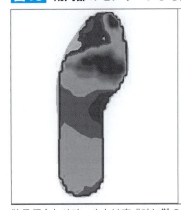

装具仮合わせ時，または完成時に靴の中へセンサーを入れて計測する
（画像提供：go-tec社）

**図14　ウエッジゾーン**

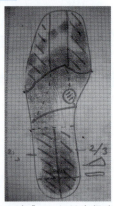

ウエッジゾーンには歩行時の荷重，重心をコントロールする役割があり，斜線部分に内外側楔を用いる

**図15　モデル撮影用スキャナ**

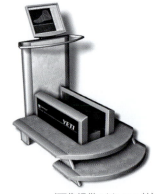

（画像提供：Vorum社）

**図16　CADシステムによる木型のデータ修正の例**

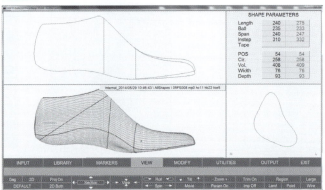

## 5 靴型装具・インソール

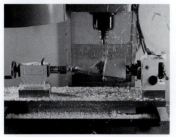

**図17** 木型の切削

a. 切削の様子

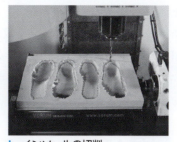

b. インソールの切削

（画像提供：Vorum社）

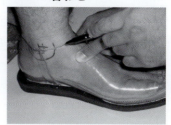

**図18** チェックシューズの仮合わせ

開口部を締める方法（ひも，面ファスナー，ファスナー，Boa®クロージャーシステム等）などを決定する。

### 縫製，仕上げ

仮合わせ終了後，チェックシューズを基に型紙を立体裁断する。型紙を材料に転写してパーツを裁断し，パーツを組み合わせて縫製する。仕上がったアッパー，靴木型，およびインソールでつり込み作業を行い，靴底を貼り付け，角度，高さなどを調整して完成となる。

## 症例紹介

### 症例 A：慢性関節リウマチ(表1)

**表1** A 氏の基本情報

| | |
|---|---|
| 年齢・性別 | 50歳代，女性 |
| 職業 | 主婦 |
| 診断名 | 慢性関節リウマチ |
| 既往歴 | 特記事項なし |
| 現病歴 | X年に慢性関節リウマチと診断 |
| ニーズ | ・痛くならないようにしたい<br>・買い物に出かける |
| 治療 | X＋12年1月から，慢性関節リウマチに対する運動療法開始。X＋3年の時点で靴型装具短靴を製作したが，症状の進行もあって足に合わなくなったため，本人希望で運動療法開始から1カ月後に靴型装具特殊靴チャッカ靴の製作となった |

### 靴型装具の製作

両足趾の変形（図19）があり，足関節の底背屈の可動域が狭く，歩行時の体重移動の際に両足関節，足趾，中足骨頭に痛みを生じた。仮合わせ時には足趾が靴に当たらないよう注意し，足関節の可動域が狭いため，アッパーの高さ

にも注意した（図20）。月形しんを上方へ延長し，トウスプリングは靴底で行い，試歩行を実施した。

完成したチャッカ靴を図21に示す。完成後，1週間で装具チェックを行った。3カ月後には，足趾，足関節の痛みも少なく，毎日買い物に出かけるようになった。6カ月ごとに靴をチェックし，ソールの減り具合をみて修理を行っている。

**図19** A氏の両足趾の変形

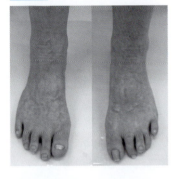

**図20** A氏のチェックシューズ

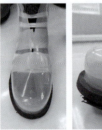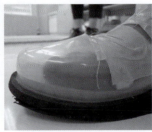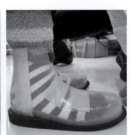

**図21** 完成した靴型装具

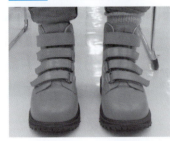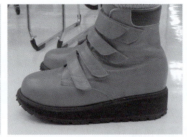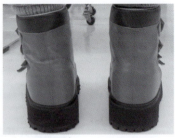

## 症例B：糖尿病，足部切断（表2）

**表2** B氏の基本情報

| 年齢・性別 | 60歳代，男性 |
|---|---|
| 職業 | 印刷工 |
| 診断名 | 糖尿病，右足部切断　右足部糖尿病性潰瘍術後 |
| 既往歴 | 特記事項なし |
| 現病歴 | Y年6月に糖尿病と診断 |
| ニーズ | 職場復帰 |
| 治療 | ・Y＋1年1月：右足部糖尿病性潰瘍のため右足部切断，術後食事療法・運動療法開始<br>・退院後，リハビリテーションで通院していたが合う靴がなく，本人希望でY＋2年2月に靴型装具特殊靴を製作 |

# 5 靴型装具・インソール

## 靴型装具の製作

B氏は中足骨頭近位部切断であった（**図22**）。踏み返し時に靴がMP関節より遠位で曲がるため，仮合わせ時に切断された前足部に挿入する装具を，発泡ウレタンで製作した（**図23a**）。糖尿病用に開発されたキャプロン社製ダイヤシートを用いて仕上げ加工を行った。健側である左足用のインソールには，同じダイヤシートを全面に使用し，抗菌作用のある材料をトップカバーに使用した（**図23b〜d**）。

### 図22 B氏の足部

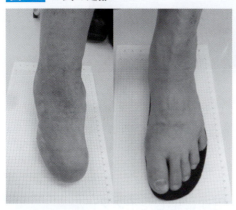

### 図23 B氏のインソール

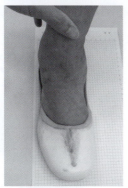

a. 仮合わせ時の発泡ウレタン製前足部

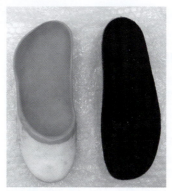

b. 左右のインソール

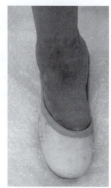

c. 右足用インソールにB氏が足を乗せた図

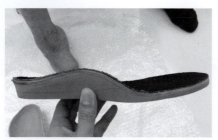

d. 左足（健側）用インソール

完成後（図24）は足裏の確認，異物混入の有無の確認を指導し，1週間装着してもらい，再度チェックを行った。右足の前足部の装具は取り外しができ，毎日洗うことが可能である。歩行距離も伸び，社会復帰を目指している。

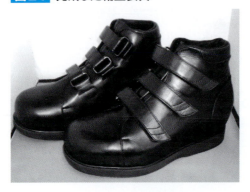

**図24** 完成した靴型装具

# インソール

インソール（足底装具）は，疾患の病態，処方の目的を把握したうえで，使用する材料の特徴（表3）を考慮して製作する。

## 疾患または用途に応じたインソール

インソールは，疾患，体重，環境，活動のレベルに応じて考える必要がある。簡易的に選択できるようモジュール化されたインソールが選択できる。

**表3** インソールに使用する熱可塑性素材の特徴

| 機械的性質 | ・弾力性<br>・伸縮性 |
|---|---|
| 素材の構成 | ・EVA<br>・ポルフィリン<br>・ポリエチレン |
| 密度 [kg/m³]<br>（重量の目安） | ・低密度素材：150〜250<br>・高密度素材：300以上 |
| Shore A 硬度<br>（矯正力の目安） | デュロメータ タイプA（ショアA，図25）における圧子の押し込みの深さ<br>・10：足先の皮膚<br>・70：コルク<br>・92：皮革<br>・98：樹脂<br>・100：鋼鉄 |

EVA：ethylene vinyl acetate（エチレン酢酸ビニル）

**図25** デュロメータ タイプA（ショアA）

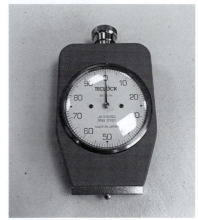

## 5 靴型装具・インソール

### ■ 疾患のフットプリントとインソールの例（図26）

**図26** 足底腱膜付着炎・踵骨棘の例

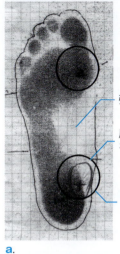

a.
- 強直性凹足
- 局所の免荷を行う
- 踵の前内側に圧痛あり。場所を特定する

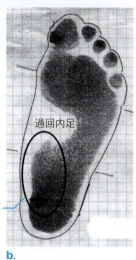

b.
- 過回内足

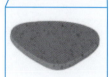

c. 本症例に製作したインソール（踵側から見た図）

d. 左足圧痛部の免荷のために、コルクを入れた

---

【文献】
1) 日本義肢装具学会 監：装具学 第4版, 28-29, 医歯薬出版, 2013.
2) 高倉義典：足関節と足趾. 標準整形外科学 第10版（国分正一，鳥巣岳彦 監），601, 医学書院, 2008

# 3章 下肢装具

## 6 脳性麻痺と下肢装具

米津 亮

### はじめに

　脳性麻痺（cerebral palsy：CP）児者にとって，下肢装具は日常生活に欠かせない福祉用具である。本稿では多くのCP児者が装着する足関節底屈を制限して背屈をフリーに設定した短下肢装具（ankle-foot orthosis：AFO）に焦点を当て，その必要性について解説する。そのうえで，AFO導入の利点とその課題を提示し，より機能的なAFOの開発に向けた取り組みを紹介する。

## 脳性麻痺と短下肢装具

### 脳性麻痺の定義・分類

　CPは1968年の厚生省脳性麻痺研究班会議において「受胎から新生児期（生後4週間以内）までの間に生じた，脳の非進行性病変に基づく，永続的な，しかし変化しうる運動および姿勢の異常である」[1]と定義された疾患群である。CPは病型や障害部位により表1のように分類され，その多くは痙直型の両麻痺や四肢麻痺を呈する。

### 脳性麻痺における運動発達の特徴

　CPは病型や障害部位により障害像が多様で，その運動発達を一概には説明できないが，次の2つの特徴は理解すべきである。
　1つめは運動発達の著明な遅滞・停滞である[3]。これは，CPの運動は原始反射が残存しやすく，異常な筋緊張により全身性の姿勢・運動（運動パターン）に依存することが原因である[4]。このため，主動作筋と拮抗筋の過剰な同時収縮を引き起こし，立位において股関節の屈曲・内転・内旋，膝関節の屈曲，足関節の底屈という姿勢を呈しやすい。このような運動パターンにより選択的な

### 表1 脳性麻痺の分類

| 病型による分類[2] | 痙直型（spastic type） | 筋緊張の過度な亢進（痙縮）と病的反射の出現 |
|---|---|---|
| | アテトーゼ型（athetotic type） | 筋緊張の動揺，不随意運動の出現 |
| | 失調型（ataxic type） | 運動を細かくスムーズにコントロールできない |
| | 弛緩型（flaccid type） | 筋緊張の低下 |
| 障害部位による分類 | 両麻痺（diplegia） | 両側に麻痺が出現しており，上肢に比べ下肢のほうが重度 |
| | 四肢麻痺（quadriplegia） | 四肢に麻痺が出現し，体幹もコントロールが乏しい |
| | 片麻痺（hemiplegia） | 一側の上下肢に麻痺が出現する |

関節運動が困難となり，立位・歩行の機能獲得が遅れる．

2つめは，時間をかけて獲得した機能を喪失する側面である．子どもは年齢とともに身長や体重が増加する．しかし，特に痙直型を呈するCPでは運動パターンの影響により痙縮が強まることで，筋の伸張性や筋力の低下を伴いやすい．このため，関節の変形・拘縮などの二次障害の危険性が高い[5]．その結果，正しい姿勢アライメントを保てなくなり，安定した支持基底面を確保できずに非効率な運動を強いられ，獲得した機能の維持が困難になる．

### 短下肢装具導入の目的

CP児者に対するAFO導入は，彼らの運動発達の特徴を考慮し，その促進と維持に主眼を置く．AFO導入の目的をまとめると次のようになる．

①姿勢アライメントの改善：尖足とよばれる足関節が底屈位を示す異常姿勢を矯正し，正しい姿勢アライメントを保つ．これにより足部の支持基底面を拡大させ，より選択的な関節運動を引き出す．

②痙縮の抑制：足関節の底屈運動を制限することで，痙縮筋（足趾屈筋や足関節底屈筋）の伸張効果が期待できる．

③変形・拘縮の予防：痙縮が強まることで生じる筋の伸張性や筋力の低下を最小限に留め，関節の変形・拘縮を防ぐ．

上記の目的でAFOを装着することにより，CP児者が元来有する運動パターンの異常性を強めることなく，より安定したパフォーマンスの発揮が期待できる．

## 脳性麻痺児者の歩行に対する短下肢装具の効果と課題

CP児者にとって，より安定した歩行は，社会参加促進のために重要である．ここでは，CP児者にしばしば観察される尖足歩行に対するAFOの装着効果と，その課題について説明する．

### 脳性麻痺児者の歩行の特徴

尖足は，足関節底屈筋の痙縮により足関節が底屈位に固定され，円滑な背屈運動が阻害される状態である．そのため，歩行周期のinitial contactにおいて，つま先から床面に接地する（図1ⓐ）．その後，前方への重心移動に伴い股関節が伸展し，足関節は背屈位に保持される（図1ⓑ）．しかし，これ以降は痙縮の影響で足関節が背屈しにくく，底屈位に保持されるため安定した支持が得られにくい（図1ⓒ）．その結果，股関節や膝関節は屈曲位に保持され，下肢の前方への推進力が発揮されにくい．

このような推進力の低下により，トウブレイクも不十分となり，蹴り出し時に股関節と膝関節を過度に屈曲させる（図1ⓓ）．このような運動パターンに

より，遊脚中期で足関節が背屈しにくくなり（図1ⓔ），足尖部が床面に接触し，つまずきの要因となる。

結果的に足関節の背屈運動が不十分なため，踵接地が困難になる（図1ⓕ）[6-8]。

## 短下肢装具の装着効果

足関節の底屈運動を制限したAFOは，足関節を底背屈0°に保持することで尖足を矯正できる。さらに，背屈運動はフリーの設定のため阻害されない。CP児者がAFOを装着することによる尖足歩行の歩容の変化は，次のように言及されている。

①initial contact時に，過度な足関節底屈位での接地を抑えられる（図2ⓐ）。
②立脚相で過度に足関節が底屈しないので，支持基底面が確保される。さらに，下腿の前傾により下肢の前方への推進力が生み出される（図2ⓒ）。
③蹴り出し時に，股関節と膝関節が伸展しやすくなる（図2ⓓ）。
④遊脚中期において，足尖部の床面への接触を回避できる（図2ⓔ）。

AFO装着歩行では足関節の角度が正常化し，歩行速度やステップ長が増加する[8,9]。

**図1** 脳性麻痺児者の歩容

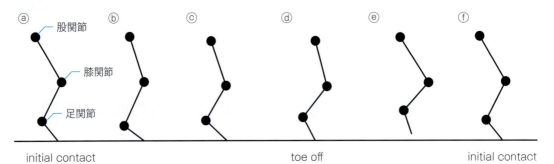

**図2** AFOを装着した脳性麻痺児者の歩容

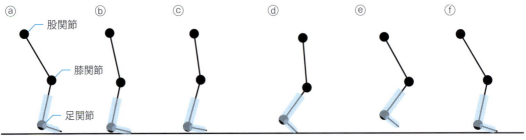

### 短下肢装具の課題

尖足の矯正が可能なAFOは，CP児者の歩行パフォーマンス向上に寄与することは疑いない．近年では，より正常なheel-rocker function[*1]を再現できるように油圧で足関節の底屈運動を制動できるAFO[10]も開発され，広く普及しつつある．しかし，このような改良が加えられたAFOでも，下肢の蹴り出し時に十分な力を発揮できないことが[11,12]課題の一つである．

## 蹴り出し力の改善を目的とした短下肢装具開発の取り組み

歩行中の蹴り出し力の改善を目的に，AFOの改良を試みた．学校生活でもっと動きやすい下肢装具を使用したいとのニーズをもったCP児に，試作したAFOの装着効果を確かめる取り組みを行った[13]ので紹介する．

### 短下肢装具改良の着想

下肢の蹴り出し力の改善に，足関節底屈運動の再現は，油圧式のAFOにおける先行研究[11,12]から推察すると，必ずしも必要とはいえない．健常成人を対象とした先行研究でも，AFO装着時の下肢の蹴り出し力は足関節底屈角度にかかわらず低下していることが示されている[14]．これは，足関節の底屈運動以外に蹴り出し力を改善する要因が存在することを示唆している．この要因として考えられるもののなかから，中足趾節関節（metatarsophalangeal joint：MP関節）の背屈運動に着目した．

ヒトの歩行では，立脚終期から前遊脚相において，中足骨頭と足趾で床面との接地を維持する．これにより足関節が安定し，下肢を前進させるforefoot rockerとして働く[15]．しかし，既存のAFOは足底全面が硬質素材で構成され，MP関節の可動性が阻害されている（図3a）．これが下肢の蹴り出し力の低下の要因の一つととらえ，改良を行った．

#### 試作した短下肢装具

試作したAFOでは，歩行中の蹴り出し時におけるMP関節の背屈運動の再現をコンセプトとした．そこで，足底の前足部だけに柔軟性と曲げ耐性を兼ね備えた炭素繊維強化プラスチック（soft carbon fiber reinforced plastic：soft CFRP）を用いた．これにより，立脚終期から前遊脚相においてMP関節の背屈運動を保障し，トウブレイクが機能するAFOになった（図3b）．

足底部の厚さはおよそ3mmで，全体重量は290gであり，既存品よりも

---

*1 heel-rocker function：ヒトの歩行では，initial contact時に足関節が背屈位に保持され，踵から接地する．体重の足部への落下に伴い，踵を支点にして足部は床面を転がるが，前脛骨筋の活動により足部の落下を減速させながら足関節は底屈する．同時に脛骨を前方に引きつけ，立脚側下肢全体の前進を容易にする．この一連の運動機能がheel-rocker functionである．

### 図3 既存のAFOと試作したAFOの前足部の可動性（健常成人装着下）

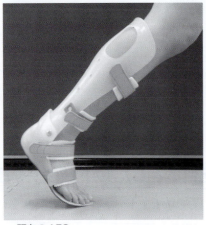
a. 既存のAFO

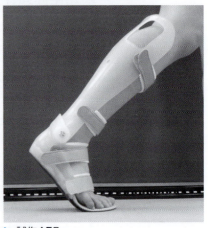
b. 試作AFO

（文献13より転載）

30g重い．関節角度は足関節底背屈0°，背屈フリーで，これは既存のAFOと同じ設定である．

## 症例

対象は，地域の小学校に通う7歳6カ月の痙直型片麻痺を呈する男児である．麻痺側は右半身で，立位・歩行時には軽度の尖足がみられる．**表2**に対象児の基本情報を示す．

なお，対象児は起床時から就寝時まで，右下肢に足関節底背屈0°，背屈フリーに設定されたAFOを装着している．AFOと運動靴を重ね履きして登校し，同級生と野球やドッジボールをするなど活発に過ごしている．

## 試作した短下肢装具の効果

試作したAFO装着時と，裸足および既存のAFO装着時の歩行を比較するため，足関節の関節可動域の推移と下肢の垂直分力のデータを検討した．

### 足関節の関節可動域（図4）

既存のAFO装着時の歩行は，裸足の条件に比べて立脚相全般を通して背屈角度が増加し，蹴り出し時の過度な底屈運動の出現が抑えられていた．しかし，initial contact時や遊脚中期の背屈角度は両条件間で大きな差はみられなかった．

### 表2 症例の基本情報

| 年齢・性別 | 7歳6カ月，男児 |
|---|---|
| 診断 | 脳性麻痺（痙直型片麻痺，右） |
| 運動機能 | 独歩可能，階段昇降自立（粗大運動能力分類システム[16]：レベルⅠ） |
| 関節可動域（痙縮） | 右足関節背屈10°（膝関節伸展位，MAS[17]：1＋） |

MAS：Modified Ashworth Scale

一方，試作AFO装着時の歩行は既存のAFOに比べ，動作全般を通して背屈角度がおよそ10°増加していた．

### 下肢の垂直分力（図5）

歩行中の下肢の垂直分力は2峰性の波形を示し，特に立脚終期に観察される波形のピーク値は床面に対する足関節底屈筋の蹴り出し時の力を把握する指標となる[15]．したがって，このピーク値に着目し，蹴り出し力を評価した．

下肢の蹴り出し時の垂直分力は，既存のAFO装着時は90.9 N/kg，裸足では87.0 N/kgで，両条件間にほとんど差がみられなかった．一方，試作AFO装着時の下肢の垂直分力は99.9 N/kgを示し，既存のAFO装着時に比べ約10％増加した．

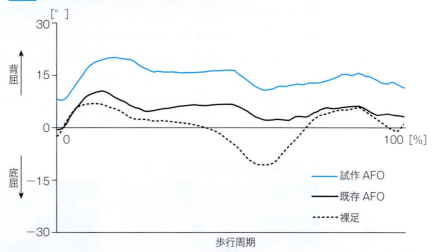

**図4 歩行周期中の足関節の関節可動域**

横軸は1歩行周期の時間で正規化しており，initial contact時からの推移を示す．各条件の関節角度は，5回の試行を平均化している

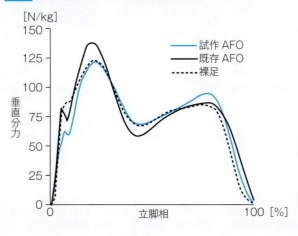

**図5 立脚相における下肢の垂直分力**

横軸は立脚相の時間で正規化しており，initial contact時からtoe off時までの推移を示す．各条件の垂直分力は，5回の試行を平均化している

### ■ 装着効果のまとめ

　試作AFOは，対象児の歩行において蹴り出し力増加とともに，より正常な足関節の運動の改善に寄与した可能性がある。

　対象児が既存のAFOと試作AFOを装着した際の，蹴り出し時の歩容を図6に示す。既存のAFO装着時は，対象児の麻痺側（右）の肘関節が屈曲位を示している（図6a）。これは，痙直型片麻痺でしばしば観察される連合反応[*2]と思われる。一方，試作AFO装着時は，右肘関節が伸展し，連合反応が消失している（図6b）。試作AFOでは，より選択的な関節運動を伴った歩行が可能となったことを裏付ける所見である。

## 今後の展望

　CP児者にとってAFOは，尖足を矯正することで彼らの元来有する運動パターンの異常性を強めず，運動パフォーマンスの改善を期待できる福祉用具である。しかし，AFOは尖足の矯正を主眼に置いた構造であるため，歩行機能だけではなくCP児者の社会参加を阻害している側面にも注意を払わねばならない。だからこそ，われわれ療法士が積極的に下肢装具の開発に携わる必要性を伝えたい。療法士がもつ専門性を生かせれば，CP児者にとってより使いやすい装具の開発に結びつく可能性は高くなるであろう。

### 図6　対象児の蹴り出し時の歩容

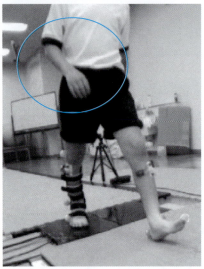 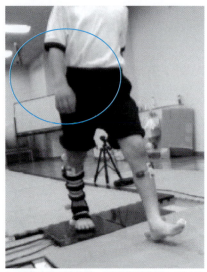

a. 既存のAFO装着時。肘関節が屈曲している

b. 試作AFO装着時。肘関節が伸展している

---

*2　連合反応：過剰な努力を要する随意的な運動により，直接運動に関与していない他の部位に広汎な痙縮の増強が生じ，関節運動を伴ったようにみえる反応を連合反応とよぶ。この連合反応を繰り返すことで，CPは異常な姿勢を強めるので，出現させないよう配慮しなければならない。

## 【文 献】

1) 五味重春:脳性麻痺の長期予後.小児リハビリテーション I 脳性麻痺(岩谷 力 ほか 編),47-78,医歯薬出版,1990.
2) Mutch L, et al.: Cerebral palsy epidemiology: where are we now and where are we going ? *Dev Med Child Neurol* 34(6); 547-551, 1992.
3) Milani-Comparetti A, Gidoni EA: Pattern analysis of motor development and its disorders. *Dev Med Child Neurol* 9(5); 625-630, 1967.
4) Bobath K: Tone and posture in the assessment of cerebral palsy. A Neurophysiological Basis for The Treatment of Cerebral Palsy. 28-33, Mac Keith Press, 1991.
5) 今川忠男 監訳:脳性まひ児の早期治療の基本的概念.脳性まひ児の早期治療,1-16,医学書院,1995.
6) Wren T, et al.: Gastrocnemius and soleus lengths in cerebral palsy equinus gait: differences between children with and without static contracture and effects of gastrocnemius recession. *J Biomech* 37(9); 1321-1327, 2004.
7) Parks C, et al.: Soft tissue surgery for equinus deformity in spastic hemiplegic cerebral palsy: effects on kinematic and kinetic parameters. *Yonsei Med J* 47(5); 657-666, 2006.
8) Radtka SA, et al.: A comparison of gait with solid, dynamic, and no ankle-foot orthoses in children with spastic cerebral palsy. *Phys Ther* 77(4); 395-409, 1997.
9) Morris C: A review of the efficacy of lower-limb orthosis used for cerebral palsy. *Dev Med Child Neurol* 44(3); 205-211, 2002.
10) 山本澄子 ほか:油圧を利用した短下肢装具の開発.日本義肢装具学会誌 18(4); 301-308, 2002.
11) Ohata K, et al.: Effects of an ankle-foot orthosis with oil damper on muscle activity in adults after stroke. *Gait Posture* 33(1); 102-107, 2011.
12) Yamamoto S, et al.: Immediate-term effects of use of an ankle-foot orthosis with an oil damper on the gait of stroke patients when walking without the device. *Prosthet Orthot Int* 39(2); 140-149, 2015.
13) 米津 亮 ほか:中足指節関節の背屈運動を再現できる短下肢装具が痙直型片麻痺児 1 症例の歩行動作に及ぼす影響.日本義肢装具学会誌 32(3); 190-193, 2016.
14) 米津 亮 ほか:短下肢装具装着時における歩行中の蹴り出し動作改善のための予備的研究.*J Rehabil Health Sci* 12; 1-6, 2014.
15) Perry J, et al.: Basic functions. Gait Analysis, 19-47, 457-470, Slack, 1992.
16) Palisano RJ, et al.: Content validity of the expanded and revised Gross Motor Function Classification System. *Dev Med Child Neurol* 50(10); 744-750, 2008.
17) Bohannon RW, Smith MB: Interrater reliability of a modified Ashworth scale of muscle spasticity. *Phys Ther* 67(2); 206-207, 1987.

# 3章 下肢装具

## 7 歩行補助装具

岡野生也

## 歩行補助装具とは

歩行を補助する福祉用具としては，杖や歩行車などから下肢装具も含め，さまざまな種類が存在する。日本工業規格（Japanese Industrial Standards：JIS）の福祉関連機器用語［義肢・装具部門］では，装具の項目に「歩行用装具」という名称で，歩行の際に使用する装具という意味で登録されている。ここでは，歩行補助装具を「歩行時になんらかの形で身体に装着し，歩行の補助に特化した装具」と定義する。

### 歩行補助装具の分類

歩行補助装具は歩行の補助を目的とするが，そのなかでも機能改善と機能代償のどちらに主眼を置いているかで分類される[1]。

機能改善が主眼の装具は，治療手段の一つとして用いることで，利用者（患者）の身体機能を改善させて歩行能力の向上に寄与することが目的となる。つまり，リハビリテーションプログラムの一時期に導入されるものであり，日常生活で常時装着することは少ない。

機能代償が主眼の装具は日常的に装着して歩行のパフォーマンスを高めるものであるが，障害を受けた（運動麻痺など）身体部位の機能を改善する効果はあまり期待できない。しかし，日常での歩行パフォーマンスを高く維持することで，利用者の活動性が高まり，二次的効果として廃用的な機能障害の改善に結びつく場合も少なくない。

これと同様に，機能改善を主眼とした歩行補助装具であっても，日常生活にまったく活用できないわけではない。結局は利用者と医療者がどのような目的で歩行補助装具を導入するかによって，装具の効果や意味が異なってくる。

このようなことから，ここでは歩行補助装具の分類を，外部の力源によって作動するものと，利用者の身体の動きを利用して補助に変えるものの2つに分けて解説する。

## 外部力源を有する歩行補助装具

バッテリーなどの外部力源を利用した歩行補助装具は，医療と工学分野が連携して開発されたものが多く，近年急速に発展している。ロボット技術を用いた製品が多く，現在進行形で改良が重ねられているものもある。

外部力源を利用した歩行補助装具を用いれば，下肢に重度の麻痺があっても，

過剰な代償運動を行うことなく歩行動作を経験できる[2]。これは，重度の障害をもつ利用者にとっては，移動方法としての歩行に直接結びつく練習ができるというだけではなく，生理的にも精神的にも重要な意味をもつ．

## 機器の種類

下肢に重度の麻痺がない者を対象とした機器としては，本田技研工業株式会社のHonda歩行アシスト（図1）がある．これらは，バッテリー容量などで使用時間に制限があり，日常生活のなかで使用するものというより，歩行能力改善を主眼として使用されることが多い．一方で，イスラエルのReWalk

### 図1 Honda歩行アシスト（本田技研工業株式会社）

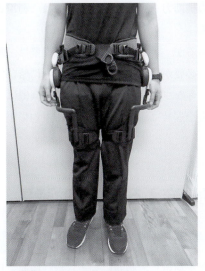

a. 正面

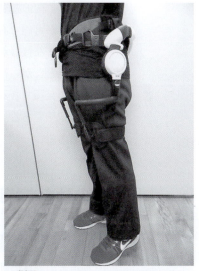

b. 側面

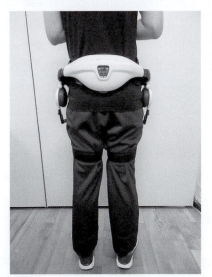

c. 背面

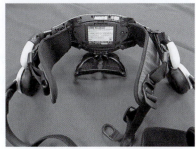

d. バッテリー

Robotics社が開発したReWalk™や，藤田保健衛生大学が開発したWPAL-Gなどは，機能代償を主眼とした歩行補助装具とされている。

### 機構

これらのロボット技術を利用した歩行補助装具の多くは，関節運動の補助をアクチュエータによって行うが，補助する関節や力の程度，補助が作動するメカニズムはそれぞれ異なる。メカニズムの例としては，足部に圧センサーを装備し左右の荷重状態を認識するものや，関節角度や体の傾きをセンサーで検出するもの，足の位置を認識するものがある。

関節運動を補助するアクチュエータの力も，両下肢完全麻痺者の歩行を支援する高強度なものから，歩行が可能な対象者を想定した微弱なものまで幅広く存在する。関節運動の補助力を調整できる機種では，利用者の身体状態に合わせることが可能である。

さまざまな機器があるが，いずれも最終的な微調整は，医療者が利用者の状況を評価しながら行う必要がある。実際の歩行練習に結び付け，かつその効果を十分に発揮できるようなプロトコルを有している機器はほとんどなく，まだ手探り状態である。裏を返せば，今までにない治療効果が大いに期待できる分野でもある。

## 利用者の動きを補助に変える歩行補助装具

### 交互歩行装具

利用者の身体の動きを利用して補助に変える歩行補助装具としては，古くから臨床の場で活用されてきたreciprocating gait orthosis（RGO）など[3-6]の交互歩行装具が挙げられる。これは，両下肢麻痺者を対象に用いられることが多い。

交互歩行装具は，一側下肢の股関節の動きを継手やケーブルを用いて対側下肢に伝えて，その股関節の動きに変えるものである。代表例としては股関節継手を内側に配したWalkaboutやPrimewalkがある。利用者の身体の動きを補助に変える機能は継手によるため，下肢の装具自体は利用者の身体や利便性によってオーダーメイドとなる場合が多い。例えば図2はPrimewalkを用いた交互歩行装具であるが，立位時の安定性を増すために，足部に外側フレアを施している。また，1人で容易に使えるようにするため，膝継手にはスイスロックを用いている。このように個別の状態に合わせて調整可能である。また，ACSIVE（今仙技術研究所，図3）[7]のように，アクチュエータを使わず重力とバネの力で歩行を支援するものもある。

これらの歩行補助装具は，利用者の身体の動きを補助力に変えるため，ある一定の関節運動が必要となる。例えば，RGOやACSIVEも，股関節の伸展運動が十分に発揮されないとその効果は適切に得られない。

**7　歩行補助装具**

**図2** Primewalkを用いた長下肢装具

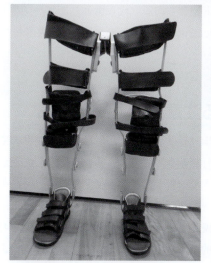

a. 全体像

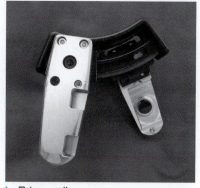

b. Primewalk

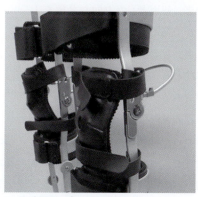

c. スイスロック

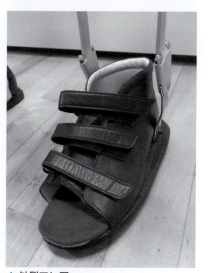

d. 外側フレア

**図3** ACSIVE（片脚用）

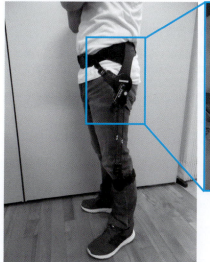
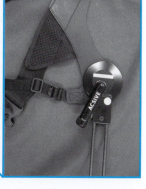

ここで示した分類以外に，2種類以上の異なった系統の機構を組み合わせて使用するハイブリッド装具もある。代表例としては，交互歩行装具と機能的電気刺激（functional electrical stimulation：FES）を活用したハイブリッドFESが挙げられる[8]。

## 実際の活用における注意点

外部力源を有する歩行補助装具と利用者の動きを補助に変える歩行補助装具は，どちらも正常歩行を基本として考えられている。したがって，利用者の歩行が正常歩行から大きく逸脱した歩容を呈した場合は，効果的な補助を受けることが難しくなる。一般に退院後長期間を経過した患者は，必然的に日常生活での安定性や効率を優先した代償的な身体活動パターンを身につけることになる。これ自体は否定的に考えることではなく，麻痺などによる身体障害を有する人にとっては，ごく自然な適応変化でもある。このようなことからも，治療にかかわる医療者が患者（利用者）の志向や希望を十分に理解し，治療戦略をデザインすることが重要である。

歩行補助装具に限らず，どの装具にも適応が存在する。使用する装具の特性を知り，利用者の歩容など身体状態と照らし合わせ，適応となるかどうかをまず評価することが重要である。

既製品を調整して患者の身体と適合させる歩行補助装具では，患者に用いる前に医療者自らが装着し，その機器の特性を体験することが大切である。体験することで，機器の特性や，どのような力が身体に加わるかを知ることができる。これにより，運動や感覚に麻痺を有する人へ及ぼす影響を予測することができ，リスク管理やより効果的な調整が可能となる。

筆者は，外部力源を有する歩行補助装具をロボットと位置付けているが，**表1**にロボットによる歩行支援の留意点を示す。

**表1** ロボットによる歩行支援の留意点

1. ロボットの特性，動力補助について，可能ならセラピスト等が体験する
2. 装具等と同様に，ロボット装着時のチェックアウトを実施する
3. 歩行練習の際には，歩行器等の補助具を活用し，安全，安心に実施する
4. ロボットによる歩行支援はプロトコルが確立されていないと考え，常に検討する姿勢で行う
5. 強い痙性等，身体状態によっては適応外となることもある

（文献9より一部改変引用）

## おわりに

今後は，今まで以上に医工連携が進み，ロボット技術を利用した製品が開発・改良されると予測できる。一方で，それを利用した効果的な治療・トレーニングを行うためには，人がアナログ的に介入し，調整を行う必要がある。治療者は，今後も利用者の意見や反応が解答を導き出してくれることを忘れてはならない。

---

**コラム**

### ロボット技術のリハビリテーションへの活用

近年の医療分野におけるロボット技術の進歩には目覚ましいものがある。見守りセンサーや介護補助機器なども含めると，福祉介護分野でも同様といえる。医療・福祉介護にかかわる働き手は不足しているため，負担の軽減あるいは代替としてのロボット技術に期待が高まることは当然である。しかし，"人"を相手にする医療・福祉介護分野では，介入に安全性・正確性が厳格に求められるため，ロボットを開発する工学者と現場で活用する利用者や医療者が密に連携し，実用的なロボット技術の応用が期待される。ただ，現実にはこのような連携は不十分であり，より工夫が必要と感じる。

陳隆明（兵庫県立福祉のまちづくり研究所 所長）は，筋電義手を例に，医工連携について次のように述べている。「5本の指を独自に動かす工学技術は存在するが，実際に活用するときには，ユーザーの操作性において，その正確性の担保は厳格に求められる。簡単にいえば，もし90%の正確性で5本指の筋電義手を操作できたとしたら，工学者にとっては成功といえるのではないか。また，一般的な認識としても，すごいことであると感じ，その実用性は高いと考えるであろう。しかし，実際の日常生活で想像してみると，90%の正確性とは10回に1回のミスがあることになり，10回に1回は物をつかめずに落としてしまうことになる。そのような義手を，ユーザーが果たして日常生活で使い続けるであろうか。おそらく答えは"ノー"である」。

一見，素晴らしいロボット技術であっても，実際の日常や臨床の場で活用することが難しく，ユーザーに益をもたらさないものでは，研究という枠から出ることはできない。ユーザーが使い続けるには，その効果や結果がすべてである。ロボット技術ありきではなく，ユーザーと開発する工学者，実用につなげる医療・福祉介護スタッフが協力し合うことが重要であり，医・福・工連携の仕組み作りが，今まで以上に必要であると考えられる。

---

【文 献】

1) 陳 隆明：リハビリテーションにおけるロボット．PTジャーナル 49(8)；745-750, 2015.
2) 才藤栄一 ほか：運動学習と歩行練習ロボット －片麻痺の歩行再建－．Jpn J Rehabil Med 53(1)；27-34, 2016.
3) Coghlan JK, et al.: Lower extremity bracing in paraplegia - a follow-up study. Paraplegia 18(1); 25-32, 1980.
4) Butler PB, Major RE: The para walker. A rational approach to the provision of reciprocal ambulation for paraplegic patients. Physiotherapy 73(8); 393-397, 1987.
5) Nene AV, et al.: Paraplegic locomotion: a review. Spinal Cord 34(9); 507-524, 1996.
6) 岡野生也 ほか：対麻痺者における日常生活に対する交互歩行装具の適応．J Physical Medicine 9: 251-258, 1998.
7) 佐野明人，鈴木光久：受動歩行由来の無動力歩行支援機ACSIVE．PTジャーナル 49(10)；889-895, 2015.
8) 佐藤峰善 ほか：ハイブリッドFESを用いた脊髄損傷者の歩行練習．PTジャーナル 35(7)；460-466, 2001.
9) 岩崎 洋 編：脊髄損傷理学療法マニュアル 第2版，文光堂，2014.

# 3章 下肢装具

## 8 HAL®(Hybrid Assistive Limb®)

岡野生也

## はじめに

HAL®(Hybrid Assistive Limb®)は,身につけることで身体機能を改善・補助・拡張・再生することのできるサイボーグ型ロボットである。筑波大学大学院システム情報工学研究科教授兼CYBERDYNE株式会社CEOである山海嘉之氏によって開発された。HAL®は,その用途によって,医療用や福祉用のように患者自身が装着するものや,介護や作業を行う者が装着するものなどいくつかの種類がある。

ここでは,サイボーグ型ロボットとして患者自身の機能再生・改善を行うHAL®の下肢タイプについて説明する。

## HAL®下肢タイプの種類

2016年現在で使用されているHAL®下肢タイプは,福祉用HAL®(以下,福祉用),医療用HAL®(以下,医療用)である。

医療用に関しては,平成28年度の診療報酬改定において,8つの緩徐進行性の神経・筋疾患患者を対象とした医療技術(治療処置)が新設され,保険診療が認められている。なお,筆者の所属する兵庫県立リハビリテーション中央病院では,福祉用と臨床研究用HAL®(以下,臨床研究用)を利用していることから,本稿ではその説明を中心とする。

## 下肢タイプのHAL®の基本的な仕組み

下肢タイプのHAL®は,左右の股・膝関節に設置されたアクチュエータが駆動することによって,装着者の意思に従った関節運動を実現する。このアクチュエータ駆動は,脳から脊髄,運動神経を通じて筋肉に伝達される生体電位信号を処理することによって行われる。この装着者の意思を反映した随意的な動きに加え,足底部のセンサーからの荷重情報,股・膝関節の角度情報,体幹姿勢などの運動情報によって,歩行・起立動作に必要となる自律的なアクチュエータ駆動が制御される。

福祉用と臨床研究用では機能に差があり[1],臨床研究用のほうは脳神経系由来の生体電位信号が非常に微弱でも検出可能である。また,身体との適合についても,臨床研究用は大腿カフと下腿カフの調整機能が工夫されており,福祉用よりも適合の精度が高くなっている。さらに,福祉用では足関節の可動性を

変更できないが，臨床研究用ではそれが可能となっている．股・膝関節のアクチュエータによる補助については，福祉用は11段階（アシストレベル調整），臨床研究用は21段階（トルクチューナー）となっており，臨床研究用はより細かな調整が可能となっている．これは，福祉用の機能が劣っているわけではなく，臨床研究用では患者の状態によってアクチュエータのトルクの調整度合を微妙に変える必要があるためで，福祉用には調整が簡便という利便性がある．

## HAL®の使用方法

　HAL®を実際に使用するには，講習会の受講など，施設やスタッフに対して一定の条件（医療用，福祉用で異なる）が課されている．患者治療を行う医療用HAL®の適用対象は，「HAL医療用下肢タイプ適正使用ガイド」によると，「緩徐進行性の神経・筋疾患により歩行機能が低下した患者を対象とする」とされている[2]．医療用HAL®の国内レンタルが開始されたのは平成28年8月末であるため，実際の臨床の場では，脊髄損傷不全麻痺者や脳卒中片麻痺者に対しては，これまで普及してきた福祉用や臨床研究用のHAL®が活用されており，歩行能力の改善効果が報告されている[3-6]．今後はこれらの疾患についても保険収載されることを期待したい．また同ガイドでは，適用患者の体型について「a) 体重40～100 kgの患者．b) 身長150～190 cm程度，又は大腿長，下腿長，腰幅など身体サイズが合い，本品の装着が可能な患者」とされている．体型の違いを考慮して，HAL®本体はS，M，L，Xのサイズから選択できる．各サイズでさらに大腿長・下腿長が調整でき，腰幅も28～36 cmの範囲で調整できる．詳しい適応や注意事項については，CYBERDYNE株式会社ウェブサイト（www.cyberdyne.jp）を参照してほしい．

## HAL®の効果

### 歩行能力の改善：特異性の原理

　医療用HAL®については，前述の神経・筋疾患患者を対象に行われたランダム化比較試験の治験によって，安全性と医学的・統計学的な有効性が確認されている．機能改善治療の効果を得るための使用方法は，治験プロトコルそのものであり，すでに公表されているため，適正使用ガイドに従った運用が可能である．一方，HAL®の効果的な使用方法は十分に確立されていないとの報告[7]もあるが，筆者の経験上，実際の臨床の場での活用では，歩行能力の改善や心理的な効果を実感する．

　これらの効果は，患者自らの筋収縮では十分ではない関節運動を自らの意思による生体電位に起因したアクチュエータ駆動で支援することで，患者の上位中枢と末梢との神経系ループの再構築を可能とするHAL®の機能によるものと

考えられる．また，「歩行」という課題に対して，同じ「歩行」という運動様式を用いて治療を行うことが，トレーニングの三大原理の一つである"特異性の原理"に当てはまることも理由として挙げられる．HAL®が患者自身の随意指令に従った下肢の関節運動を，筋に負担をかけずに実現することで，現状の身体能力では経験できない関節可動域や運動速度，それを繰り返す頻度などを，歩行という運動様式のなかで経験することができる．そして，患者の身体機能の改善に合わせ，関節運動の支援の度合いを変化させることで，さらなる治療効果を得られる可能性がある．

### 痙縮の抑制

中枢神経系の疾患では，痙縮の影響で歩行の獲得が妨げられる場合もある．歩行練習で過剰な努力を行うと痙縮が誘発される可能性が高まり，これが異常な筋緊張を持続的，習慣的に発生させる原因ともなる．これらは，患者の下肢・体幹機能が十分でない状態にもかかわらず，現状からみると難しい課題である歩行練習などを行った場合に，よく起こるパターンでもある．

HAL®を装着すると，過剰な努力をしなくても歩行練習が可能となることは，一つの利点といえる．ただ，痙縮を有する患者には，アクチュエータのトルク調節を適切に行うことが必須条件となる．

### 意欲の向上

歩行の回復に向けて治療意欲が高まる理由としては，装着時に現状の身体能力以上の歩行能力（速度，持続距離など）を経験できることが挙げられる．患者は，HAL®を装着することで容易に下肢の振り出しが行え，膝折れが防止されることで，未装着状態を超える歩行速度や持続歩行距離などが得られ，それが数値として示される．その数値が上がると，患者はHAL®を使った練習を積極的に行おうという気持ちになりやすい．これが前述のトレーニングの原理とも相まって，HAL®未装着時における歩行能力の向上につながる．

このように考えると，HAL®を装着すると歩きにくいと感じる患者は，各種チューナーや設定の調整が不適切であったり，その人の身体機能が適応外であったりすることなどが考えられる．これらの場合は，HAL®を装着して治療を行ったとしても，得られる効果は小さいと思われる．

## 臨床現場での工夫

HAL®の使用による身体機能，特に歩行能力の改善について期待できる効果は大きい．しかし，HAL®という機器を単にマニュアル的に装着して操作するだけでは，その効果を最大限に活用することにはならない．実際に臨床の場で活用するには，患者の状態にいかに適合させるかといった，個別に工夫する姿勢が治療者に必要とされる（**表1**）．

## 8 HAL® (Hybrid Assistive Limb®)

**表1** HAL®の臨床での活用におけるポイント

- タオルなども活用し，HAL®本体と患者の身体とのフィッティングを調整する
- HAL®導入時の歩行速度設定は，非装着での歩行速度と同程度か若干速く歩行できるようにWalkモード*を選択する
- 初期導入では，患者がHAL®装着時に，なんらかの感覚において歩きやすいと感じるように，チューナーなどの設定の調整を行う
- 痙縮の状態など患者の状態によっては，出力トルクの微調整を随時実施する
- HAL®装着，非装着の両方の状態で歩行能力（速度，連続歩行など）を定期的に評価し，患者にフィードバックする

* Walkモード：股・膝関節において，遊脚相と立脚相を変更するタイミングを5段階の速度で調整できる

例えば，フレームと身体との不適合は，HAL®の調整機能だけでは不十分な場合もあり，特に骨盤部の適合が不十分だとHAL®の動きが効率よく反映されない。この場合は，タオルなどを身体とフレームの隙間に入れて対応する。また，比較的強い痙縮を有する患者は，日によって反射的な筋収縮の状態が異なる場合がある。このような場合は，バランスチューナー[*1]やTORQUE LEV（トルクリミット[*2]）を調整するなどいろいろな選択肢を考え，対応することが大切である。

HAL®を臨床での治療機器として有効に活用するには，HAL®の各機能を患者の身体状態と適切に適合させる技能を治療者がもっていなくてはならない。そのためには，常に患者の意見を基準として試行錯誤しながら対応していくことが重要となる。

*1 バランスチューナー：股・膝関節の屈曲と伸展方向のアシスト力のバランスを調整する。
*2 トルクリミット：股・膝関節のアシスト力の上限設定。これにより，強い痙縮などのイレギュラーな生体信号をコントロールし，滑らかな運動に変更させる。

【文　献】

1) サイバーダイン株式会社：HALロボケア用安全使用講習FOM-125 第1.0版(配布用資料)，2014.
2) サイバーダイン株式会社：HAL医療用下肢タイプ適性使用ガイド 第2版，2016. (http://www.cyberdyne.jp/products/pdf/HT010911A-U01_R2.pdf, 2017年2月時点)
3) 吉川憲一 ほか：ロボットスーツHALを用いた脊髄損傷不全麻痺者に対する継続的歩行練習の効果－シングルケースデザインを使用して－. 理学療法科学 29(2); 165-171, 2014.
4) 長谷川真人，山海嘉之：ロボットスーツHAL®福祉用を用いた歩行練習の効果：慢性不全脊髄損傷者に対する症例研究. 理学療法科学 29(1); 151-156, 2014.
5) 森下登史 ほか：脊椎脊髄疾患に対するロボットスーツHALを用いた訓練の有効性. 脊椎脊髄ジャーナル 29(7); 699-705, 2016.
6) 渡邉大貴 ほか：ロボットスーツHAL® (Hybrid Assistive Limb®) 福祉用の臨床応用にむけた症例研究. 理学療法科学 27(6); 723-729, 2012.
7) 浅見豊子 ほか：動画で見る リハビリテーションロボットの臨床応用の実際 2. HAL®. J Clini Rehabil 25(2); 108-112, 2016.

# 3章 下肢装具

## 9 ReWalk™, Bionic Leg™, 足首アシスト装置

飯田修平, 青木主税

## はじめに

近年, ニューロリハビリテーションという概念, 治療法などが提唱されている。これは「神経科学とその関連の研究によって明らかになった脳の理論等の知見を, リハビリテーション医療に応用した概念, 評価方法, 治療法, 機器等」[1]と定義されている。義肢装具学の分野においても, ロボット技術を利用した装具の開発が進んでおり, 臨床現場でも徐々に普及してきている。

ロボット技術を利用した装具の特徴としては, 同一の運動を一定の介助量で反復練習できることや, 使用者の自発的な動きに合わせてアシストできることなどが挙げられ, 失われた身体機能の代償または運動学習の手段として使用される。

『脳卒中治療ガイドライン2015』[2]では,「歩行障害に対するリハビリテーションにおいて, 歩行補助ロボットを用いた歩行訓練は発症3カ月以内の歩行不能例に勧められる（グレードB）」とされている。代表的な歩行補助ロボットとしては, CYBERDYNE株式会社のHybrid Assistive Limb®（HAL®）, 本田技研工業株式会社のHonda歩行アシストなどがあり, 脳卒中患者や脊髄損傷患者への使用効果の報告[3,4]がなされ, HAL®に関しては2016年4月から神経・筋難病疾患を対象とした医療機器として承認されている。

ここでは, 近年注目されている国内外の歩行補助装具として, ReWalk™, Bionic Leg™, 足首アシスト装置の概要を紹介する。

## ReWalk™

ReWalk™は, イスラエルのReWalk Robotics社が開発した着用可能な外骨格型の歩行補助ロボットであり, わが国には株式会社安川電機により2014年に導入された（図1）。腕時計型端末であるコミュニケータで起立・座位・歩行モードを選択し, バックパック内のコンピュータに信号を送ることで装具が起動する。骨盤部には傾きセンサーが内蔵されており, 使用者自身が体幹・骨盤を前傾することで下肢の振り出しが誘発される。

適応は, 脊髄損傷による完全または不全麻痺の対麻痺患者である。ReWalk™の選定基準と除外基準を表1に示す。

ReWalk™を用いたリハビリテーションプログラムは, 基礎トレーニングと応用トレーニングからなり, 基礎から応用までのすべてのスキルを習得後, 個人での使用が可能となる。前者では機器の概要を学習後, 着脱, 起立・着

## 9 ReWalk™, Bionic Leg™, 足首アシスト装置

座，移乗，立位バランス，歩行，方向転換などの基本的な動作能力練習が行われ，後者では，会話をしながらの歩行，エレベータやスロープの利用など，日常生活での使用を目的にトレーニングが行われる。

脊髄損傷患者に対してReWalk™を使用することで，セラピストの徒手的な介助がなくても，機器を使用して移乗，立位，歩行が可能になったとの報告もされている[5]。

2014年6月，歩行アシスト装置としては初めて米国食品医薬品局（Food and Drug Administration：FDA）の個人向け機器認可を取得し，海外では個人ユーザーにも販売されている。日常生活でのReWalk™を使用した歩行は，QOLの向上にもつながり，脊髄損傷対麻痺者の歩行再建の有用な装具の一つとして注目されている。

わが国においても，今後の臨床現場での普及と個人レベルでの使用に向けての支援体制の構築が期待される。

## Bionic Leg™

AlterG社のBionic Leg™（図2）は，ロボット技術を応用した電動アシスト付長下肢装具であり，ロボット型膝装具（robotics knee orthosis：RKO）ともよばれる。わが国にはインターリハ株式会社により2015年から導入され，病院や福祉施設などで使用されている。

Bionic Leg™は足底センサーからの圧変化の情報を基に，起立，立位，着座，歩行時の能動的な膝関節運動をサポートする練習用の装具であり，5分程度で簡単に装着可能である。脳血管障害片麻痺患者など，下肢の運動機能障害を有

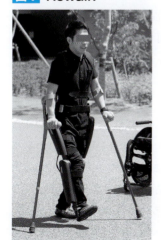

**図1** ReWalk™

ReWalk Robotics社によって開発された着用可能な外骨格型の歩行補助ロボット
（画像提供：株式会社安川電機）

**表1** ReWalk™の選定・除外基準

| | |
|---|---|
| 選定基準 | ・上肢機能が十分ある<br>・体幹コントロールが良好<br>・身長が160〜190 cm，体重100 kg以下<br>・健康的な骨密度で骨折がない<br>・立位歩行の訓練に耐えられる<br>・下肢の関節可動域が十分ある |
| 除外基準 | ・痙性またはクローヌスの抑制不可<br>・感染症，褥瘡，深部静脈血栓症<br>・精神疾患または認知上の問題 |

**図2** AlterG社製のBionic Leg™

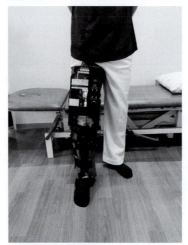
a. 正面から見た図

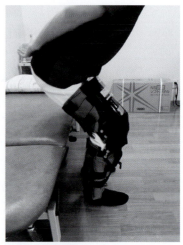
b. 横から見た図

する患者が対象である。対象者の機能・能力レベルに応じて，
- Assistance：膝関節伸展をアシストする機器の力
- Resistance：膝の屈曲速度を制限する力
- Threshold：機器の作動に必要な，体重をかける割合
- Assist Cutoff：膝関節の伸展角度

の4項目の設定が可能である。具体的には，起立時の膝関節伸筋群の求心性アシストと着座時の遠心性アシスト，歩行時の立脚初期～中期にかけての膝関節伸筋群のアシストである。

Wongら[6]は，維持期の片麻痺患者3名を対象に，RKOを用いた1日1時間半の理学療法を，週3回の頻度で6週間実施し，すべての対象者において歩行スピード，歩行距離，バランス能力が向上したことを報告している。

筆者ら[7]は，回復期の脳血管障害片麻痺患者5名に対し，通常練習（60分）期をA期，通常練習（60分）＋Bionic Leg™を使用した練習（20分）の介入期をB期とした，各期10日間，計30日間のABA型シングルケーススタディを実施した。

その結果，10 m歩行時間，重複歩距離において，A期に比べ，B期で各評価項目の向上が認められた（**図3，4**）。Bionic Leg™を使用した練習は，セラピストの介助量や誘導量が減り，患者自身が機器のサポートを受けながら，より能動的に膝関節運動を行うことが可能となった。この運動を反復することで，運動学習が促されたと考えられた。一方，この結果の要因には，脳損傷後の自然回復の過程による影響，介入期のリハビリテーションが20分間長いという練習時間の違いの影響も十分に考えられた。そのため，今後はランダム化比較試験でのさらなる検証が必要である。

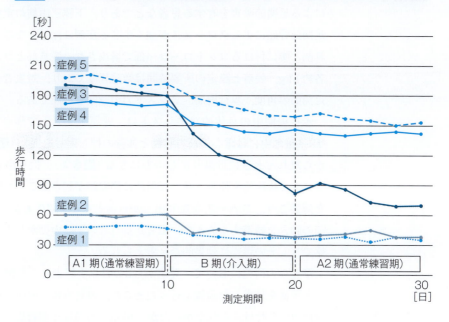

**図3** Bionic Leg™使用でのABA型シングルケーススタディの10 m歩行時間

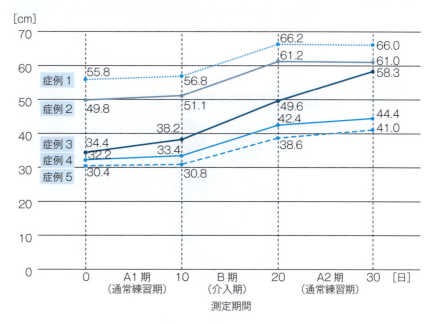

**図4** Bionic Leg™使用でのABA型シングルケーススタディの重複歩距離

## 足首アシスト装置

　株式会社安川電機の「足首アシスト装置」（**図5**）は，足圧センサーからの情報を基に，歩行時の足関節底背屈運動をモーターでアシストするリハビリテーション訓練用の短下肢装具である．歩行に伴う足関節の動きとタイミングをアシストすることで，より自然な歩行パターンが再学習され，歩行能力の改善に

つながることが期待される。適応は，脳血管障害片麻痺患者や腓骨神経麻痺等による足関節障害を有する患者などであり，下腿三頭筋の重度の筋緊張亢進や足関節背屈によるクローヌスが強く生じる症例は除外となる。本装置は足の装具部と腰に付けるコントローラー部で構成され，装具部とコントローラー部は各約1kg，装着と設定の所要時間は数分程度であり，対象者の状態に合わせて，足関節の角度，歩行周期，アシスト力の設定も可能である。

歩行周期中の具体的なアシストは，背屈アシストで踵から接地させ（図6①），接地中には重心の前方移動と体幹の押し出しを促し（図6②），足が地面から離れるときには蹴り出しの力になる（図6③）。振り出し時には，背屈アシストで腓腹筋を伸張させ，反射的に筋収縮が起きることで膝・股関節の動きを連動させ，スムーズな振り出しが可能となる（図6④⑤）。モーターが足関節の動きを誘導することで，患者が歩行時の下肢の動かし方やタイミングを体感でき，その習得に効果的だと考えられる。

筆者らの研究において，発症から3カ月以上経過した症例において足首アシスト装置を使用した訓練を行ったところ，運動麻痺，関節可動域，筋力などの機能面の変化はみられなかったが，10m歩行速度や歩行周期中の足関節背屈角度の向上（図7）などの効果があり，歩行時の足尖部の引きずりが減少した[8,9]。これは，装置を使用した訓練を反復することで，足関節の動きやタイミングの学習が促されたためと考えられた。また，患者から「つまずきがなくなり恐くなくなってきた」という感想が多く聞かれている。

**図5** 足首アシスト装置

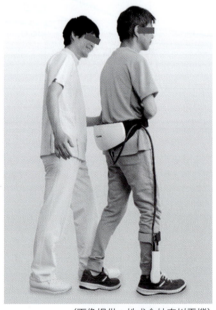

（画像提供：株式会社安川電機）

## 9 ReWalk™, Bionic Leg™, 足首アシスト装置

**図6** 足首アシスト装置の具体的なアシスト方法

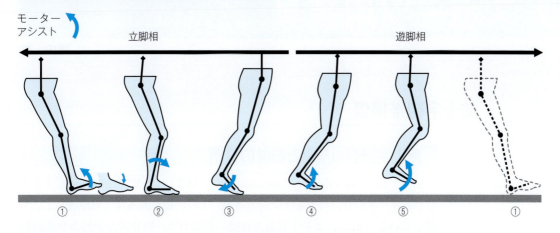

**図7** 足首アシスト装置による介入前後の遊脚相における足関節背屈角度（1症例のデータ）

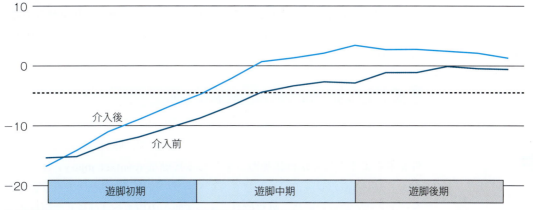

歩行周期はランチョ・ロス・アミーゴの定義の遊脚相部分を示す

【文 献】
1) 道免和久：ニューロリハビリテーション概論．ニューロリハビリテーション（道免和久 編），2-8，医学書院，2015．
2) 園田 茂 ほか：歩行障害に対するリハビリテーション．脳卒中治療ガイドライン2015（日本脳卒中学会 脳卒中ガイドライン委員会 編），288-291，協和企画，2015．
3) Kawamoto H, et al.: Pilot study of locomotion improvement using hybrid assistive limb in chronic stroke patients. BMC Neurol 13: 141, 2013.
4) Cruciger O, et al.: Locomotion training using voluntary driven exoskeleton (HAL) in acute incomplete SCI. Neurology 83 (5); 474-474, 2014.
5) Esquenazi A, et al.: The ReWalk powered exoskeleton to restore ambulatory function to individuals with thoracic-level motor-complete spinal cord injury. Am J Phys Med Rehabil 91(11); 911-921, 2012.
6) Wong C, et al.: A wearable robotic knee orthosis for gait training: a case-series of hemiparetic stroke survivors. Prosthet Orthot Int 36(1): 113-120, 2012.
7) 飯田修平 ほか：脳血管障害片麻痺患者に対するRobotics Knee Orthosisを使用した練習の効果．理学療法科学 31(5); 711-714 2016.
8) 高橋大樹 ほか：足首アシスト装置の臨床的有効性の検討 －脳梗塞片麻痺患者1症例に対する介入報告－．第32回日本義肢装具学会学会誌 10; 1-3-30, 2016.
9) 丸山 勇 ほか：足首アシスト装置の臨床的有効性の検討 －頸椎硬膜外血腫患者1症例の介入報告－．第32回日本義肢装具学会学会誌 10; 1-2-10, 2016.

# 10 スポーツ用装具

尾田 敦

## 前十字靱帯損傷

### ■ 前十字靱帯の解剖と機能的役割[1-3]

　前十字靱帯（anterior cruciate ligament：ACL）は，膝関節内に存在する靱帯であり，大腿骨に対する下腿前方移動，下腿内旋，膝外反，過伸展を主に制御している。ACLによる下腿前方移動の制御力は，脛骨前方制動力全体の79～89％を担うとされている[1]。

　ACLは，機能解剖学的に前内側束（anteromedial band：AMB）と後外側束（posterolateral band：PLB）から構成され，両者は各々90°捻れながらAMBは大腿骨上方に，PLBは大腿骨下方に付着する。AMBは膝屈曲位で緊張し，PLBは膝伸展位で緊張する。

### ■ 前十字靱帯損傷の原因・病態と現症[4]

　スポーツ活動中におけるACL損傷の受傷機転としては，柔道，ラグビー，アメリカンフットボールなどのコンタクトスポーツで，膝関節の外反や下腿が外旋するような外力が直接加わって生じる接触型（contact injury）と，バスケットボールやバレーボールなどでのジャンプの着地，急激なストップ動作などにより膝が軽度屈曲位，外反位で，かつ下腿が内旋または外旋して損傷する非接触型（non-contact injury）が挙げられる。受傷数としては，非接触型によるものが圧倒的に多い。接触型損傷では，他の靱帯損傷が合併することが少なくなく，複合損傷となることが多い。ACL損傷は女性に多く，10～20歳代が大半を占める。

### ■ 前十字靱帯損傷の治療

　新鮮例で骨片の剥離を伴う場合は，強固な一次修復を行う。靱帯中央部の断裂は縫合が困難で，症例に応じて治療法が選択される。中高年者では装具装着や筋力増強を中心とした保存治療で経過観察されるが，スポーツ活動を望む若年症例にはACL再建術が選択される。陳旧例で，日常生活動作で膝くずれを繰り返す場合も，再建術の適応となる。靱帯再建の素材には，自家腱，同種腱，人工靱帯があるが，現在では骨付き膝蓋腱，半腱様筋腱，薄筋腱などの自家腱が広く用いられている。

　近年では侵襲が少ない鏡視下再建術が主となっており，AMBとPLBを別々に再建する解剖学的二重束再建術[5]（図1）や，骨付き膝蓋腱による前十字靱

帯再建術（bone-tendon-bone graft：BTB法）[6]）が行われる。

## 前十字靱帯再建術後の後療法

術後のリハビリテーションはおおむね次の流れで進められる。また**表1**に，弘前大学医学部附属病院でのACL再建術後のリハビリテーションプロトコルを示す。

- 術直後：大腿四頭筋の等尺性運動開始。
- 術後約1週間：膝軽度屈曲位で膝装具を用いて固定。
- 術後2週：膝関節可動域練習を開始。
- 術後3週：部分荷重開始。術後5週から全荷重を許可。ハーフスクワット，エルゴメーター開始。
- 術後5週：スクワットを積極的に行う。
- 術後3カ月：ジョギング，4カ月からランニング開始。このころから日常生活では膝装具は不要となる。ただし，スポーツ基本動作の練習時は装具装着下で実施し，マルアライメントの改善とともに徐々に外していく。
- 術後6～7カ月：患側の筋力が健側の8割以上まで回復すれば，競技レベルに復帰。

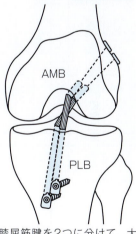

**図1** 膝屈筋腱による解剖学的二重束再建術

膝屈筋腱を2つに分けて，大腿骨側，脛骨側に2個ずつ骨孔を製作し，AMBとPLBを再建する

**表1** 前十字靱帯再建術後のリハビリテーションプログラム：弘前大学医学部附属病院の例

| | 1週目(術翌日〜7日) | 2週目(8〜14日) | 3週目(15〜21日) | 4週目(22〜28日) | 2カ月目(4〜8週) | 3カ月目(9〜12週) | 4カ月目(13〜16週) | 5カ月目(17〜20週) | 6カ月目(21〜24週) | 7カ月以降 |
|---|---|---|---|---|---|---|---|---|---|---|
| | 入院リハビリテーション | | 外来 → | | スポ外受診 スポ外：MRI | スポ外：MRI | スポ外：MRI＆等速性筋力測定 | スポ外：等速性筋力測定 | スポ外：MRI＆等速性筋力測定 | |
| 装具 | 膝固定用装具 | ACL装具 | | | | | | | | |
| 歩行 | 痛みに応じて全荷重へ | | | | | | | | | |
| ROM運動 | CPM | | | | | | | | | |
| | | 他動運動→自動運動へ | | | | | | | | |
| 大腿四頭筋収縮 | パテラセッティング | | | | | | | | | |
| 膝伸筋トレーニング | | SLR | | | | | | | | |
| 股関節力トレーニング | 股関節外転・伸展 | | | | | | | | | |
| 膝屈筋トレーニング | | | レッグカール | | | | | | | |
| スクワット | | パーシャル | | | | | | | | |
| カーフレイズ | | | | | →片脚 | | | | | |
| 自転車エルゴメータ | | | | | | | | | | |
| 階段昇降 | | 2足1段 → 上り1足1段 | | | 下り1足1段 | | | | | |
| CKC | | | | | | | | | | |
| OKC | | | | | | | | | | |
| バランストレーニング | | | 平行棒内 | | →両側 | | →応用 | | | |
| 早歩き | | | | | 早歩き | | | | | |
| ランニング | | | | | | ジョギング | ランニング | ダッシュへ | | |
| レッグランジ | | | | | | フロント サイド | | | | |
| ステップ | | | | | | | オープン/クロス | | | |
| ジャンプ | | | | | | | | 垂直 | 180°ジャンプ | |
| 競技特異的トレーニング | | | | | | | | | | |

ROM：range of motion（関節可動域），CKC：closed kinetic chaine（閉鎖運動連鎖），OKC：open kinetic chaine（解放運動連鎖），スポ外：スポーツ整形外科外来
CPM：continuous passive motion（持続的他動運動）

## 前十字靱帯損傷の症例：基本情報（表2）

### 表2 A氏の基本情報

| | |
|---|---|
| 年齢・性別 | 20歳代，男性 |
| 職業 | 理学療法士（病院勤務） |
| 診断名 | 右前十字靱帯損傷（図2） |
| 既往歴 | 特記事項なし |
| 現病歴 | フットサル中にドリブルで切り返した時に膝をねじって受傷 |
| ニーズ | 職業復帰 |

### 図2 A氏の前十字靱帯再建術前後の関節鏡所見

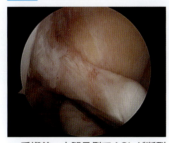 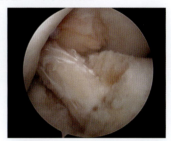

a. 手術前：大腿骨側でACLが断裂しており，出血がみられる

b. 手術後：ACLが解剖学的位置に再建されている

### 治療経過

受傷後，装具装着（図3）を開始し，関節可動域練習と筋力練習を施行しながら，一部の業務は制限して病院勤務を継続した。

受傷およそ1カ月後，鏡視下にて解剖学的二重束再建術を施行した。術後リハビリテーションは表1に示したプロトコルに従って施行された。A氏の装具

### 図3 A氏が手術前後に使用した膝装具

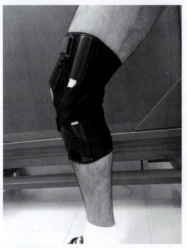 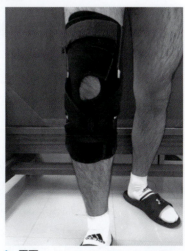

a. 内側面

b. 正面

は，両側支柱によって膝関節の内外反を制御するとともに，ストラップで脛骨の前方引き出しと大腿脛骨関節の回旋制御が可能であり，かつ比較的軽量なため早期に職業復帰させることを目指して処方された軟性装具である．

### 前十字靱帯損傷用の装具

#### Don Joy膝装具（Don Joy brace），Don Joy 4 point ACL/PCL膝装具[7,8]

膝靱帯損傷でよく用いられる．両側金属支柱，アルミ製大腿および下腿カフ，大腿および下腿ストラップから構成され，2つのカフと2つのストラップによる4点固定の原理で前後動揺性を制限し，回旋不安定性を制御する．ACL損傷による下腿の前方引き出しを予防する場合は，大腿ストラップを後面に，下腿ストラップを前面に設置し，逆にPCL損傷による下腿の後方引き出しを予防する場合は，大腿ストラップを前面に，下腿ストラップを後面に設置する．

膝継手は多軸性で角度調節機能が付いており，術後の装具としてよい適応となる．

## アキレス腱断裂

### アキレス腱断裂の概要[9]

アキレス腱断裂はスポーツ活動中の受傷が多いが，発育期や競技スポーツ中の受傷は少なく，主に30〜40歳代の人が，レクリエーションスポーツ中に受傷することが多い．10歳代の人には，ほとんど認められない．

主な原因は，下腿三頭筋の急激な伸張と収縮である．加齢とともにアキレス腱を栄養する血管数が減少し，低酸素によって腱が変性することが背景にあるとされ，オーバーユースも発生の基盤にあるとされている．

### アキレス腱断裂の治療法の選択

#### 保存療法

ギプス固定と装具療法による保存療法の成績は比較的良好であるが，固定期間が長く，再断裂の危険性がやや高いとされている．しかし，再断裂は手術療法でも2〜3％に生じ，保存療法では2〜5％前後のため，成績に差はないという見解が多い．

ギプス固定は保存療法でも手術療法でも行うが，「最大底屈位」固定が原則となる．足関節を最大底屈位でギプス固定し，荷重はつま先接地のみとなる．受傷後約3週で30°底屈位での固定に変更し，荷重は1/3程度可能となる．受傷後約5週から軽度底屈位での固定とし，ギプスにヒールを付けて2/3荷重となる．6週目ごろにギプスから装具へ移行し，8週で全荷重とする．

# 10 スポーツ用装具

### ■ 手術療法

保存療法よりも手術療法のほうが，早くスポーツ復帰できるとされている。方法としては，腱縫合術（経皮的縫合術，観血的縫合術）が行われる。経皮的縫合術は，術者が慣れていないと皮膚の陥凹の発見や神経損傷の有無の確認に注意を要する。経皮的縫合術のほうが再断裂の可能性が高い。観血的縫合術は直視下で縫合でき，再断裂の可能性が少なく，早期からの運動療法が可能であるが，感染や皮膚の縫合不全が比較的多く，癒着や瘢痕が残存する可能性がある。

アキレス腱は腱鞘をもたず，パラテノンが周辺軟部組織との癒着を防止し，活動性を維持している。癒着は損傷したパラテノンの術中の処理方法に依存する部分も多く，2週までの固定では少ないが，3週固定では癒着量も多いとされている。現在の縫合法では，ある程度の外固定期間を必要とするため，2週間程度は固定することが望ましいとされている[9]。術後の後療法を**表3**に示す。

**表3** アキレス腱断裂術後の一般的な後療法

| 術後の経過期間 | リハビリテーションの内容 |
|---|---|
| 術直後 | ギプス固定2週間，以後装具へ変更（6週まで） |
| 2週 | 部分荷重開始，全荷重は4週より許可 |
| 3週 | 足関節自動運動開始，抵抗運動は4週から |
| 6週 | 装具除去，両脚での踵上げ，階段昇降 |
| 8週 | 片脚踵上げ，ジョギング・ランニング |
| 3カ月 | ジャンプ |
| 4～6カ月 | スポーツ活動復帰 |

### ■ アキレス腱断裂の症例：基本情報（表4）

**表4** B氏の基本情報

| | |
|---|---|
| 年齢・性別 | 20歳代，男性 |
| 職業 | 理学療法士（病院勤務） |
| 診断名 | 左アキレス腱断裂（図4） |
| 既往歴 | 特記事項なし |
| 現病歴 | バレーボール中にレシーブをした時に受傷 |
| ニーズ | 職業復帰，スポーツ復帰（レクリエーションレベル） |

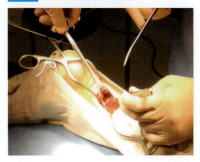

**図4** B氏の術中の様子

### ■ 治療経過

2週間のギプス固定後は装具を装着し（**図5**），その後は**表3**のプロトコルに従って順調に経過した。足関節背屈可動域は術後4週では軽度の制限があったが，6週以降ではほぼ正常となった（**図6**）。

**図5** B氏が使用した足関節装具

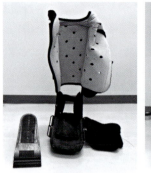
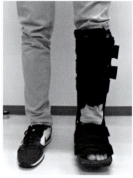
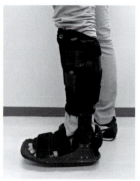

4枚の楔を用いて補高し，術後3週以降から週に1枚ずつ楔を除去する

**図6** B氏の足関節背屈可動域（自動運動）

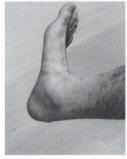

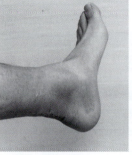
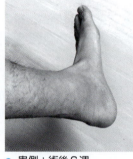
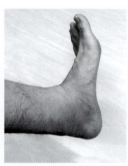

a. 健側　　b. 患側：術後4週　　c. 患側：術後6週　　d. 患側：術後8週

# 足関節捻挫：外側靱帯損傷[10]

## 足関節捻挫の病態

　足関節捻挫では足関節が内がえし方向にねじられることが多い。内反捻挫では，足関節の外側・前方の靱帯や関節包が引き伸ばされ，外力が激しければ靱帯が断裂する。足関節の腫脹，皮下出血，外果の前外側に運動時痛と圧痛を認める。

　捻挫は，靱帯損傷のないもの，靱帯損傷を認めるもの（靱帯の伸張や断裂），小さな骨片を認めるもの（剥離骨折）の3つに分けられる。足関節捻挫では脛腓靱帯，外側靱帯，内側靱帯を損傷するが，外側靱帯損傷が最も多い。

　外側靱帯損傷は，スポーツ活動での発生頻度が最も高く，すべてのスポーツ傷害の15〜20％を占める[10]。外側靱帯は，前距腓靱帯（anterior talofibular ligament：ATFL），踵腓靱帯（calcaneofibular ligament：CFL），後距腓靱帯（posterior talofibular ligament：PTFL）からなり，ATFLが最も損傷しやすい。また，ATFLは関節包靱帯であり，後足部外側下縁に皮下出血斑がみられる場合は関節包も断裂している（図7）。

## 外側靱帯損傷の重症度分類と治療法の選択

表5に，足関節捻挫における外側靱帯損傷の重症度を示す．新鮮例に対しては保存療法が原則で，Ⅰ度損傷や，最も頻度が高いATFL単独損傷では保存療法の成績は良好である．Ⅱ度損傷では保存療法と手術療法の成績に差がないため保存療法が選択されるが，Ⅲ度損傷では意見の統一が得られていない．スポーツ選手は手術のほうがよいとの報告もあるが，無症状例があることや，装具・サポーターの改良，小侵襲で腓骨筋腱を犠牲にしない手術法の開発と相まって，新鮮例での靱帯一次縫合の重要性が失われてきている．

足関節装具には，サポータータイプのもの，テーピング要素（スターアップ，フィギュアエイト）を取り入れたもの，外側支柱を付加したものがある．図8に示した装具では，装着・非装着を比べて基本的なパフォーマンスには差がないことが報告されている[11-13]．

### 図7 足関節捻挫後の皮下出血斑

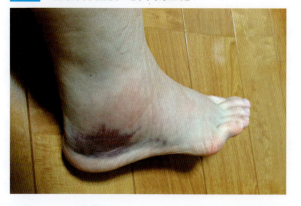

### 表5 足関節捻挫における外側靱帯損傷の重症度分類

| | |
|---|---|
| Ⅰ度 | ATFLあるいはCFLの微細損傷，あるいは部分断裂 |
| Ⅱ度 | ATFLあるいはCFLの完全断裂（単独症状） |
| Ⅲ度 | ATFLおよびCFLの完全断裂 |

### 図8 足関節装具（日本シグマックス株式会社）

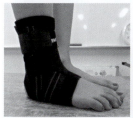 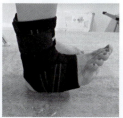 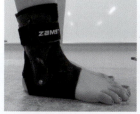 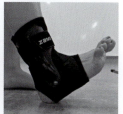

a. ZAMST A1（ミドルサポートタイプ）　　b. ZAMST A2-DX（ハードサポートタイプ）

各装具を装着した静止立位と，自動運動による足関節背屈位を示している

# Osgood-Schlatter病

## Osgood-Schlatter病の病態と発症要因[14]

　Osgood-Schlatter病は，脛骨の膝側の成長軟骨の一部が，大腿四頭筋の慢性的な緊張や膝蓋靱帯の慢性的な牽引ストレスによって剥離する成長期特有の疾患である。

　一般に男子は13歳，女子は11歳前後に発育急進期があり，Osgood-Schlatter病はこの時期に発症することが多い。発育急進期は骨が成熟していないため脛骨粗面が脆弱で，また骨の長軸成長に筋腱の伸長が追いつかないため相対的に筋・腱が短縮する。スポーツ動作での急激なストップやジャンプの着地などで，膝関節屈曲強制に対して大腿四頭筋が遠心性に働くことで強い張力が生じ，脆弱な脛骨粗面に微細損傷が生じる。膝関節伸展機構の反復牽引力と大腿四頭筋の伸張性低下が相まって発生する強い牽引力が，疼痛誘発に大きく関与している。

## Osgood-Schlatter病の治療[15]

　基本的には保存療法を行う。多くの場合，経過は良好である。成長期後に遊離骨片が残存することがあるが，症状がなければ無治療でよい。遊離骨片が原因で疼痛が生じる場合は摘出術の適応になる。

　保存療法では，①スポーツ活動のコントロール，②薬物療法，③装具療法が選択される。装具療法では，膝蓋腱にかかる負荷を軽減する目的で，膝装具，オスグッドバンドやテーピングを使用する。装具には膝蓋骨下方部分にパッドが付いており，これを疼痛部位に当てて固定することで膝蓋腱付着部への牽引力が抑えられ，疼痛軽減が期待される（図9）。オスグッドバンドでも同様の圧迫が可能であるが，膝の屈伸に伴ってずれやすいため，装着感は装具のほうが良好である。

### 図9　Osgood-Schlatter病用膝装具（日本シグマックス株式会社）

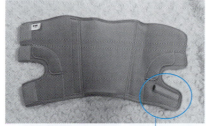
a. 装具の裏面

パッド

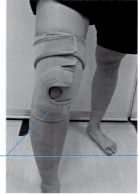
b. 正面から見た図

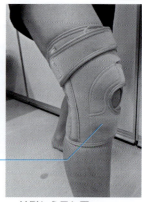
c. 外側から見た図

# 肩関節脱臼

## 外傷性肩関節脱臼の原因・症状・治療[14]

　肩関節は最も脱臼しやすい関節であり，すべての脱臼の約45％を占め，外傷性肩関節脱臼の約85％が前方脱臼である[17]。受傷原因は，上腕骨頭の後方から直達外力が加わって生じる場合や，肩関節に介達外力として外転と外旋力が加わる場合などがある。上腕骨頭は"てこ"の作用で前方へ移動して脱臼する。

　患者は疼痛のために健側の手で患側肢を支えて来院する。肩関節外側部の丸みが扁平化し，肩峰の突出が目立つ。肩関節自動運動は不可能で，軽度外転で内旋位をとることが多い。腋窩神経領域にしびれを認めることがある。

　治療は，まず肩関節を整復し，三角巾（バストバンド）を用いて肩関節下垂内旋位で3週間固定を原則とする（図10）。なお，若年者では高率（60％程度）に再脱臼が生じる。関節包や軟部組織の修復が不十分な時期に自動運動を開始すると，反復性脱臼に移行しやすい。

　固定後，疼痛に応じて腱板機能訓練を開始する。再脱臼予防のために，早期の極端な外旋運動は制限する。

## 反復性肩関節脱臼の原因・症状・治療[14]

　反復性肩関節脱臼は，若年者の初回脱臼例に高頻度に生じる。20歳未満では95％，20～25歳では75％，25～40歳では50％，50歳以上では15％が反復性脱臼へ移行すると報告されている[17]。

　肩関節前方安定性には，関前下関節上腕靱帯（anterior inferior glenohumeral ligament：AIGHL）が重要で，肩関節外転・外旋位において緊張し，肩関節を安定化している。骨頭が肩関節前方に脱臼するとAIGHLが剥離するBankart病変が生じることがある。Bankart病変が残存すると，肩関節外転・外旋位において，靱帯の機能不全による前方不安定性が生じる。

### 図10　肩関節脱臼後の固定：三角巾とバストバンドの併用

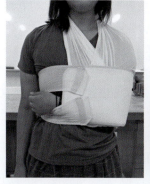
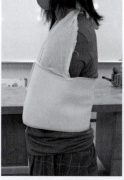
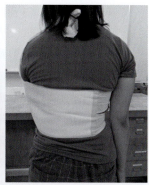

再脱臼防止には，脱臼肢位をとらないことが重要であるが，スポーツ選手には困難な場合が多い．一般の患者でも就寝時（無意識時）によく再脱臼するようなら手術が勧められる．

　基本的に保存療法では完治は難しいため根治的な意義はないが，肩関節周囲筋強化，特に腱板機能訓練は重要である．

　術後の後療法は，3週間の内旋位固定（図10参照）と，6週間の外転・外旋制限を行い，3カ月目から競技復帰となる．コンタクトスポーツは6カ月目から可能となる．

## 肩腱板損傷

### 腱板損傷の病態[14]

　腱板損傷は，転倒・転落などによる下方からの強制外力や打撲などの直達外力で発生する場合と，加齢による腱板変性を基盤に肩の使いすぎや軽微な外力が加わって発生する場合とがある．特に棘上筋腱は肩峰と烏口肩峰靱帯の圧迫を受けやすいため，最も断裂を起こしやすい．60歳以上では腱板変性を基盤とした完全断裂が多く，10〜30歳代ではスポーツに関連する不全断裂が多いといわれている．

　腱板断裂は，腱の全層が断裂している完全断裂と，一部の層が断裂する不全断裂（部分断裂）に分けられる．完全断裂はさらに，断裂部の広がりの程度から小断裂，中断裂，大断裂，広範囲断裂に分けられる．不全断裂はさらに滑液包面断裂，腱内断裂，および関節面断裂の3つに分類される．完全断裂では保存療法による腱板修復は期待できないため，手術が選択される．

### 腱板損傷の治療[14]

　小・中断裂では断裂腱断端を剥離し，上腕骨大結節に縫合することが可能であるが，大・広範囲断裂では手術手技や後療法に工夫が必要となる．

　不全断裂の一部（滑液包面不全断裂）は治癒する可能性が報告されており，保存療法で改善する症例も存在する．しかし，時間の経過とともに断裂部は拡大するため，症状が回復しても放置しないことが大切である．疼痛や可動域制限，筋力低下は再発が多いため，定期的に診察を受けることが重要となる．

　保存療法（約3カ月）に抵抗する場合や，肩関節の機能不全を認める若年者，活動性の高い患者には手術療法が勧められる．術後後療法を次に示す．

- 装具療法：air bag（図11）による固定…術後3週間80°，4週…40°，以降は除去
- 他動運動：1週目…外転80°以上での屈曲・伸展・外転・水平内外転・外旋，3週後…40°以上，4週後…制限なし
- 自動運動：2週後…肩甲骨面挙上40°まで，3週後…40°以上，4週後…制限なし

### 図11 腱板損傷術後外転固定装具

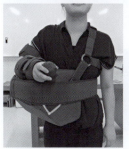
a. 正面

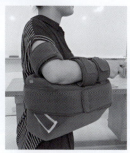
b. 術側

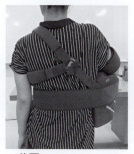
c. 後面

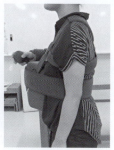
d. 非術側

- 腱板トレーニング：5週後…抵抗負荷なしで腱板トレーニング，2カ月後…抵抗負荷での腱板トレーニングおよび肩関節・肩甲帯周囲筋トレーニング

術後5週で退院となり，以後外来での対応となる。

## テニス肘（外側上顆炎・内側上顆炎）

### テニス肘の病態・症状

　外側テニス肘（バックハンドテニス肘）は，上腕骨外側上顆周辺から手関節伸筋群の痛みが主症状で，短橈側手根伸筋の起始部の微細な断裂と炎症・線維化，変性が主な成因とされている。手を強く握ったときや手関節背屈時に疼痛が強い。しかし，必ずしもテニスのバックハンドで生じるわけではない。
　内側テニス肘（フォアハンドテニス肘）は，上腕骨内側上顆周辺から手関節屈筋群の痛みが主症状（回内筋・屈筋群の筋腹，内上顆部の疼痛）である。フォアハンドを強打する上級テニス選手に多いとされている。統計的・臨床的には外側型の症例のほうが多い。

### テニス肘に対するスポーツ現場での処置

　基本は安静とアイシングであり，疼痛が改善すればストレッチを開始し，軽い負荷から筋力強化を始める。テニス肘サポーター（テニス肘バンド，図12）やグリップが太いラケットの使用，ガットのテンションを緩めるなどが推奨される。テニス自体は疼痛が軽減したら軽いストロークから始める。日常生活では肘の疼痛誘発肢位を避け，外側型では前腕回外位を意識させることが重要である。
　テニス肘サポーターは，筋収縮による牽引力が筋腱起始部に直接伝わるのを緩衝する。亜急性期には日常生活動作でも装着し，慢性期・回復期には競技復帰へのステップアップ動作で装着する[18]。ただし，サポーターで疼痛が軽減したとしても，圧迫部位が広いサポーターを使用する場合では収縮できる筋腱の長さが相対的に短くなるため，より負担が大きくなることに注意する必要がある。

**図12** テニス肘サポーター（テニス肘バンド）

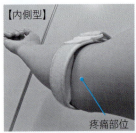
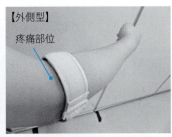
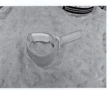

a．パッドを疼痛部位のやや遠位に当てて圧迫固定するサポーター（アルケア株式会社）

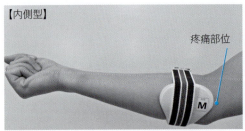
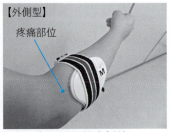
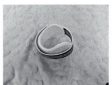

b．広い範囲で疼痛部位の遠位を圧迫するサポーター（日本シグマックス株式会社）

【文　献】

1) 財前智典：股関節・膝関節のスポーツ障害．外来整形外科のためのスポーツ外傷・障害の理学療法（小関博久 編），24-30，医歯薬出版，2014．
2) 福林 徹：膝．新版スポーツ外傷・障害の理学診断・理学療法ガイド（臨床スポーツ医学編集委員会 編），54-58，文光堂，2006．
3) 豊田和典：前十字靱帯再建術後の免荷時期の運動療法．関節機能解剖学に基づく整形外科運動療法ナビゲーション 下肢・体幹（整形外科リハビリテーション学会 編），120-123，メジカルビュー社，2008．
4) 入江一憲：リハビリテーションとスポーツ復帰．スポーツ指導者のためのスポーツ医学 改訂第2版（小出清一 ほか 編），105-115，南江堂，2009．
5) 黒田良祐 ほか：膝屈筋腱を用いた膝前十字靱帯再建術．関節外科 29（6）；648-653，2010．
6) 中田 研 ほか：膝前十字靱帯再建術 －BTBを用いたACL再建術－．関節外科 29（6）；654-662，2010．
7) 栢森良二：骨関節疾患．新編 装具治療マニュアル（加倉井周一 ほか 編），245-262，医歯薬出版，2000．
8) 吉永勝訓 ほか：膝の装具．骨・関節・靱帯 8；587-592，1995．
9) 松本正知：アキレス腱断裂縫合後の運動療法．関節機能解剖学に基づく整形外科運動療法ナビゲーション 下肢・体幹（整形外科リハビリテーション学会 編），174-177，メジカルビュー社，2008．
10) 鵜飼建志：足外側側副靱帯損傷に対する運動療法．関節機能解剖学に基づく整形外科運動療法ナビゲーション（整形外科リハビリテーション学会 編），166-169，メジカルビュー社，2008．
11) 石川大瑛 ほか：高校女子バレーボール選手における足関節捻挫が下肢アライメントおよび運動能力に与える影響．青森スポ研誌 19；13-17，2010．
12) 石川大瑛 ほか：足関節装具が運動課題の成績に及ぼす影響．青森スポ研誌 20；19-23，2010．
13) 石渡朝生 ほか：足関節装具が運動課題に及ぼす影響．靴の医学 27（1）；69-72，2013．
14) 林 優：Osgood-Schlatter病に対する運動療法．関節機能解剖学に基づく整形外科運動療法ナビゲーション 下肢・体幹（整形外科リハビリテーション学会，編），112-115，メジカルビュー社，2008．
15) 久保俊一 ほか 編：イラストでわかる整形外科診療，130-133，文光堂，2013．
16) 甲斐睦章：部位別の外傷と疾患 肩関節及び上腕．整形外科学テキスト 改訂第3版（髙橋邦泰 ほか 編），74-89，南江堂，2011．
17) 久保俊一 ほか 編：イラストでわかる整形外科診療，30-35，文光堂，2013．
18) 小田明彦 ほか：テニス肘．新版スポーツ外傷・障害の理学診断・理学療法ガイド（臨床スポーツ医学編集委員会，編），260-264，文光堂，2006．

# MEMO

## Question 知識の確認　下肢装具

1　次に示す継手の特徴を挙げよ．
- 膝継手：誘導式
- 足継手：クレンザック継手
- 膝継手：輪止め3枚重ね（箱型）継手
- 膝継手：スイスロック式継手
- 膝継手：オフセット式継手

2　脛骨骨折の種類のうち，PTB式装具が適応とならない疾患を挙げよ．

3　次に示す麻痺に適応となる下肢装具を挙げよ．
- 二分脊椎
- 弛緩性片麻痺
- 脛骨骨幹部骨折
- 腓骨神経麻痺
- 脛骨神経麻痺

4　次に示す靴型装具の適応となる疾患を挙げよ．
- トーマスヒール
- サッチヒール
- 舟状骨パッド

## Answer 解答

1. ・膝継手：誘導式…膝関節の屈曲・伸展のみが制限なしで可能。
   ・足継手：クレンザック継手…足関節背屈を補助する機能がある。
   ・膝継手：リングロック式継手…リング状の部品でロックできる。
   ・膝継手：スイスロック式継手…内外側の継手が，連動したレバーによってワンタッチでロックおよびロック解除ができる。
   ・膝継手：オフセット式継手…支柱よりも後方に継手の回転軸が配置されており，立位時は伸展が固定され，随意的に膝屈曲が可能。膝折れを防止することができる。

2. ・脛骨高原骨折（プラトー骨折）

3. ・二分脊椎：交互歩行装具
   ・弛緩性片麻痺：長下肢装具
   ・脛骨骨幹部骨折：PTB免荷装具
   ・腓骨神経麻痺：靴べら型装具
   ・脛骨神経麻痺：前方制限足継手付短下肢装具

4. ・トーマスヒール：足部内側縦アーチの低下
   ・サッチヒール：足関節の可動域制限
   ・舟状骨パッド：扁平足

# 4章

# 装具の製作

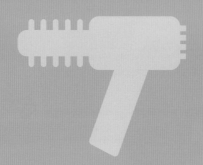

# 4章 装具の製作

## 1 低温可塑性プラスチック材料を使用した上肢装具の製作

清水順市

### はじめに

作業療法士等が作成する装具は，対象者の治療の一環として，早期運動療法，早期リハビリテーションを目的に，手の外科領域で一時的に用いるものである。そのため，治療の経過のなかで必要と判断されたら迅速に製作する必要がある。

### 手関節背屈位保持装具の製作

#### 準備する物品（図1）

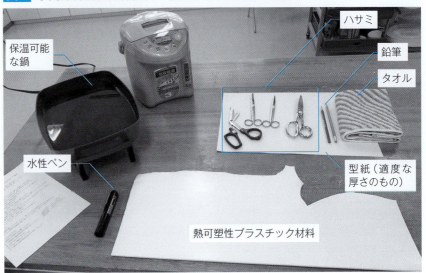

図1　手関節背屈位保持装具の製作に必要な材料と器具

その他：ヒートガン

#### 製作手順

①：型紙を準備する。
②：型紙上に，製作する側の上肢（場合によっては反対側）の前腕から手部を置く。
③：前腕から手部までの外周形を鉛筆で描く。手関節および中手指節関節（metacarpophalangeal joint：MP関節）部に印をつける（図2）。

## 1 低温可塑性プラスチック材料を使用した上肢装具の製作

④：前腕・手部外周形に装具の形を描く．前腕部は外周形より約 2.0 cm 外側に描く（**図3**）．
⑤：装具の型を描いたら，ハサミで切り抜く（**図4**）．
⑥：型紙を実際に手部に当て，大きさを確認する（**図5**）．
⑦：大きさの調整が必要な場合は，再度型紙を作成する．
⑧：型紙の調整後，熱可塑性プラスチック材料に型を転写する（**図6**）．
⑨：湯温を 80 ～ 90 ℃ に調整し，材料を湯に浸して曲がる程度に軟らかくする（**図7**）．
⑩：材料が軟らかくなったら湯から出し，水分をタオルで拭き取る．
⑪：線に沿ってハサミで切り抜く（**図8**）．
⑫：途中で硬くなったら再度，湯に浸して軟らかくする．
⑬：前腕から手部に合わせて整形する（**図9**）．
⑭：細部のフィッティングはヒートガンで軟らかくして対応する（**図10**）．
⑮：整形が終わったら冷水に浸して硬化させる（**図11**）．
⑯：ストラップは長すぎないように適度な長さで裁断し，前腕部に貼付する（**図12**）．
⑰：完成（**図13**）．

**図2** 型紙に前腕外周を描く

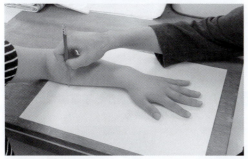

鉛筆を垂直に立てて描く

**図3** 前腕・手部外周形に装具の形を描く

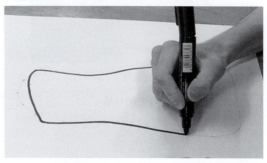

**図4** ハサミで型紙を切り抜く

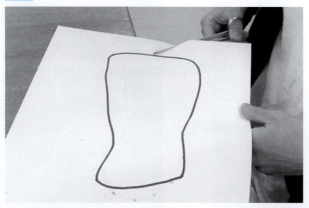

**図5** 切り抜いた型紙を患者の前腕に当てて大きさを調整する

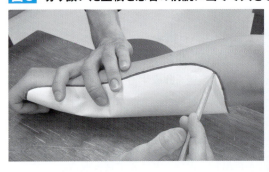
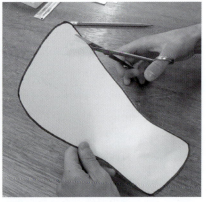

**図6** 熱可塑性プラスチック材料に型を転写する

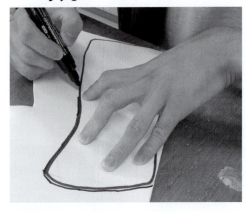

**図7** 材料を湯に浸して軟らかくする

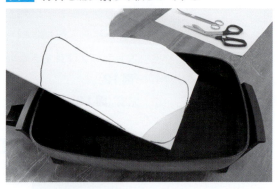

**図8** 線に沿って材料を切り抜く

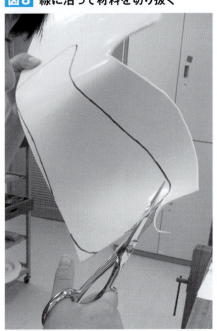

**図9** 切り抜いた材料を前腕から手掌部にフィッティングさせる

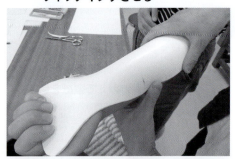
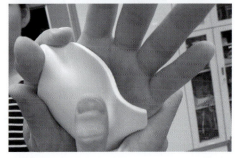

## 1 低温可塑性プラスチック材料を使用した上肢装具の製作

**図10** 細部はヒートガンで調整する

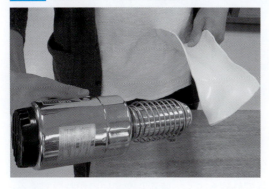

**図11** 調整後は冷水に浸して硬化させる

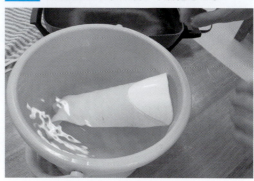

**図12** ストラップを付ける

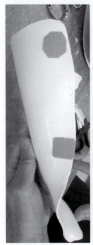
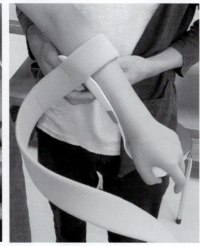

**図13** 完成図

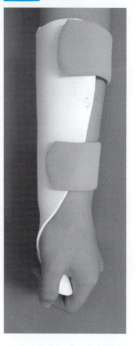

### 技術ポイント

① : 材料は適度な軟らかさを保っておく。軟らかすぎると整形できない。
② : 指尖よりも手掌部や指腹部で軽く押さえる，支える。一部だけを強く押さえない。

### チェックポイント

① : 前腕部は半分以上を覆っているか。
② : 手関節部は機能的肢位に保持されているか。
③ : 母指は対立位であるか。
④ : Cバーは確保されているか。
⑤ : 手掌部はDIP関節近位まで支持しているか。

# 4章 装具の製作

## 2 プラスチックAFOの製作

青木主税

## はじめに

　プラスチック製短下肢装具（ankle-foot orthosis：AFO，以下，プラスチックAFO）は，脳血管障害による片麻痺患者に多く処方されている装具である。金属支柱付AFOと比較して軽量で外観もよく，装着しやすいのが特徴である。
　ここでは，プラスチックAFOのなかでも処方頻度の高いシューホーンタイプの製作工程を，プラスチックAFOについての理解を深めることを目的に解説する。

## プラスチックAFOの対象となる障害像

　セラピストが患者に下肢装具を製作する際には，その装具を使用する理由，装着によって得られる効果，歩行に及ぼす影響，装着によるデメリットを十分に考慮したうえで，どのようなデザインの装具（足関節底背屈角度を含めて）としたいかを主治医やリハビリテーション医に進言することが求められる。
　シューホーンタイプのAFOが適応となる症状としては，裸足立位時に内反尖足を有し，十分に患側下肢に荷重できない状態で，患側下肢の振り出しにおいて，つま先の引きずりが認められるような患者像である。痙縮の程度によってプラスチックAFOで抑えられる内反なのか，金属支柱Tストラップ付AFOの適応となるのかといった判断が求められる。

## 採型から陰性モデル作成まで

### 骨突起部へのマーキング

　対象者を足底が全面接触する高さの椅子に座らせ，股関節90°屈曲，内外旋中間位，膝関節90°屈曲位とし，足関節は処方された底背屈角度とする。
　椅子座位採型を行う前に，下腿部から足底までを十分に観察する。足底の胼胝の有無，足趾の状態（claw toe，hammer toeなど），感覚障害の有無・程度を確認してから，骨の突起部にスキンペンシル（水性鉛筆）で印を付ける（**図1**）。これをマーキングといい，装具による過度の圧迫を避けるために行う。
　マーキングする箇所は，腓骨頭，外果，内果，舟状骨下端，第1中足骨頭，第5中足骨頭と骨底である。マーキングした箇所はギプス包帯から陽性モデルに転写される。

## 2 プラスチックAFOの製作

### ギプス包帯での陰性モデル製作

次に，下腿の前面に切開用ひもを付け，水またはぬるま湯に浸したギプス包帯を巻きつける（図2）。

ギプスが硬化したら，ギプス前面に「合い線」を描く（図3）。合い線とは，ギプスを取り外す際にギプス前面を切り開くが，後で再び閉じて石膏を流し込むため，開いた部分の左右位置がずれないように目印としてつけるものである。

合い線を描いたら切開用ひもを引っ張り，ひもで浮いたギプスに裁断刃（ギプスカッター）を入れてギプス前面を縦に切り開き，下腿から外す（図4）。この取り外したギプスが陰性モデルとなる。

合い線をしっかりと合わせた状態でカットした部分を追加のギプス包帯で貼

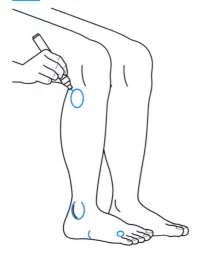

図1 マーキング

図2 下腿にギプス包帯を巻きつける

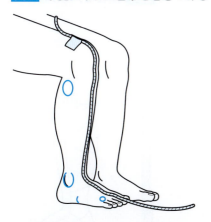
a. 下腿の前面に切開用ひもを付ける

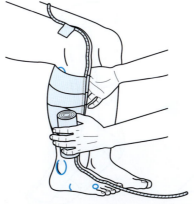
b. 下腿にギプス包帯を巻きつける

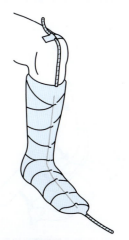
c. 完成図

り合わせ，陰性モデルが完成となる（図5）。

## 陽性モデル製作と修正

陽性モデルの修正作業をしやすくするために，鉄パイプを陰性モデルの中央に入れ，陰性モデルに石膏泥を流し込んで陽性モデルを製作する（図6）。

石膏が十分に硬化してから，陰性モデルをカットして陽性モデルを取り出す。

取り出した陽性モデルに対して，足底部を平らにする削り修正，除圧部の盛り付けやつま先部分を1cmほど延長するために石膏泥を乗せる盛り修正を行う。また，成型する下腿後面を中心に，表面が滑らかになるようヤスリや金網できれいに修正する。

図3 ギプス前面に合い線を描く

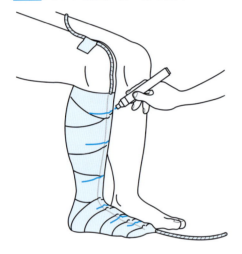

図4 ギプス前面を切り開いて下腿から外す

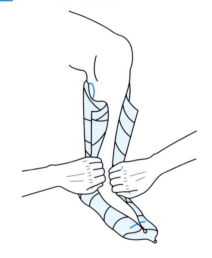

図5 陰性モデルの完成

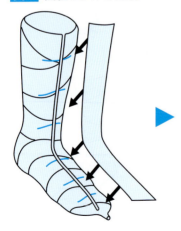

a. 合い線を合わせて追加のギプス包帯で貼り合わせる

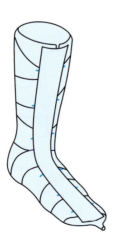

b. 陰性モデルの完成図

図6 陽性モデルの製作

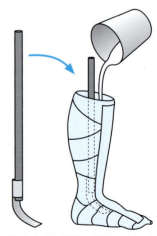

鉄パイプを陰性モデルの中に入れて石膏泥を流し込む

## 2 プラスチックAFOの製作

## プラスチック成型と加工

　プラスチックAFOに用いる熱可塑性樹脂としては，ポリプロピレンが一般的である．シート状のポリプロピレンを200℃に加熱した電気オーブンで軟化させ，陽性モデルにかぶせて密閉する（図7）．陽性モデルとポリプロピレンとの間の空気を吸引することでポリプロピレンが密着し，精度の高い成型ができる．

　ポリプロピレンが十分に冷えてから，ギプスカッターで取り外す．形状を整えるトリミングを行い，カービングマシンなどで断面を滑らかにする．

## 仮合わせ

　仮のバンドを付けて対象者に装着させ，立位時・歩行時における圧迫箇所，疼痛の有無，歩容に与える影響などをチェックする（図8）．

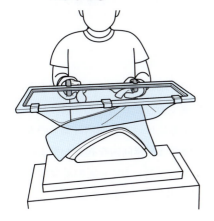

**図7** ポリプロピレンを陽性モデルにかぶせる

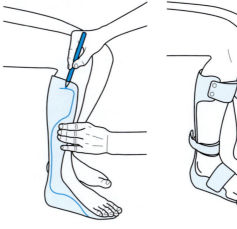

**図8** 仮合わせ

【文　献】
1）日本義肢装具士協会 監：入門 義肢装具，医歯薬出版，2008.

# 3 インソールの製作

尾田 敦

## 足部の形態と機能の評価[1]

### Windlass Test

足部のwindlass機構がどの程度有効に機能するかを評価するために，足底腱膜，足趾筋群の緊張の程度をみるWindlass Testを行う。

足関節底背屈中間位とし，横アーチである第2中足骨頭部を検者が足底から母指で圧迫しながら，第2趾を中足趾節関節（metacarpophalangeal joint：MP関節）で背屈させたときの可動範囲の大きさを判定する（図1）。

通常，横アーチ部分を圧迫せずに足趾を伸展させると，90°～100°程度の伸展可動域が得られるが，横アーチ部分の圧迫により足底腱膜の緊張が高まって可動域は制限され，伸展30°～60°程度となる。これよりも可動域が小さい場合は機能亢進，大きい場合は機能低下と考えられる。

### 後足部の可動性評価

非荷重状態で距骨下関節の回内および回外の可動域を評価する。距骨下関節の回内・回外可動域は通常，合わせて30°程度であり，1/3が回内（10°），2/3が回外（20°）である。後足部の可動性を評価するには，主に回内可動域の大きさをみる（図2）。回内可動域が10°以上ある場合は，過回内を起こしやすいことを意味し，「柔軟（距骨下外反）」と判断する。反対に10°未満の場合は過回外を起こしやすいことを意味し，「低下（距骨下内反）」と判断する。

### 図1 Windlass Test

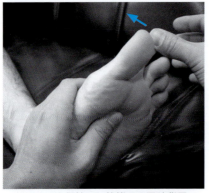 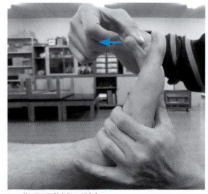

a. 横アーチを保持した状態での足趾背屈　　b. 背屈可動域の測定

## 3 インソールの製作

### 前足部の可動性評価

載距突起部を足底から圧して距骨下関節を中間位に保持し，前足部を第5中足骨骨頭側から把持して抵抗を感じるまで最大回外位（内反位）から最大回内させる。その際，後足部の底側面と前足部の底側面が成す角度を計測する（図3）。

最大回内位で前足部底側面が外反している場合は「柔軟（前足部外反）」と判断する。反対に，最大回内位で前足部底側面が内反している場合は強固な足部であることを意味し，「低下（前足部内反）」と判断する。

### 第1列の可動性評価

足部母趾側である第1列の動きは，距骨下関節の肢位に影響を受けるため注意を要する。距骨下関節中間位で横足根関節を最大回内位とし，第2～5中足骨頭を一方の手で把持し，もう一方の手で第1中足骨頭を把持して抵抗を感じるまで底背屈方向に動かす（図4）。

**図2 後足部可動性評価**

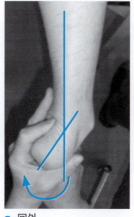
a. 回外

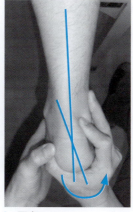
b. 回内

**図3 前足部可動性評価**

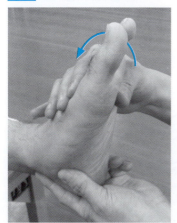
a. 他動的前足部回内

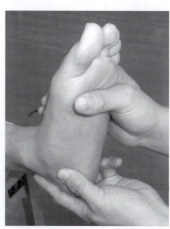
b. 中間位

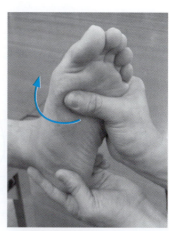
c. 他動的前足部回外

第1列が背屈方向に動く量と底屈方向に動く量が等しければ「正常」，第1列が背屈よりも底屈する構造的異常がある場合は「第1列底屈」，第1列が底屈よりも背屈する場合は「第1列（中足骨）挙上」と判定する。

## 内側縦アーチ高の評価

　臨床では，内側縦アーチの評価法として，足長と舟状骨高から算出する足アーチ高簡易測定法（アーチ高率）[2]が用いられている（図5）。ただし，この方法ではマーキングの部位によって誤差が生じる。先行研究では突出部を用いているものや，下端部を用いているものなどが混在している。筆者の検討結果[3]では，突出部でも下端部でも検者内信頼性は高いが，検者間信頼性は突出部よりも下端部を用いたほうが高かったことから，下端部での触診を推奨している。

　また，標準値や正常値（範囲）の基準は明確にはなっていない。これについても下端部を用いた健常成人202名404足での調査では，11.9％以上14.7％未満を標準値としてよいと思われる（筆者未発表データ）。

**図4** 第1列可動性評価

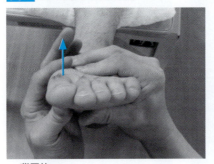

a. 背屈位

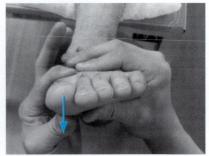

b. 底屈位

**図5** 足アーチ高簡易測定（アーチ高率）

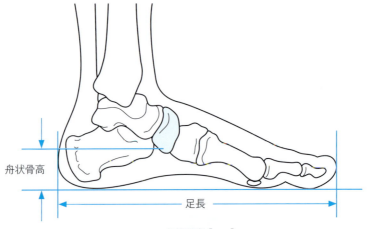

$$\text{アーチ高率 [\%]} = \frac{\text{舟状骨高 [mm]}}{\text{足長 [mm]}} \times 100$$

## 踵骨変位の評価

踵骨の変位は，両脚立位で後方より観察する．足位がtoe-in, toe-outとならないよう両足の機能的長軸（踵後縁と第2趾を結ぶ線）が平行になるようにし，両踵間の間隔を10 cm程度開いた安静立位をとらせる（図6）．下腿遠位1/3の中点（図6A）とアキレス腱の踵骨付着部の中点（図6B），踵骨遠位部の中点（図6C）をマーキングする．下腿軸（線分AB）と踵骨長軸（線分BC）を結んだ線が交わって成す角度を下腿踵骨角（leg heel angle：LHA）$\alpha$といい，距骨下関節の回内の程度を示す．また，床面と踵骨長軸とが成す角度（floor heel angle：FHA）$\beta$を測定することで，足部が床面に対して内反位にあるか外反位にあるかを評価する．なお，$\beta - 90°$の値（踵骨外反傾斜角，calcaneus valgus angle：CVA）が正の場合は外反位，負の場合は内反位にあることを表す．

これらの評価もアーチ高率と同様に，標準値は明確ではない．前述の調査結果から，LHAの標準値は10.2°以上14.0°未満，CVAの標準値は2.0°以上6.0°未満と考えられる．

## 静的・動的下肢アライメントの評価

足部だけではなく，下肢全体のアライメントを評価する必要がある．膝内反・外反（O脚，X脚）の程度や，下肢のねじれとquadriceps angle（Q-angle）などを評価する．

下肢のねじれについては，膝蓋骨の向きがsquinting patellaかfrog-eye patellaかをチェックする．膝内外反との関係[4]では，図7に示すようにsquinting patellaは膝内反を呈している人，特に女性に多い．逆にflog-eye patellaは膝外反を呈している人に多く，男性によくみられる．Q-angleと同様に，膝蓋大腿関節の痛みに関係すると考えられる．

そのほか，外反母趾や内反小趾，足趾槌趾変形なども併せてチェックする．

### 図6 踵骨変位の程度

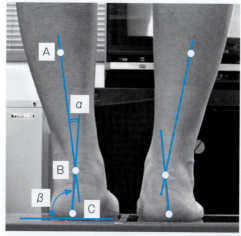

A：下腿遠位1/3の中点
B：アキレス腱付着部の中点
C：踵骨遠位部の中点
$\alpha$：LHA, $\beta$：FHA, $\beta - 90°$：CVA

**図7** 下肢のねじれ（膝蓋骨の向き）

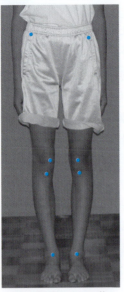
a. squinting patella：膝蓋骨中央のマーカーが内側にあり，両側膝蓋骨が内側を向いている。内反膝を呈している

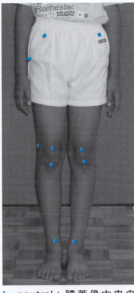
b. neutral：膝蓋骨中央のマーカーがほぼ内外側の中央にあり，望ましいアライメントの状態

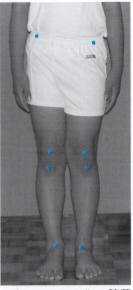
c. frog-eye patella：膝蓋骨中央のマーカーが外側にあり，両側膝蓋骨が外側を向いている。外反膝を呈している

　動的アライメントの評価では，歩行評価のほか，スクワッティング・テスト[5]，スクワッティング・ストレス・テスト[1]，動的アライメントテスト[6,7]，振り向きテスト[5,8]などを行う。これらの評価結果を基に，どのようなメカニズムで障害（傷害）が生じているのか（または生じたのか）をしっかり考察し，そのうえで必要な対処をすることが重要である。

## 足底挿板の製作

### ベースシートの製作

　まず，対象者の足の大きさや形に合わせて足底面にマーキングを行い，6 mm厚のPORON®シートを切り出してベースとなる基本パーツ（ベースシート）を製作する（図8）。
　カットしたベースシートをグラインダーで削る。手のひらで上から押しながら，立体的に削り落としていく。その際，対象者の前足部の柔軟性，第1列の可動性に応じて，シートの前縁や後縁の厚さなどを変化させる。同様に，内側縁と外側縁の厚さも調節する（図9）。

## 3 インソールの製作

### 図8 ベースシート製作のためのマーキングポイント

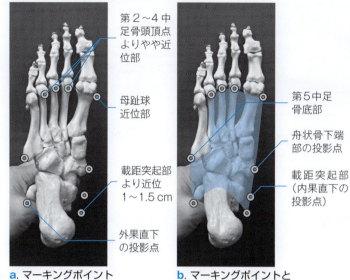
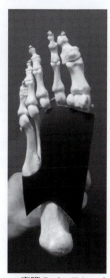

a. マーキングポイント

b. マーキングポイントとベースシートの位置関係

c. 実際のベースシートを当てた図

### 図9 ベースシートの削り方のポイント

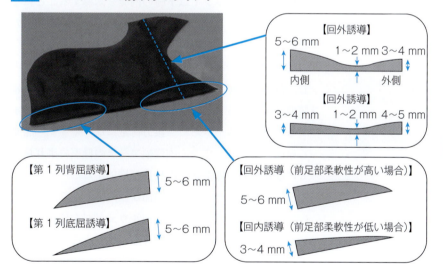

## 内側縦アーチ部分

内側縦アーチ部分は必要に応じてアーチパッドを追加するが，素材には3mm厚のEVA（ethylene-vinyl acetate）シートかソルボセイン®シート，またはPORON®シートを使用する．図10に示すような形状に削るが，前足部の柔軟性が低い場合はパッドを長めにして後端を載距突起にかけずにアーチ前方部分に当て，前足部の柔軟性が高い場合は短めにして後端を載距突起部にかけ，アーチ前方部分には当てないようにする．

**図10** 内側縦アーチパッドの削り方のポイント

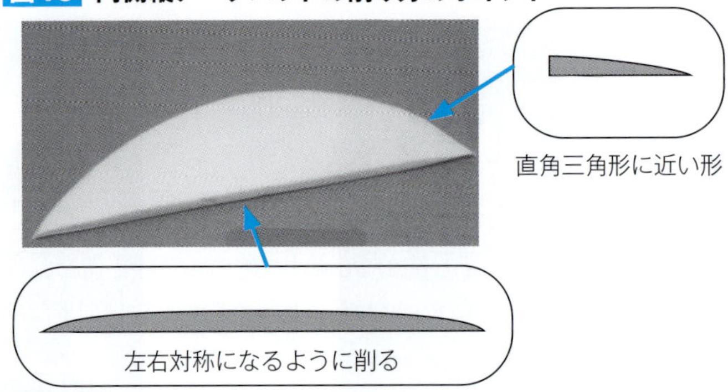

直角三角形に近い形

左右対称になるように削る

## 後足部の制御

後足部の制御には3~5mm厚のEVAまたはソルボセイン®のヒールウェッジを使用する。外側ヒールウェッジの適応となる症例は非常に少なく，内側ヒールウェッジを使用することが多い。その理由としては，主に次の3点が挙げられる[9]。

①外側ヒールウェッジでは下腿の内旋を誘導することになり，歩行時立脚相での膝伸展を阻害し，膝前面筋の過活動に伴う関節内圧の上昇と，大腿骨-脛骨間の回旋ストレス上昇によって疼痛を誘発しやすい。

②後足部が回内誘導されることで足部の剛性が失われて内側縦アーチが低下[10]し，荷重位置が足部の内側に移動しやすくなる。それにより，下肢荷重線が膝の内側を通ることになり，膝内反モーメントが増加することで疼痛を助長することがある。さらに，後方荷重になりやすく，膝屈曲モーメントが増える原因にもなる。また，内側縦アーチの低下により足部での衝撃吸収が不十分になるため，膝関節への負荷が増加する。

③内反膝がある場合，距骨下関節が回内位となり，すでに代償された状態となっている。この状態で外側ヒールウェッジを使用すると，外果部分でインピンジメントを生じ，足関節に疼痛が生じることがある。また，足部剛性の低下は前足部の外転を招き，外脛骨を有する症例などでは疼痛を助長する可能性がある。

したがって，外側ヒールウェッジが適応となる症例は，後足部が回外位にあり，ハイアーチ傾向で足部の剛性が高い（柔軟性が低い）場合に限られる。

## 足底挿板の完成

削ったパーツを靴の中敷きの裏に貼り付け，目的に合った高さとなっているかを確認する（**図11**）。

高すぎる場合は削り，低すぎる場合はテーピングテープや1mmソルボセインシートなどを貼り付けて補正する。その他，ウィンドラス機構の機能不全に

**図11 中敷きの裏にパーツを貼り付ける**

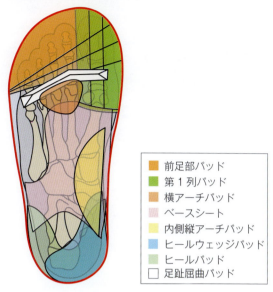

- 前足部パッド
- 第1列パッド
- 横アーチパッド
- ベースシート
- 内側縦アーチパッド
- ヒールウェッジパッド
- ヒールパッド
- 足趾屈曲パッド

靴の中敷きを足底面に合わせる

は前足部パッド，外反母趾を有する場合は外反母趾矯正パッド，足趾に浮き趾がある場合や屈曲制限等には足趾屈曲パッドなど，症例の足部形態や機能に合わせてパーツを選択・追加して微調整を繰り返す．最終的には動的アライメントや歩行，スポーツ動作でのチェックを行い，障害の原因となっているマルアライメントが改善した段階で完成となる．

なお，中敷きの裏に貼り付けた足底挿板は靴の内壁に適合させるよう，側面の内側を斜めに研磨する．

【文献】
1) 尾田　敦：足関節疾患の理学療法はどうあるべきか？ 筋骨格系理学療法を見直す (対馬栄輝 編), 文光堂, 335-351, 2011.
2) 大久保　衛：メディカルチェックにおける足アーチ高測定方法の検討. 臨床スポーツ医学 6(Suppl); 336-339, 1989.
3) Oda A, et al.: Intra- and interrater reliability in measuring navicular height as the indicator of medial longitudinal arch of the foot. Med Biolo 153(11); 516-524, 2009.
4) 上村　豊 ほか：小学生における静的アライメントと動的アライメントの関連性について. 理学療法 34 (Suppl 2); 499, 2007.
5) 川野哲英：ファンクショナル・テーピング, ブックハウスHD, 1998.
6) 藤井康成 ほか：下肢アライメントの評価における動的 Heel-Floor Angle の有用性. 臨床スポーツ医学 21(6); 687-692, 2004.
7) 藤井康成 ほか：Knee-in のメカニズムの解明：動的 Trendelenburg test を用いた骨盤機能評価と Knee-in との関連性. 臨床スポーツ医学 21(7); 827-831, 2004.
8) 日野邦彦：スポーツ外傷に対する足底挿板の適応と限界. 理学療法 17(5); 491-498, 2000.
9) 尾田　敦：装具・歩行補助具. 筋骨格系理学療法を見直す (対馬栄輝 編), 文光堂, 281-289, 2011.
10) 入谷　誠：足部・足関節. 整形外科理学療法の理論と技術 (山嵜　勉 編), 36-61, メジカルビュー社, 1997.

付　録

# 体験用義肢:模擬義手

吉野智佳子,木之瀬 隆

## はじめに

　上肢切断者に対する義手操作訓練は作業療法士が担う場合が多い.そのため,上肢切断者の義手操作訓練に関する教育を,養成校での卒前教育でしっかり履修しておく必要がある.義手の講義はどの養成校でも行われているが,実習形式で教育を行っている養成校は少ない[1]).

　一方,作業療法士養成校で製作実習を取り入れた教育を実践した報告として,上腕能動仮義手によるギプスソケットを用いた仮義手システム製作[2,3)],教員自作の体験用教材義手の操作[4)],前腕能動仮義手(図1)製作実習[5-7)]などがある.

　製作作業は行わず,すぐに使える模擬義手(図2,3)による操作体験を中

### 図1 実習用前腕能動仮義手

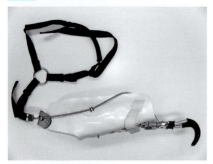

a. 側方から見た図　　b. 上方から見た図

アタッチメントとリストユニットはステンレス製で,3カ所の角度調整機能付き.熱可塑性樹脂への取り付けも容易.ハーネスは9字ハーネスを使用

### 図2 体験用前腕模擬義手

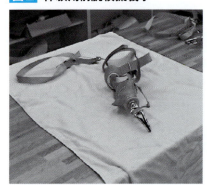 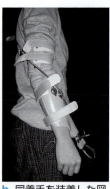 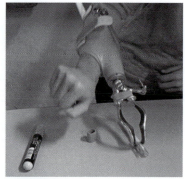

a. 体験用前腕模擬義手　　b. 同義手を装着した図　　c. 物品の把持

付録 | 体験用義肢：模擬義手

### 図3 体験用上腕模擬義手

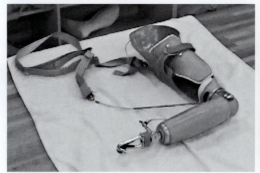
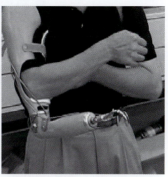

a. 体験用上腕模擬義手　　　　　　　　　　　　b. 同義手を装着した図

心とした授業を行っている養成校もある．しかし，模擬義手は操作が簡易であるため導入しやすいが，操作体験だけでは患者に合わせた義手製作を学習する機会は不足している．

ここでは，筆者が実習用前腕能動仮義手（以下，実習用仮義手）を用いて所属先（以下，本校）の作業療法学科学生に行った授業内容を紹介し，仮義手製作という体験型学習の重要性について述べる．

## 前腕能動仮義手製作実習の内容

使用した実習用仮義手は木之瀬[6]が仮義手製作実習の教育のなかで開発したもので，有限会社エムサポートが販売しているものを用いた[7]．実習方法を次に示す．

①学生3～5名でグループを作り，1グループで1組の実習用仮義手を用いる．実習用仮義手を装着するモデル，製作者など，グループ内で役割分担を決める．
②モデルに合わせて実習用仮義手を製作する．
③製作終了後，実習用仮義手の適合検査を行う．コントロールケーブルシステムの効率が悪い場合は，原因を検討して修正する．
④簡易上肢機能検査（Simple Test for Evaluating Hand Function：STEF）と，可能な範囲の日常生活活動（activities of daily living：ADL）を体験する．
⑤実習終了後，グループ内で討議し発表する．発表終了後に学生へのアンケートを実施する．
⑥後日，グループごとにレポートを作成・提出する．

## 製作工程（図4）

### 図4 実習用仮義手の製作工程

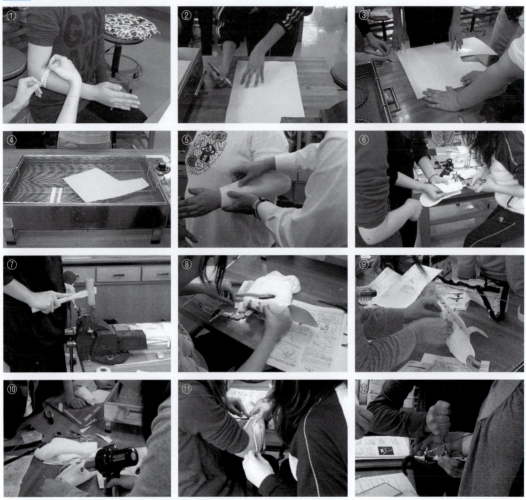

① ：モデルの前腕近位・遠位部の周径を測定
② ：ソケットの型紙製作。自ら製作するか，大中小を設定した型紙（図5）を用いる。ソケットは熱可塑性樹脂で代用（スプリント製作工程と同様，図6）
③ ：型紙を熱可塑性樹脂に当ててトレースし裁断
④ ：裁断したソケットをヒートパンで加温
⑤ ：ソケットのフィッティングと調整
⑥ ：パンチでアタッチメント装着用のナットを設置する穴を開ける
⑦ ：アタッチメントの羽構造部をソケットに合わせて曲面化
⑧ ：ソケットの曲面に合わせて調整しながら接合
⑨ ：穴にボルトを差し込んでナットで固定。ベースプレート固定用に，丸い空洞の固定部品をスプリント素材であらかじめ作っておく
⑩ ：ベースプレート固定用部品を，丸い空洞に収まるようにベースプレートの上からかぶせてソケットに接着し，ハーネスをハンガーに接合する。なお，2016年現在はエムサポート社が図1aのようにハーネスをハンガーに設置した状態で出荷しているため，古いタイプのものはエムサポートに依頼するとよい。リテーナーとベースプレートの位置は，能動フックの開きが少なければ調整する。クロスバーを収納するために革細工で用いる牛革でカバーを製作し，パンチでウイングの適切な位置に穴を開け，カバーに対してカシメを行う。この際，手先具，ベースプレート，クロスバー，ハーネスにかけたケーブル全体のカーブがなるべく鈍角となるように位置決めする
⑪ ：ボールターミナルを手先具に付け，モデルに義手の操作をさせながらハーネスの長さの調整，ベースプレート・クロスバーの位置の調整を行う
⑫ ：リストユニットの角度調整

付録 | 体験用義肢：模擬義手

図5 大きさを設定した型紙

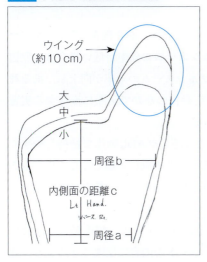

図6 熱可塑性樹脂で製作したソケットの代用部品

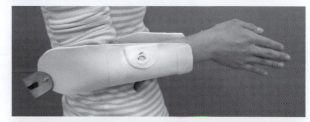

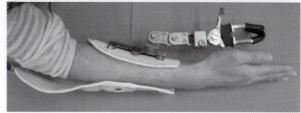

### 実習用仮義手操作時の動作

図7に，実習用仮義手操作時の手先具（能動フック）の閉じ・開き動作の様子を示す。なお能動フックは，仮義手を装着していない側の肩関節・肩甲骨の動作で開閉する。

フックを閉じるときは，肩関節屈曲・伸展0°程度で，力の入らない肢位をとる。フックを開くときは，肩関節屈曲（前方挙上）・肩甲骨外転を行う。フックをうまく開けない場合は，義手を装着しているほうの肩関節・肩甲骨も同様の動きをするような努力的動作となる。

模擬義手を装着することで操作の難しさを実感できる。製作担当の学生も，モデルの動作を観察することで，操作方法を理解できる。

図7 実習用仮義手の手先具（能動フック）開閉の様子

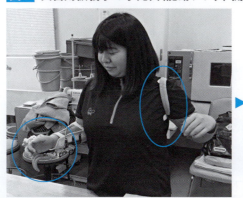

a. 能動フックを閉じる動作

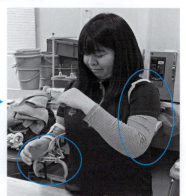

b. 能動フックを開く動作

### 適合検査

　実習時間内で調整を続けて完成度を高め，その後，適合検査（チェックアウト，図8）を行う。コントロールケーブルシステムの効率が低い場合は，原因を検討して修正する。コントロールケーブルシステムの効率が向上し，ある程度の修正が行われた時点で，STEFとADL動作のなかで実際に操作する実習に移行し，義手操作をシミュレーションする。

　なお，手先具にゴムキャップを付けるとSTEFやADL動作で把持しやすくなる動作が増えるが，ゴムキャップの厚みでピンチ動作が難しくなる場合もあり，それも能動義手の手先具における機能の限界を知るよい機会であるため学生に経験させている。

　実習終了後，学生に実習用仮義手を自宅に持ち帰らせ，ADL動作などを体験するように促し，1週間後に提出するレポートの内容に反映できるよう，課題を設定する。

### 実習の構成

#### 時間配分

　本校では，実習用仮義手の製作実習は全7回で行っている。1回90分間の授業3回分で製作を行い，次の3回で適合検査やSTEF，実際のADL動作を実習用仮義手を使って行う。最後の1回にグループ発表を行っている。授業時間が確保できない場合は，製作・ADL体験を2回ずつ計4回に設定することも可能である。進行が遅れるグループもあるが，おおむね時間内に終了している。グループの人数は，役割分担から3～5人が適当である。

#### 適合検査，STEF，ADL動作

　実習用仮義手を製作してから，適合検査やSTEF，ADL動作での操作体験

#### 図8　適合検査の様子

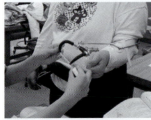

a. フックの開大。完全開大の70％以上が必要

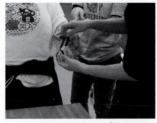

b. コントロールケーブルシステムの効率のチェック。70％以上が必要

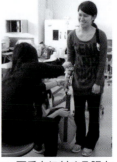

c. 下垂力に対する張力安定性のチェック。20kgが必要

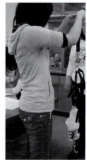

d. 義手の重さの測定

を行う。適合検査ではコントロールケーブルシステム操作効率が70％以上必要であるが，これに達していないグループはハーネスの長さやベースプレート・クロスバーの位置を見直し，調節を行うことでおおむね到達できる。なかには90％を超えるグループもある。

図9にSTEFを実施している様子を示す。実習用仮義手を右用と左用に分けて製作し，STEFの成績を評価したところ[8]，右用のSTEFスコア合計値は最高値34，最低値14，平均24.7で，左用は最高値22，最低値2，平均11.9で，右用のほうが良好であった。比較的成績が良好だった評価項目は，右用は大球，木円板，小球，左用は大球と小球であった。布や金円板，ピンは把持不可のグループがみられた。中立方は，左用で特にスコアの著しい低下がみられた。小球は検査項目のなかでも難易度が高いと考えられるが，左右とも比較的成績が良好であった。布やピンなど，検査項目によっては座位での把持が困難で，モデルは立位で肩外転や体幹側屈・回旋の代償により把持・離しを行っていた。

また，ADL動作では，なるべく両手での動作を経験するよう指導した（図10）。皿洗いや掃き掃除，重い荷物の運搬，トイレットペーパーの取り込み，

**図9** STEF実施の様子：中立方の把持・移動

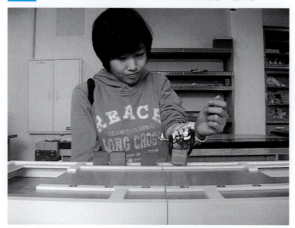

**図10** 両手で行うADL動作体験の様子

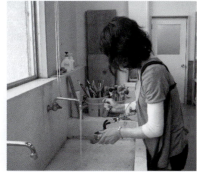
a. 皿洗い

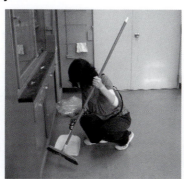
b. 掃き掃除

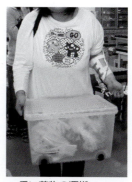
c. 重い荷物の運搬

洗濯物干しなど，より多くの動作に挑戦することで，能動義手の操作可能な動作と困難な動作を経験し，能動義手の可能性と限界を実感させている．

## 実習時間と講義との関係性

　本校では，実習用仮義手の製作から適合検査，STEFの実施，ADL動作体験まで一貫して実施可能な時間が確保できている．養成校のカリキュラム内で仮義手の実習時間をどの程度設定できるかで多少の増減があると思われるが，その際に学生のグループ内での役割によって義手にかかわる時間・作業量が変動するため，それが理解度に影響する．

　また，義手に関する知識を得てから実習用仮義手の操作体験を行うことで，その可能性と限界を理解させる狙いがあるため，実習前に義手に関する講義を受講済みであることが前提となる．

　なお，ソケットの代用として，熱可塑性樹脂を用いてモデルに合わせたスプリントタイプの前腕固定具を製作するため，事前にスプリント製作経験があるとスムーズに進行する．

## 適合検査，STEF，ADL動作について

### 適合検査

　実習用仮義手を製作することで，適合検査を実際に行うことが可能となる．コントロールケーブルシステムの操作効率を実際に測定し，効率が悪い場合はその原因を検討したうえで修正する．これは，不具合の明確な原因と修正の結果の因果関係を知ることができる，よい機会となる．

### STEF

　STEFによって，大球や小球は比較的把持しやすいが，ピンなど把持できない対象物があることを経験できる．これは，義手操作の可能性と限界を知る機会となる．

　妹尾[9]は，STEFの一部は座位ではできないため立位で行わなければならないことや，立位での実施中に体幹の側屈・回旋での代償が必要なことから，体験用前腕能動義手装着時のほうが，未装着時よりも課題遂行時の酸素摂取量が上回ったと報告している．この報告は健常者の模擬的なデータではあるが，切断者のエネルギー消費量は健常者よりも多いことが推測される．学生もその点についての理解が深まった．

### ADL動作体験

　ADL動作体験は，STEFのような単純な動作だけではなく，より複雑な動作を経験できることから，学生は義手操作の可能性と限界を知ることができる．特に両手動作を経験することで，一側性上肢切断者が「片手動作の範囲内によ

るADL遂行」に収まるのではなく，能動義手を用いて両手によるADL動作を遂行することがQOLの向上につながるということを知り，義手操作の可能性を作業療法士が患者に指導していく必要性を理解できるようになると考える。また，前方挙上による手先具開閉の困難さから能動義手の限界を知ることで，筋電義手の有効性など，視野の拡大も図ることが可能である。

## 能動仮義手・模擬義手を用いた実習の有効性

　これまで紹介されている義手製作に関する実習として，ギプスをソケットとして用いた上腕能動仮義手製作による実習がある[2,3]。この実習はより臨床場面に近似した内容であり，貴重な体験となることが望める。福井[2]は，授業の時間的制約から仮義手の製作が主となり，適合判定を含めた操作体験に費やす時間が限られると報告しているが，モデルと製作者の擬似体験がより濃密なものとなる。

　模擬義手では，義手自体の構造やコントロールケーブルシステム効率に影響を及ぼす因子などを体験的に学習することは困難となるが，簡易的な操作体験ができる。本校で使用している実習用仮義手では，システム効率のチェックも可能であり，さらに製作から操作まで幅広く体験することが期待できる。

【文　献】
1) 清水順市 ほか: 作業療法養成施設における義肢装具教育のあり方. 日本義肢装具学会誌 20 (suppl); 300-301, 2004.
2) 福井信佳 ほか: 義肢装具学の授業に仮義手システムを導入した効果について. 日本義肢装具学会誌 30 (4); 227-231, 2014.
3) 谷合義旦 ほか: 仮義手システムによる訓練と工夫. 作業療法ジャーナル 24 (4); 305-307, 1990.
4) 清宮良昭 ほか: 義手操作体験用教材義手の試作 手・前腕・上腕義手. 弘前大学医療技術短期大学部紀要 9; 76-81, 1985.
5) 吉野智佳子 ほか: 実習用前腕能動仮義手製作に関する教育について. 日本作業療法研究学会誌 14 (2); 41-46, 2012.
6) 木之瀬隆 ほか: 義手のシミュレーション授業. 作業療法 17 (suppl); p.368, 1998.
7) 引地雄一, 木之瀬隆: 体験用前腕能動義手の製作. POアカデミージャーナル 16 (suppl); 192-193, 2008.
8) 吉野智佳子 ほか: 実習用前腕能動仮義手を用いた簡易上肢機能検査操作性の検討. 日本義肢装具学会誌 27 (suppl); p.153, 2011.
9) 妹尾勝利 ほか: 肘関節運動を力源とした前腕能動義手制御システムの開発（第2報）−体験用前腕能動義手における筋電図分析と酸素摂取量の検討−. 日本義肢装具学会誌 26 (4); 252-259, 2010.

# 体験用義肢:模擬義足

宮﨑　学,青木主税

## はじめに

近年,健常者が装着できる模擬義肢が開発されており,模擬義足もその一つである。リハビリテーション関連職種の養成校において,授業で模擬義足を使用しているところがいくつかあるが,模擬義足は健常者にも適合できることから,学生が装着することで切断者の状況をより深く理解することができるといった効果が期待できる。

筆者らの所属する理学療法学科(以下,本校)では「義肢装具学実習」の授業において,模擬義足を用いて体験学習を行っている。義足の装着および義足歩行時のアライメントのチェック,異常歩行の体験と分析を行い,よりよい学習機会となるよう努めている。

## 模擬義足の種類

模擬義足は当初,切断前の患者の準備のために開発されたが,その後,障害の研究で健常者を被験者にする場合や,健常者が障害を模擬体験するためのツールとして発展してきた[1](**表1**)。

模擬義足には模擬大腿義足(**図1**),模擬下腿義足(**図2**)などがある。模擬大腿義足は,膝関節を屈曲位でソケットに挿入して固定する方法で装着する。大腿義足は膝継手を制御しながら歩行しなければならないため,模擬体験に最適な義足と考えられる。

**表1** 障害模擬義足の開発の歴史

| 開発年 | 開発者 | 義足の種類 | 開発目的 |
|---|---|---|---|
| 1970 | Dedrich | 大腿義足(継手なし) | 切断前の患者の準備用 |
| 1979 | 磯部成夫 | 大腿義足(坐骨支持なし+外付け膝継手) | 開発の予備テスト |
| 1981 | 笠原登美男 | 大腿義足(坐骨支持付き+市販膝継手) | 歩行分析 |
| 1982 | 川村次郎 | 大腿義足(坐骨支持なし+市販膝継手) | 部品の評価 |
| 1994 | Stefanyshyn | 下腿義足 | 義肢要素の歩行への影響の調査 |
| 2000 | Lemaire | 大腿義足(坐骨支持付き) | 教育と歩行分析 |
| 2000 | 西本哲也 | 大腿義足 | 高齢者の歩行可能性の検討 |
| 2000 | 原　和彦 | 大腿義足(固定膝継手) | 足部のテスト |
| 2000 | 長倉裕二 | 股義足 | 模擬体験+部品の評価 |

(文献1より一部改変引用)

付録 | 体験用義肢：模擬義足

**図1** 模擬大腿義足（左）と装着した図（右）

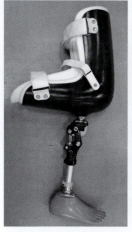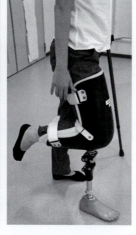

**図2** 模擬下腿義足（左）と装着した図（右）

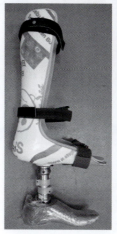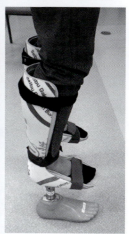

## 模擬体験義足の必要性

　医療関連職種の学生に対する教育において，従来の講義，実習，施設見学などに加え，ロールプレイや模擬体験が，障害そのものや障害者についての学生の理解・認識の向上に効果的だといわれている[2,3]。近年，わが国においても高齢者・関節リウマチ・片麻痺などの模擬体験学習が行われており，それぞれの効果が報告されている[4-7]。

　模擬義足を用いた実習は，義足歩行の体験や異常歩行の分析において有効なことが示唆されており[8]，リハビリテーション関連職種の養成校で早い時期に体験することは重要である。

## 模擬体験義足の使用方法とチェックポイント

　本校での授業例を示す。

　模擬義足を装着する前に，大腿義足・下腿義足について，それぞれの特徴などを復習し，模擬義足の装着および歩行をイメージする。

　次にデモンストレーションを行い，注意事項を説明する。前述のように，大腿義足は膝継手を制御しながら歩行する必要があるため，膝折れなどの体験で消極的にならないよう十分に配慮する。

### フィッティング

　軟性ソケットや留め具で調節し，装着時に疼痛が生じないこと，ソケット内に緩みがないことを確認する。

### 静的アライメントのチェック

模擬義足を装着したら，立位での静的アライメントをチェックする。すべての学生が自分で義足のアライメントを調整することは困難なため，異常なアライメントがみられた場合には，何が原因かをグループでディスカッションする時間を設ける。

### 立位での荷重練習

最初は転倒の危険もあるため，見守り下で平行棒内での立位練習から実施する。平行棒内で両手把持，片手把持，上肢の支持なしの順に支持を変化させ，立位バランスの難易度を調節する（図3）。義足側にゆっくりと荷重し，練習を行っていく。

### 動的アライメントのチェック

模擬義足側への重心移動が容易になったら，片脚立位・足踏みなどの歩行前準備練習を行う。慣れた学生から平行棒内歩行練習を行い，動的アライメントをチェックする。さらに，姿勢鏡などで自身の歩容をチェックする。

平行棒内歩行練習も，立位練習と同様に両手把持，片手把持の順に行う。異常歩行がみられたら，静的アライメントと同様に要因を挙げていき，グループでディスカッションを行い，静的アライメントとの整合性を確認していく。

また，歩行練習中は膝折れやつまずきによる転倒の危険性もあるため，学生同士で見守り・軽介助を行い，十分に気をつけるよう指導する。

### 平地歩行・階段昇降練習

片手把持での平行棒内歩行練習ができれば，ロフストランド杖，T字杖などの歩行補助具を用いて平地歩行練習，階段昇降練習などの応用歩行を行う。こ

#### 図3 平行棒内での立位練習

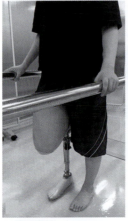
a. 両手把持

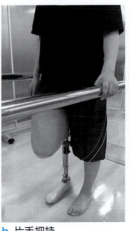
b. 片手把持

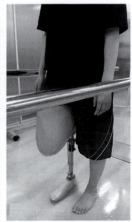
c. 支持なし

付録 | 体験用義肢：模擬義足

のとき，学生同士で患者役・セラピスト役をロールプレイすることで，学生がそれぞれの立場で考えられるようになることが重要である。

## 模擬義足導入の効果

　本校での義肢装具学実習における模擬義足の体験は，義肢装着時の立位・歩行を模擬体験することで，座学での授業と臨床の現場をより密接に近づけることを目的としている。模擬義足の導入が，どの学習課題の理解と関係しているかを分析した結果を紹介する。

### 方法

　対象は本学理学療法学科3年生34名である。調査はアンケートを用い，模擬義足装着体験の授業後に実施した。アンケート項目は「1. 模擬義足」のほか，国家試験に出題されている項目を参考に，2. 大腿・下腿義足，3. 膝継手，4. 切断，5. 靴型装具，6. 義足装着訓練，7. 義足ソケット，8. 義足の異常歩行，9. 上肢装具，10. 体幹装具とした。
　質問は各項目に関する授業が「理解しやすかったか」とし，解答方法は，1. まったく思わない，2. そう思わない，3. どちらともいえない，4. ややそう思う，5. 大変そう思うの5件法とした。分析方法は，相関分析を実施した。

### 相関分析の結果

　模擬義足は，大腿・下腿義足，膝継手，切断，義足ソケット，および義足の異常歩行との間に正の相関を認めた（図4）。
　つまり，模擬義足の授業がわかりやすいと感じている学生は，下肢義足，膝継手，切断，義足ソケット，義足の異常歩行をわかりやすいと感じている可能性がうかがえた。

### 模擬義足体験者の感想

　体験者からは，「異常歩行になる原因が把握しやすくなった」「膝折れすることに恐怖を感じた」「少し歩いただけなのに汗が出て疲労感があった」「反対側の下肢が疲れた」などの感想があり，筆者らが目的とした体験学習ができていることを確認した。

**図4** 模擬義足の授業のわかりやすさと各学習項目のわかりやすさの相関関係

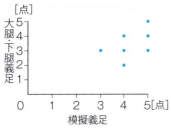
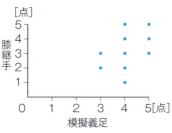
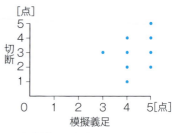

a. 模擬義足と大腿・下腿義足
（$\rho=0.60$, $p<0.05$）

b. 模擬義足と膝継手
（$\rho=0.48$, $p<0.05$）

c. 模擬義足と切断
（$\rho=0.50$, $p<0.05$）

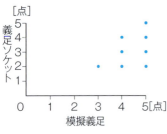
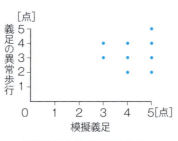

d. 模擬義足と義足ソケット
（$\rho=0.50$, $p<0.05$）

e. 模擬義足と義足の異常歩行
（$\rho=0.40$, $p<0.05$）

## おわりに

　模擬義足に実際の義足と同一の働きを期待することには限界があるが，模擬義足を用いた教育は重要と考えられる．また，切断者の評価や訓練に自信をもって臨めるようにするために，模擬義足の経験は大変貴重である．模擬義足装着体験が学生に高い授業満足度を与えているのかについても，今後検討していく必要がある．

【文　献】
1) 川村次郎 ほか：研究支援ツールとしての障害模擬補装具，バイオメカニズム 17; 207-216, 2004.
2) Kahtan S,et al.: Teaching disability and rehabilitation to medical students. Steering Group on Medical Education and Disability. *Med Educ* 28 (5); 386-393, 1994.
3) Crotty M,et al.: Teaching medical students about disability and rehabilitation: methods and student feedback. *Med Educ* 34 (8); 659-664, 2000.
4) 小川妙子 ほか：老年看護学におけるシミュレーションに関する教育研究の分析：研究の現状と教育効果．順天堂医療短期大学紀要 14; 34-43, 2003.
5) 川村次郎 ほか：障害を模擬する補装具（傷害模擬補装具）—障害の体験と研究支援のためのツール—．日本義肢装具学会誌 19 (2); 149-155, 2003.
6) 室谷和子 ほか：老人看護学における高齢者疑似体験による学び：対象理解と援助者の役割．産業医科大学雑誌 26 (3); 391-403, 2004.
7) 林みつる，谷田恵美子：体験学習による学習成果 —視覚障害者擬似体験前後の内容分析から．インターナショナル Nursing Care Research 7 (1); 31-39, 2008.
8) 佐竹將宏 ほか：健常人による膝模擬義足歩行の分析と教育への応用．秋田大学医技短大紀要 8 (2); 160-164, 2000.

付録 | 体験用義肢：模擬義足

**MEMO**

# 法律上の区分と支給制度：障害者総合支援法と労働災害

清水順市

## 補装具

　補装具とは，「障害者等の身体機能を補完し，又は代替し，かつ，長期間に渡り継続して使用されるものその他の厚生労働省令で定める基準に該当するものとして，義肢，装具，車椅子その他の厚生労働大臣が定めるもの」（障害者自立支援法 第5条第19項）であり，
　「次の各号のいずれにも該当することとする。
イ）障害者等の身体機能を補完し，又は代替し，かつその身体への適合を図るように製作されたものであること。
ロ）障害者等の身体に装着することにより，その日常生活において又は就労若しくは就学のために，同一の製品につき長期間に渡り継続して使用されるものであること。
ハ）医師等による専門的な知識に基づく意見又は診断に基づき使用されることが必要とされるものであること」
とされている（**表1**）。
　このように補装具とは，障害者の日常生活や就業を継続するために必要な物である。
　また，障害者とは，身体障害者福祉法において「『身体障害者』とは，別表に掲げる身体上の障害がある十八歳以上の者であつて，都道府県知事から身体障害者手帳の交付を受けたものをいう」（同法第4条）と定められている。すなわち，切断者および装具を使用しなければならない者は障害者となる。**表2**に障害等級表を示す。

付録 法律上の区分と支給制度

### 表1 補装具種目一覧

| 種目 | 名称 | | | 平成25年購入基準[円] | 耐用年数 |
|---|---|---|---|---:|:---:|
| 義肢[※1,2] | | | | 354,000 | 1〜5 |
| 装具[※1,2] | | | | 84,000 | 1〜3 |
| 座位保持装置[※1] | | | | 326,000 | 3 |
| 盲人安全杖 | 普通用 | グラスファイバー | | 3,550 | 2 |
| | | 木材 | | 1,650 | |
| | | 軽金属 | | 2,200 | 5 |
| | 携帯用 | グラスファイバー | | 4,400 | 2 |
| | | 木材 | | 3,700 | |
| | | 軽金属 | | 3,550 | 4 |
| | 身体支持併用 | | | 3,800 | 4 |
| 義眼 | 普通義眼 | | | 17,000 | 2 |
| | 特殊義眼 | | | 60,000 | |
| | コンタクト義眼 | | | 60,000 | |
| 眼鏡 | 矯正眼鏡 | 6D未満 | | 17,600 | 4 |
| | | 6D以上10D未満 | | 20,200 | |
| | | 10D以上20D未満 | | 24,000 | |
| | | 20D以上 | | 24,000 | |
| | 遮光眼鏡 | 前掛式 | | 21,500 | |
| | | 6D未満 | | 30,000 | |
| | | 6D以上10D未満 | | 30,000 | |
| | | 10D以上20D未満 | | 30,000 | |
| | | 20D以上 | | 30,000 | |
| | コンタクトレンズ | | | 15,400 | |
| | 弱視眼鏡 | 掛けめがね式 | | 36,700 | |
| | | 焦点調整式 | | 17,900 | |
| 補聴器 | 高度難聴用ポケット型 | | | 34,200 | 5 |
| | 高度難聴用耳かけ型 | | | 43,900 | |
| | 重度難聴用ポケット型 | | | 55,800 | |
| | 重度難聴用耳かけ型 | | | 67,300 | |
| | 耳あな型(レディ) | | | 87,000 | |
| | 耳あな型(オーダー) | | | 137,000 | |
| | 骨導式ポケット型 | | | 70,100 | |
| | 骨導式眼鏡型 | | | 120,000 | |
| 車椅子 | 普通型 | | | 100,000 | 6 |
| | リクライニング式普通型 | | | 120,000 | |
| | ティルト式普通型 | | | 148,000 | |
| | リクライニング・ティルト式普通型 | | | 173,000 | |
| | 手動リフト式普通型 | | | 232,000 | |
| | 前方大車輪型 | | | 100,000 | |

※1:義肢・装具・座位保持装置の基準額については,平成23年度交付実績(購入金額)1件当たり平均単価を記載(千円未満は四捨五入。平成23年度社会福祉行政業務報告より)
※2:義肢・装具の耐用年数について,18歳未満の児童の場合は,成長に合わせて4カ月〜1年6カ月の使用年数となっている

(次ページに続く)

## 表1 補装具種目一覧（続き）

| 種目 | 名称 | | | 平成25年購入基準 [円] | 耐用年数 |
|---|---|---|---|---:|:---:|
| 車椅子 | リクライニング式前方大車輪型 | | | 120,000 | 6 |
| | 片手駆動型 | | | 117,000 | |
| | リクライニング式片手駆動型 | | | 133,600 | |
| | レバー駆動型 | | | 160,500 | |
| | 手押し型A | | | 82,700 | |
| | 手押し型B | | | 81,000 | |
| | リクライニング式手押し型 | | | 114,000 | |
| | ティルト式手押し型 | | | 128,000 | |
| | リクライニング・ティルト式手押し型 | | | 153,000 | |
| 電動車椅子 | 普通型（4.5 km/h） | | | 314,000 | 6 |
| | 普通型（6.0 km/h） | | | 329,000 | |
| | 簡易型 | 切替式 | | 157,500 | |
| | | アシスト式 | | 212,500 | |
| | リクライニング式普通型 | | | 343,500 | |
| | 電動リクライニング式普通型 | | | 440,000 | |
| | 電動リフト式普通型 | | | 701,400 | |
| | 電動ティルト式普通型 | | | 580,000 | |
| | 電動リクライニング・ティルト式普通型 | | | 982,000 | |
| 座位保持いす（児のみ） | | | | 24,300 | 3 |
| 起立保持具（児のみ） | | | | 27,400 | 3 |
| 歩行器 | 六輪型 | | | 63,100 | 5 |
| | 四輪型（腰掛付） | | | 39,600 | |
| | 四輪型（腰掛なし） | | | 39,600 | |
| | 三輪型 | | | 34,000 | |
| | 二輪型 | | | 27,000 | |
| | 固定型 | | | 22,000 | |
| | 交互型 | | | 30,000 | |
| 頭部保持具（児のみ） | | | | 7,100 | 3 |
| 排便補助具（児のみ） | | | | 10,000 | 2 |
| 歩行補助杖 | 松葉杖 | 木材 | A 普通 | 3,300 | 2 |
| | | | B 伸縮 | 3,300 | |
| | | 軽金属 | A 普通 | 4,000 | 4 |
| | | | B 伸縮 | 4,500 | |
| | カナディアン・クラッチ | | | 8,000 | |
| | ロフストランド・クラッチ | | | 8,000 | |
| | 多点杖 | | | 6,600 | |
| | プラットフォーム杖 | | | 24,000 | |
| 重度障害者用意思伝達装置 | 文字等走査入力方式 | 簡易なもの | | 143,000 | 5 |
| | | 簡易な環境制御機能が付加されたもの | | 450,000 | |
| | | 高度な環境制御機能が付加されたもの | | 450,000 | |
| | | 通信機能が付加されたもの | | 450,000 | |
| | 生体現象方式 | | | 450,000 | |

（文献1より一部改変引用）

付録 | 法律上の区分と支給制度

表2 障害等級表

| 級別 | 肢体不自由 上肢 | 肢体不自由 下肢 |
|---|---|---|
| 1 | 1. 両上肢の機能を全廃したもの<br>2. 両上肢を手関節以上で欠くもの | 1. 両下肢の機能を全廃したもの<br>2. 両下肢を大腿の2分の1以上で欠くもの |
| 2 | 1. 両上肢の機能の著しい障害<br>2. 両上肢のすべての指を欠くもの<br>3. 一上肢を上腕の2分の1以上で欠くもの<br>4. 一上肢の機能を全廃したもの | 1. 両下肢の機能の著しい障害<br>2. 両下肢を下腿の2分の1以上で欠くもの |
| 3 | 1. 両上肢のおや指及びひとさし指を欠くもの<br>2. 両上肢のおや指及びひとさし指の機能を全廃したもの<br>3. 一上肢の機能の著しい障害<br>4. 一上肢のすべての指を欠くもの<br>5. 一上肢のすべての指の機能を全廃したもの | 1. 両下肢をショパール関節以上で欠くもの<br>2. 一下肢の大腿の2分の1以上で欠くもの<br>3. 一下肢の機能を全廃したもの |
| 4 | 1. 両上肢のおや指を欠くもの<br>2. 両上肢のおや指の機能を全廃したもの<br>3. 一上肢の肩関節,肘関節又は手関節のうちいずれか一関節の機能を全廃したもの<br>4. 一上肢のおや指及びひとさし指を欠くもの<br>5. 一上肢のおや指及びひとさし指の機能を全廃したもの<br>6. おや指又はひとさし指を含めて一上肢の三指を欠くもの<br>7. おや指又はひとさし指を含め一上肢の三指の機能を全廃したもの<br>8. おや指又はひとさし指を含めて一上肢の四肢の機能の著しい障害 | 1. 両下肢のすべての指を欠くもの<br>2. 両下肢のすべての指の機能を全廃したもの<br>3. 一下肢を下腿の2分の1以上で欠くもの<br>4. 一下肢の機能の著しい障害<br>5. 一下肢の股関節又は膝関節の機能を全廃したもの<br>6. 一下肢が健側に比して10センチメートル以上又は健側の長さの10分の1以上短いもの |
| 5 | 1. 両上肢のおや指の機能の著しい障害<br>2. 一上肢の肩関節,肘関節又は手関節のうち,いずれか一関節の機能の著しい障害<br>3. 一上肢のおや指を欠くもの<br>4. 一上肢のおや指の機能を全廃したもの<br>5. 一上肢のおや指及びひとさし指の機能の著しい障害<br>6. おや指又はひとさし指を含めて一上肢の三指の機能の著しい障害 | 1. 一下肢の股関節又は膝関節の機能の著しい障害<br>2. 一下肢の足関節の機能を全廃したもの<br>3. 一下肢が健側に比して5センチメートル以上又は健側の長さの15分の1以上短いもの |
| 6 | 1. 一上肢のおや指の機能の著しい障害<br>2. ひとさし指を含めて一上肢の二指を欠くもの<br>3. ひとさし指を含めて一上肢の二指の機能を全廃したもの | 1. 一下肢をリスフラン関節以上で欠くもの<br>2. 一下肢の足関節の機能の著しい障害 |
| 7 | 1. 一上肢の機能の軽度の障害<br>2. 一上肢の肩関節,肘関節又は手関節のうち,いずれか一関節の機能の軽度の障害<br>3. 一上肢の手指の機能の軽度の障害<br>4. ひとさし指を含めて一上肢の二指の機能の著しい障害<br>5. 一上肢のなか指,くすり指及び小指を欠くもの<br>6. 一上肢のなか指,くすり指及び小指の機能を全廃したもの | 1. 両下肢のすべての指の機能の著しい障害<br>2. 一下肢の機能の軽度の障害<br>3. 一下肢の股関節,膝関節又は足関節のうち,いずれか一関節の機能の軽度の障害<br>4. 一下肢のすべての指を欠くもの<br>5. 一下肢のすべての指の機能を全廃したもの<br>6. 一下肢が健側に比して3センチメートル以上又は健側の長さの20分の1以上短いもの |

(文献2より引用)

## 支給制度

障害者（障害児の場合は扶養義務者）が市区町村長に申請し，身体障害者更生相談所等の判定または意見に基づく市区町村長の決定が行われることによって，補装具費の支給を受けることができる。法律上は償還払いとなっているが，高額な補装具もあることから，代理受領方式の仕組みも別途市区町村で設けている（図1）。

利用者負担は原則1割負担となっている。公費負担は，補装具の購入または修理に要した費用の額（基準額）から利用者負担額（原則1割）を除いた額を補装具費とし，これを国：50/100，都道府県：25/100，市区町村：25/100の割合で負担する。

## 労働災害における義肢装具の申請と支給

労働災害保険制度では，業務中または通勤中に負傷したり疾病にかかったりした人のうち，身体の機能的な障害が残った人を対象に，社会復帰支援を目的として義肢装具の製作費用を支給している。図2に申請手順を示す。

必要な申請書類は厚生労働省ウェブサイトからダウンロードできるので，役所に申請書を取りに行く必要がなく，利用者サービスの向上につながっている。

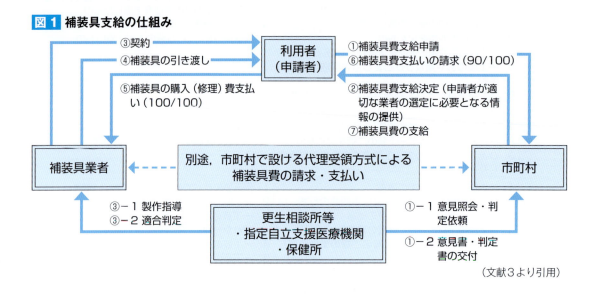

図1 補装具支給の仕組み

（文献3より引用）

## 図2 労災における義肢等補装具購入・修理費用支給申請手順

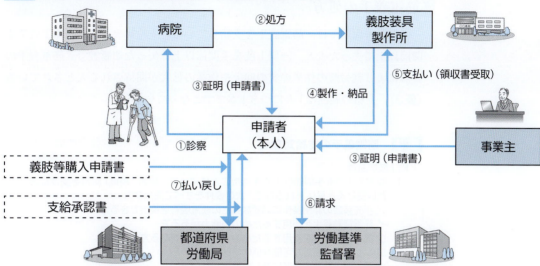

1. 申請者（本人）が申請書（**図3**）に必要事項を記入し，事業場（職場）の所轄の都道府県労働局に提出する。
2. 労働局による審査（調査）の後，労働局から申請者へ承認書が届く。
3. 申請者は，承認書をもって製作所に製作または修理を依頼する。採型指導が必要な場合は，採型指導医に承認書を提示して採型指導を受ける。
4. 義肢・装具の製作または修理実施。採型した場合，指導医は義肢・装具が申請者の身体に合っているか適合チェックを行い，製作所に証明書を交付する。
5. 支払いをして，義肢装具を受け取る。

（文献4より一部改変引用）

## 図3 義肢補装具購入・修理費用支給申請書

様式第1号(1)（表面）

義肢等補装具 購入／修理 費用支給申請書

帳票種別 ※37500　①管轄局

標準字体

○濁点、半濁点は一文字として書いてください。（例）カ゛ハ゜

②労働保険番号（府県 所掌 管轄 基幹番号 枝番号）　③年金証書番号（管轄局 種別 西暦年 番号）

④生年月日　⑤負傷又は発病年月日　※⑥受付年月日

⑦シメイ（カタカナ）：姓と名の間は1字あけて記入してください

(ア) 障害補償一時金又は障害一時金の受領年月日　年　月　日

(イ) 障害（補償）年金又は傷病（補償）年金の支給決定年月日　年　月　日

(ウ) 障害等級 第　級第　号　(エ) 治ゆ年月日　年　月　日

(オ) 傷病名　(カ) 障害の部位

修理または交換箇所

下記より申請を行う種目一つだけ選び番号を記入してください。⑧支給種目　購入の場合は「1」修理の場合は「3」を記入してください。⑨購修別　新規の場合は「1」継続の場合は「3」…の場合は「5」を記入してください。⑩新継別

0110 義肢（筋電電動義手を除く）　0120 筋電電動義手　0210 上肢装具　0220 下肢装具
0300 体幹装具　0400 座位保持装置　0500 盲人安全つえ　0600 義眼
0710 矯正用眼鏡　0720 コンタクトレンズ　0730 弱視用眼鏡　0800 点字器
0900 補聴器　1000 人工喉頭　1100 車椅子　1200 電動車椅子
1300 歩行車　1410 男性用収尿器　1420 女性用収尿器　1430 人工膀胱用収尿器
1500 ストマ用装具　1600 歩行補助つえ　1700 かつら　1800 喉頭器付排便剤
1900 床ずれ防止用敷ふとん　2000 介助用リフター　2100 フローテーションパッド　2200 ギャッチベッド
2300 重度障害者用意思伝達装置

⑪義肢等補装具の名称
⑫左右の別（1左 3右 5両方）　⑬数量　⑭き損年月日　前回受給年月日　年　月　日

希望補装具業者　名称　電話番号（　）　郵便番号　—　住所

指定希望採型機関　名称

（注意）
1．前回受給年月日については、義肢等補装具を受給した年月日を記入してください。
2．業務上の事由又は通勤により義肢等をき損したため申請する場合は、上記（ア）から（カ）までの事項は記入しないで裏面の「義肢等き損現認証明欄」に事業主の証明を受けてください。
3．筋電電動義手の購入費用の支給申請をする場合（片側上肢切断者で就労中（休職中を含む。）又は就労予定を要件とする者に限る。）は「就労状況等に関する申立書」（様式第1号(2)）を添付してください。
4．介助用リフターの支給申請をする場合は、「介護人等の状況報告書」（様式第1号(3)）を添付してください。
5．複数の補装具を申請する場合は、別途申請書を提出してください。

上記により義肢等補装具費の支給を申請します。

年　月　日　⑮郵便番号　電話　局番

申請者の　住所（　方）　氏名　印

労働局長 殿

※印の欄は記入しないでください。（職員が記入します。）

折り曲げる場合には◀の所を谷に折りさらに2つ折りにしてください。

様式第1号(1)（裏面）

義肢等のき損状況等に関する証明

①義肢等き損年月日　年　月　日　②職種

③き損義肢等の種目　④き損部位

⑤き損の原因及び発生原因

上記の通り証明します。
（〒　）
事業主住所
事業主氏名　㊞（記名押印又は署名）

記事欄

（文献5より引用）

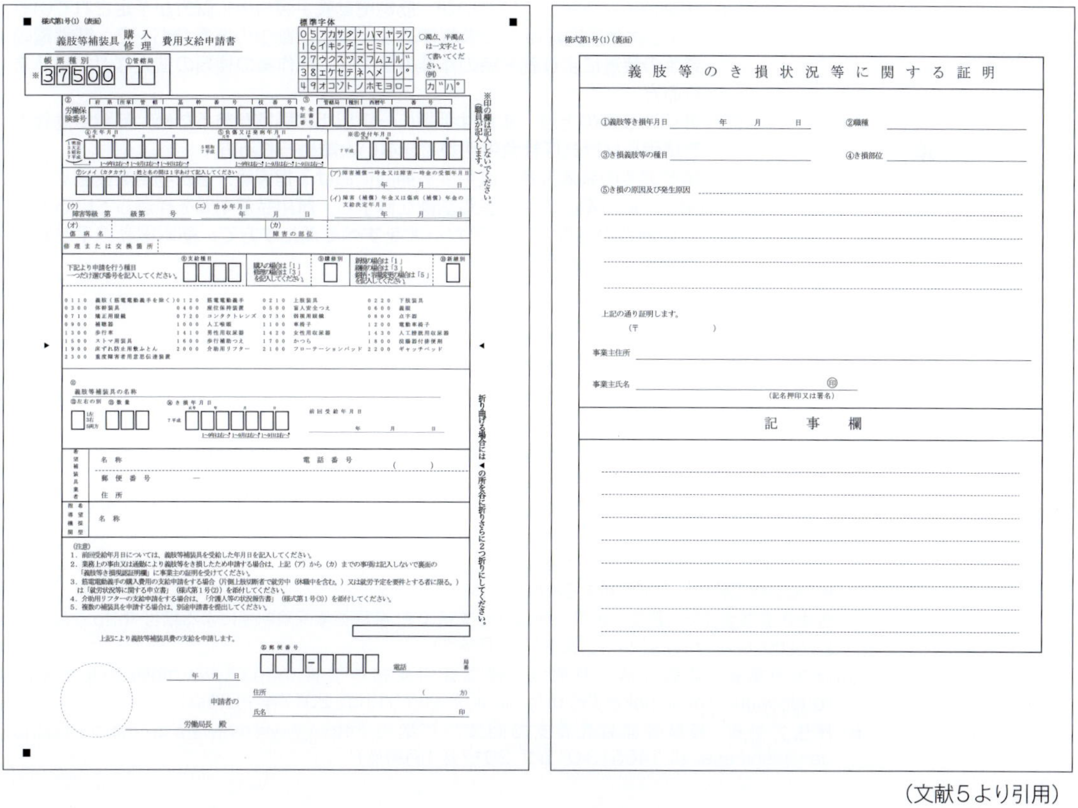

## 筋電義手の処方

　労働災害保険では，筋電義手を支給している。支給対象者は，両側上肢を手関節以上で失った人と，一側上肢を手関節以上で失った切断者で，筋電義手の装着により就労時の作業の質の向上や作業の拡大が期待される人とされている（表3）。支給の範囲は1人につき1本までとなっている。

### 表3　筋電義手の支給対象者

1　両上肢切断者
　（1）両方の上肢を手関節以上で失ったことによって，障害（補償）給付を受けた方，または受けると見込まれる方で，次の要件をすべて満たす方
　　ア　手先装置の開閉操作に必要な強さの筋電信号を検出できる方
　　イ　筋電電動義手を使用するための判断力がある方
　　ウ　筋電電動義手を使用するための十分な筋力がある方
　　エ　ソケットの装着が可能な断端である方
　　オ　肩，肘の関節の機能に著しい障害がない方
　（2）片方の上肢を手関節以上で失うとともに，もう一方の上肢の機能をすべて失った，またはこれに準じた状態になったことにより，障害（補償）給付を受けた方，または受けると見込まれる方で，上記（1）の要件をすべて満たす方

2　片側上肢切断者
　（1）片方の上肢を手関節以上で失ったことにより，障害（補償）給付を受けた方，または受けると見込まれる方で，次のアからウの要件をすべて満たす方
　　ア　次の（ア）から（ウ）のいずれかに該当する方
　　　（ア）就労中（休職中を含む）の方で，筋電電動義手の装着により就労時の作業の質の向上や作業の種類の拡大などが見込まれる方
　　　（イ）申請時には就労していないが，筋電電動義手装着後に就労が予定されている方（公共職業安定所への求職申込など就職活動中の方を含む）で，筋電電動義手の装着により就労時の作業の質の向上や作業の種類の拡大などが見込まれる方
　　　（ウ）非切断肢側の上肢，または手指に一定以上の障害があるため，筋電電動義手を使用しなければ社会生活ができないと認められる方
　　イ　筋電電動義手の装着訓練，試用装着期間における指導等，適合判定を実施する医療機関で，筋電電動義手の装着訓練を修了し，試用装着期間を経過している方
　　ウ　両上肢切断者の要件（1）のアからオをすべて満たす方で，筋電電動義手を継続して使用することが可能な方

（文献6より引用）

### 【文　献】

1）厚生労働省：補装具費支給制度の概要（http://www.mhlw.go.jp/bunya/shougaihoken/yogu/gaiyo.html，2016年11月時点）
2）厚生労働省：障害等級表（http://www.mhlw.go.jp/bunya/roudoukijun/rousaihoken03/，2017年1月時点）
3）厚生労働省：補装具と日常生活用具（http://www.mhlw.go.jp/bunya/shougaihoken/yogu/dl/kanousei_02.pdf，2017年1月時点）
4）佐々木義肢製作所：義肢・装具の申請から支給まで　各種医療保険制度による給付（http://sasaki-gishi.co.jp/archives/946/，2017年1月時点）
5）厚生労働省：義肢等補装具購入・修理費用支給申請書（http://www.mhlw.go.jp/bunya/roudoukijun/rousaihoken06/dl/hosouguhiyou-01.pdf，2017年1月時点）
6）厚生労働省：義肢等補装具費支給制度のご案内（http://www.mhlw.go.jp/shinsei_boshu/denshishinesei/dl/140513-01.pdf，2017年1月時点）

付録 | 法律上の区分と支給制度

**MEMO**

# 実地問題 1
# 上肢切断

清水順市

※本書掲載の実地問題は，国家試験で過去に出題された設問ではなく，例題です。あらかじめご了承ください。

## 問 題

**1** 上腕義手の適合検査を行ったところ，ソケットの適合は良好であったが，手先具が口元まで届かなかった。適切な対応法はどれか。

a. 迅速交換式手継手に変更する。
b. 屈曲式手継手に変更する。
c. 手継手のアライメントを調整する。
d. リテーナーの位置を移動する。
e. 上腕カフの位置を変更する。

1. a, b　2. a, e　3. b, c　4. c, d　5. d, e

**2** 50歳の女性。交通事故で前腕短断端切断となった。ノースウエスタン式ソケットと単軸肘ヒンジ継手の能動義手が処方された。適合チェックでは，肘屈曲において義手の可動域が断端の可動域より小さかった。原因はどれか。

a. ハーネスの調整不良。
b. コントロールケーブルの走行不良。
c. 上腕カフの位置が遠位である。
d. ヒンジ継手の軸位が肘関節軸と一致していない。
e. ソケットのトリミングが大きい。

1. a, b　2. a, e　3. b, c　4. c, d　5. d, e

**3** 手先具の説明で正しいのはどれか

1. 随意開きフック型は小児用である。
2. 随意閉じハンド型は成人用である。
3. 鈎型は家事に適している。
4. 装飾ハンド型は高齢者用である。
5. 押さえ型は事務職に適している。

**4** 60歳の男性。農作業中の事故で右前腕極短断端切断となった。再び農作業を行いたいという希望をもっている。ソケットの製作で正しいのはどれか。

1. 差し込み式ソケット
2. ミュンスター式ソケット
3. ノースウエスタン式ソケット
4. シリコンライナー
5. 吸着式ソケット

**5** 部品とその役割の組み合わせで**誤っている**のはどれか。

1. リテーナー ――― ケーブルハウジングを固定する
2. リフトレバー ―― ケーブルの方向を変える
3. ハーネス ――― ケーブルの力を手先具に伝える
4. ベースプレート ― リテーナーを固定する
5. ハンガー ――― ハーネスの力をケーブルに伝える

**6** 上腕切断に用いるソケットで吊り用ストラップが**不要**なのはどれか。**2つ選べ**。

1. 全面接触式差しこみソケット
2. オープンショルダー式差しこみソケット
3. 吸着式ソケット
4. シリコンライナー式ソケット
5. 差し込みソケット

# 解　答

1　上腕義手の適合検査を行ったところ，ソケットの適合は良好であったが，手先具が口元まで届かなかった。適切な対応法はどれか。

### 正答：3. b，c

> **解　説**
> a. 迅速交換式手継手に変更する。
> 　×：迅速交換式手継手は距離に影響しない。
> b. 屈曲式手継手に変更する。
> 　○
> c. 手継手のアライメントを調整する。
> 　○
> d. リテナーの位置を移動する。
> 　×：リテナーの位置の移動は，手先具の開閉に影響する。
> e. 上腕カフの位置を変更する。
> 　×：上腕カフは肘の屈曲に影響しない。

2　50歳の女性。交通事故で前腕短断端切断となった。ノースウエスタン式ソケットと単軸肘ヒンジ継手の能動義手が処方された。適合チェックでは，肘屈曲において義手の可動域が断端の可動域より小さかった。原因はどれか。

### 正答：4. c，d

> **解　説**
> a. ハーネスの調整不良。
> 　×：ハーネスの調整は肘関節の可動域には影響しない。
> b. コントロールケーブルの走行不良。
> 　×：コントロールケーブルの走行は，肘関節の可動域には影響しない。
> c. 上腕カフの位置が遠位である。
> 　○：上腕カフの位置が遠位だと，屈曲時にストラップ等の挟みこみなどが生じる。
> d. ヒンジ継手の軸位が肘関節軸と一致していない。
> 　○
> e. ソケットのトリミングが大きい。
> 　×：ソケットのトリミングが大きい場合は，制限を生じにくい。

3 手先具の説明で正しいのはどれか。

**正答：5**

> **解 説**
> 手先具は作業等の目的で選択するので，年齢には関係しない。鈎形は農作業など重作業で用いられる。

4 60歳の男性。農作業中の事故で右前腕極短断端切断となった。再び農作業を行いたいという希望をもっている。ソケットの製作で正しいのはどれか。

**正答：1**

> **解 説**
> 一般的にはミュンスター型ソケットを用いるが，農作業ができるようにするためには，差し込み式にして倍動肘ヒンジ継ぎ手を用い，肘関節の機能を活かす。

5 部品とその役割の組み合わせで**誤っている**のはどれか。

**正答：3**

> **解 説**
> ハーネスは，ハンガーを介してケーブルに力を伝える。

6 上腕切断に用いるソケットで吊り用ストラップが**不要**なのはどれか。**2つ選べ**。

**正答：3，4**

# 実地問題 2
# 上肢装具

斎藤和夫

## 問　題

**1** 次の装具の肢位で正しいのはどれか。

1. 手関節20°背屈位，MP関節30°，IP関節軽度屈曲 ── 長対立装具
2. 手関節45°背屈位，MP関節なし，IP関節なし ── 手根管症候群手関節装具
3. 手関節30°背屈位，MP関節60°，IP関節0° ── 屈筋腱背側装具
4. 手関節30°掌屈位，MP関節なし，IP関節なし ── Zone V伸筋腱断裂後動的装具
5. 手関節0°，MP関節30°，IP関節軽度屈曲位 ── 機能的装具

**2** この写真の装具が適応となるのはどれか。

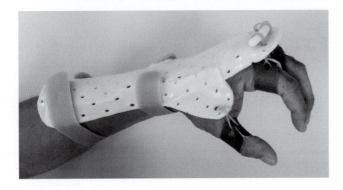

1. 関節リウマチ伸筋腱断裂術後
2. 正中神経麻痺
3. 橈骨神経麻痺
4. 尺骨神経麻痺
5. MP関節掌側脱臼

**3** 次の文により，3-1，3-2の問いに答えよ。

右上腕骨顆上骨折で肘の骨接合術を実施した10歳男児。図は術後2カ月の状態である。受傷後から図aのような指の変形を呈していたが，改善傾向にある。図aは手指伸展の状態，図bは男児に装着した装具である。

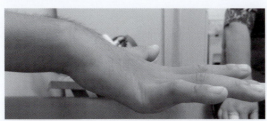

a. 手指伸展の状態

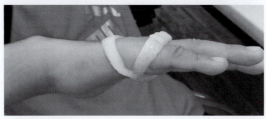

b. 装具を装着時

3-1 考えられる末梢神経障害はどれか。
1. 後骨間神経麻痺
2. 正中神経麻痺
3. 橈骨神経麻痺
4. 尺骨神経麻痺
5. 前骨間神経麻痺

3-2 代償された筋はどれか。**2つ選べ。**
1. 総指伸筋
2. 長母指伸筋
3. 深指屈筋
4. 虫様筋
5. 骨間筋

# 解 答

**1** 次の装具の肢位で正しいのはどれか。

## 正答：1

> **解 説**
>
> 1. 手関節20°背屈位，MP関節30°，IP関節軽度屈曲 ── 長対立装具
>    ○
>
> 2. 手関節45°背屈位，MP関節なし，IP関節なし ── 手根管症候群手関節装具
>    ×：手根管内圧は手関節0°の際に最も低下することから，手根管症候群手関節装具では手関節0°とする。
>
> 3. 手関節30°背屈位，MP関節60°，IP関節0° ── 屈筋腱背側装具
>    ×：手関節30°掌屈位が正しい。
>
> 4. 手関節30°掌屈位，MP関節なし，IP関節なし ── Zone Ⅴ 伸筋腱断裂後動的装具
>    ×：手関節30°背屈位が正しい。
>
> 5. 手関節0°，MP関節30°，IP関節軽度屈曲位 ── 機能的装具
>    ×：手関節45°背屈位，MP関節60°が正しい。

**2** この写真の装具が適応となるのはどれか。

## 正答：3

> **解 説**
>
> 1. 関節リウマチ伸筋腱断裂術後
>    ×：手関節動的装具が適応となる。
>
> 2. 正中神経麻痺
>    ×：短対立装具，ガントレットサムスパイカ装具などが適応となる。
>
> 3. 橈骨神経麻痺
>    ○

4. 尺骨神経麻痺

　×：環指，小指の手内筋プラス肢位が適応となる。

5. MP関節掌側脱臼

　×：手関節軽度背屈位，MP関節0°の装具が適応となる。

3-1　考えられる末梢神経障害はどれか。

### 正答：4. 尺骨神経麻痺

**解説**

　図aは，いわゆる鷲指変形を呈している。尺骨神経麻痺により，環指，小指の骨間筋，虫様筋の麻痺が生じ，小指外転，環指・小指MP関節過伸展，PIP関節屈曲となる。

3-2　代償された筋はどれか。2つ選べ。

### 正答：4. 虫様筋，5. 骨間筋

**解説**

　装具の装着により虫様筋・骨間筋の機能が代償され，MP関節屈曲・内転することで環指・小指のPIP関節が伸展し，鷲指変形が改善した。

# 実地問題 3
# 下肢切断

青木主税

## 問 題

**1** 下肢切断者の切断術後早期の断端管理として**適切でない**のはどれか。

1. 弾性包帯は断端末梢部ほど強く巻く。
2. 弾性包帯は1日に4，5回巻きかえる。
3. 大腿切断者には腹臥位を1日数回とらせる。
4. 睡眠時は断端を挙上させる。
5. 車椅子座位で過ごす時間は短時間とする。

**2** 大腿切断者の義足歩行訓練において，後方からの観察で図のような異常歩行を認めた。対処法で**誤っている**のを**2つ選べ**。

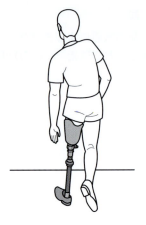

1. 股関節外転拘縮を改善する。
2. 中殿筋の筋力強化
3. 初期屈曲角を調節する。
4. 義足の長さを調節する。
5. ソケットの外側壁を削る。

### 3 切断後の幻肢・幻肢痛について正しいのはどれか。**2つ選べ**。

1. 義肢の装着が日常的になると幻肢痛は消失していく。
2. 幻肢は慢性化しない。
3. 微小な刺激でも疼痛が惹起される。
4. 幻肢は成人より小児で多くみられる。
5. 幻肢は上肢切断よりも下肢切断に強く認められる。

### 4 股義足で**誤っている**のはどれか。

1. 大腿切断短断端にも使用される。
2. カナダ式股ソケットが一般的である。
3. 歩行時の歩幅は股継手の屈曲制御により決められる。
4. 歩行時エネルギー消費が大きいため，高齢者には禁忌である。
5. 股継手の安定性は不随意制御によって得られる。

### 5 大腿義足の異常歩行で膝継手が**原因でない**のはどれか。

1. 膝のインパクト
2. 蹴り上げの不同
3. 伸び上がり歩行
4. 内側ホイップ
5. 過度の腰椎前弯

## 解　答

**1　下肢切断者の切断術後早期の断端管理として適切でないのはどれか。**

### 正答：4

**解　説**

1. 弾性包帯は断端末梢部ほど強く巻く。
2. 弾性包帯は1日に4, 5回巻きかえる。
   - ○：ソフトドレッシングは弾性包帯を使用し，末梢部をきつく巻き，1日数回巻きかえる。
3. 大腿切断者には腹臥位を1日数回とらせる。
5. 車椅子座位で過ごす時間は短時間とする。
   - ○：大腿切断で発生しやすい拘縮は，股関節屈曲・外転拘縮である。腹臥位と車椅子座位時間を短くすることで屈曲拘縮を予防できる。
4. 睡眠時は断端を挙上させる。
   - ×：断端の下に枕などを置いて断端を挙上すると，屈曲拘縮を助長する。

**2　大腿切断者の義足歩行訓練において，後方からの観察で図のような異常歩行を認めた。対処法で誤っているのを2つ選べ。**

### 正答：3, 5

**解　説**

図を見て，異常歩行の「体幹の側屈」であることが確認できること。

1. 股関節外転拘縮を改善する。
2. 中殿筋の筋力強化
4. 義足の長さを調節する。
   - ○：異常歩行の原因は，股関節外転筋の筋力低下，股関節外転拘縮，義足長が短いなどである。
3. 初期屈曲角を調節する。
   - ×：初期屈曲角が影響するのは，膝の不安定や過度の腰椎前弯である。
5. ソケットの外側壁を削る。
   - ×：ソケットの外側壁を削ると股関節外転筋の機能が低下し，体幹の側屈が助長される。

3 切断後の幻肢・幻肢痛について正しいのはどれか。**2つ選べ**。

## 正答：1，3

> **解 説**
> 1. 義肢の装着が日常的になると幻肢痛は消失していく。
> 2. 幻肢は慢性化しない。
> 3. 微小な刺激でも疼痛が惹起される。
>    ○
> 4. 幻肢は成人より小児で多くみられる。
>    ×：一般に，乳幼児期の切断，先天性欠損において幻視は出現しない。
> 5. 幻肢は上肢切断よりも下肢切断に強く認められる。
>    ×：幻視は上肢切断のほうが強く認められる。

4 股義足で**誤っている**のはどれか。

## 正答：4

> **解 説**
> 1. 大腿切断短断端にも使用される。
>    ○：大腿切断短断端で断端の随意性が乏しい場合は股義足が適応になる。
> 3. 歩行時の歩幅は股継手の屈曲制御により決められる。
>    ○：随意的に歩幅をコントロールできなく，股屈曲制限バンドで調整される。
> 4. 歩行時エネルギー消費が大きいため，高齢者には禁忌である。
>    ×：エネルギー消費は大きいが，高齢者に禁忌ではない。

5 大腿義足の異常歩行で膝継手が**原因でない**のはどれか。

## 正答：5

> **解 説**
> 1. 膝のインパクト
> 2. 蹴り上げの不同
> 3. 伸び上がり歩行
>    ○：膝継手の摩擦が弱いか，強すぎることで生じる異常歩行。
> 4. 内側ホイップ
>    ○：膝継手が過度な外旋位に取り付けられている場合。
> 5. 過度の腰椎前弯
>    ×：初期屈曲角度が不足している原因で生じる異常歩行。

# 実地問題 4
# 下肢・体幹装具

青木主税

## 問　題：下肢装具

**1** 両側支柱付長下肢装具の適合判定で**誤っている**のはどれか。

1. 内側支柱の上端は会陰部から2～3cm下とする。
2. 膝継手の高さは膝関節の関節裂隙とする。
3. 膝継手から大腿下位半月および下腿半月までの距離は等しくする。
4. 下腿半月の上端は腓骨頭から2～3cm下とする。
5. 足継手の高さは内果下端の高さとする。

**2** 足継手と適応との組合せで**誤っている**のはどれか。

1. 二重クレンザック継手 ──── 底・背屈筋の筋力低下
2. クレンザック継手 ──────── 背屈筋の筋力低下
3. 背屈制限継手 ──────────── 底屈筋の筋力低下
4. 底屈制限継手 ──────────── 背屈筋の筋力低下
5. 遊動式継手 ────────────── 足関節の側方動揺

**3** 装具の適応で**誤っている**のはどれか。

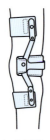 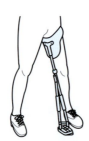 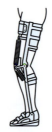 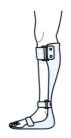 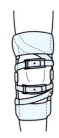

1. 内反膝
2. ペルテス病
3. デュシェンヌ型筋ジストロフィー
4. 腓骨神経麻痺
5. 膝前十字靱帯損傷

**4** 70歳の男性。脳出血による左片麻痺。Br. Stage 下肢Ⅲ。裸足での立位時に非常に強い内反尖足を呈する。適切な装具はどれか。

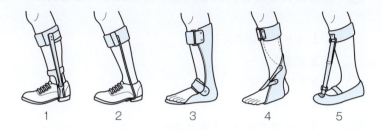

**5** 6歳の痙直型両麻痺児。平行棒内での歩行を練習中。注意すれば踵を接地して歩けるが、足部外反扁平位と膝関節屈曲位になりやすい。短下肢装具の処方で正しいのはどれか。**2つ選べ**。

1. 外側ストラップを付ける。
2. アーチサポートを付ける。
3. 半長靴にする。
4. 外側フレアヒールを用いる。
5. 踵を補高する。

# 問　題：体幹装具

**1** 頸椎装具で最も強固な固定が得られるのはどれか。

1. 支柱付頸椎装具
2. 頸椎カラー
3. ヘイロー装具
4. ソーミーブレース
5. フィラデルフィア型カラー

**2** 体幹装具のなかで脊柱の運動を最も制限するのはどれか。

1. ナイト型腰仙椎装具
2. テーラー型胸腰仙椎装具
3. ジェエット型
4. スタインドラー型胸腰仙椎装具
5. ウィリアムス型

**3** 12歳の女児。特発性側弯症。頂椎は第12胸椎でCobb角35°。治療装具として適切なものはどれか。

1. スタインドラー型装具
2. ウイリアムス型装具
3. テーラー型装具
4. ボストンブレース
5. 軟性コルセット

**4** 疾患と装具との組合せで**適切でない**のはどれか。

1. 斜頸 ──────────── ソーミー（SOMI）型装具
2. 脊柱側弯症 ──────── ミルウォーキー型装具
3. 下部腰椎カリエス ──── ナイト型装具
4. 脊椎圧迫骨折 ─────── ジュエット型装具
5. 腰椎すべり症 ─────── ウィリアムス型装具

# 解　答：下肢装具

1　両側支柱付長下肢装具の適合判定で**誤っている**のはどれか。

## 正答：2

**解　説**

長下肢装具のチェックポイントは重要である。

2．膝継手の高さは膝関節の関節裂隙とする。
　×：膝継手の高さは，内転筋結節と膝関節裂隙の中間点の高さ，大腿骨顆部の中心に定める。矢状面では，膝の前後径1/2の点と後方1/3の点の中間点である。


2　足継手と適応との組合せで**誤っている**のはどれか。

## 正答：3

**解　説**

足継手の種類は次の5つである。
　①固定：まったく動かない，②遊動：動作制限がない，③制限：可動範囲を設定する，④補助：底屈・背屈方法にバネなどで補助（アシスト）する，⑤制動：プラスチックのたわみやオイルバンパー，ブレーキなどで制御された，可動性のあるもの。
　底屈0°制限とは，背屈はフリーで底屈は0°でストップする。クレンザック継手でバネの代わりにロッドを入れると，任意の角度で制限することができる。


3　装具の適応で**誤っている**のはどれか。

## 正答：1

**解　説**

1は反張膝に使用されるスウェーデン式膝装具である。

4　70歳の男性。脳出血による左片麻痺。Br. Stage下肢Ⅲ。裸足での立位時に非常に強い内反尖足を呈する。適切な装具はどれか。

**正答：1**

> **解　説**
> 1. 非常に強い内反尖足を装具で矯正する場合は，金属支柱付短下肢装具が適応になる。
> 2. ピアノ線付短下肢装具下垂足に適応される。
> 3. プラスチック短下肢装具には，強い内反尖足を矯正する強度はない。
> 4. スパイラルプラスチック装具には，強い内反尖足を矯正する強度はない。

5　6歳の痙直型両麻痺児。平行棒内での歩行を練習中。注意すれば踵を接地して歩けるが，足部外反扁平位と膝関節屈曲位になりやすい。短下肢装具の処方で正しいのはどれか。**2つ選べ**。

**正答：2，3**

> **解　説**
> 1. 外側ストラップを付ける。
>    ×：内反足の矯正に使用される。
>
> 2. アーチサポートを付ける。
>    ○：内側縦アーチをサポートするためにアーチサポートを処方する。
>
> 3. 半長靴にする。
>    ○：半長靴にすることで足関節を固定でき，歩行の安定性が向上する。
>
> 4. 外側フレアヒールを用いる。
>    ×：踵接地で内反する場合，外側フレアヒールを用いる。
>
> 5. 踵を補高する。
>    ×：尖足がある場合に使用する。

# 解　答：体幹装具

**1　頚椎装具で最も強固な固定が得られるのはどれか。**

## 正答：3

### 解　説

3. ヘイロー装具
   ○：ヘイローリング（頭蓋骨にピンで固定されたリング）とヘイローベストをロッドで接続したもので，最も強固な固定が得られる。

**2　体幹装具のなかで脊柱の運動を最も制限するのはどれか。**

## 正答：4

### 解　説

4. スタインドラー型胸腰仙椎装具
   ○：強固に体幹を固定するためには，前面と後面を硬性支柱で支えているスタインドラー型が適応となる。

**3　12歳の女児。特発性側弯症。頂椎は第12胸椎でCobb角35°。治療装具として適切なものはどれか。**

## 正答：4

### 解　説

4. ボストンブレース
   ○：頂椎が第12胸椎であれば，ボストンブレースの適応である。頂椎が胸椎上部であれば，ミルウオーキーブレースの適応になる。

**4　疾患と装具との組合せで適切でないのはどれか。**

## 正答：1

### 解　説

1. 斜頚　　ソーミー（SOMI）型装具
   ×：ソーミー型装具は下顎部と後頭骨の支持部品が前面の胸骨プレートに結合されるため，背臥位でも装具が邪魔にならない。斜頚で使用される装具に斜頚枕があるが，重度の斜頚は胸鎖乳突筋の切離術の適応となる。

# 索 引

## あ

- アーチ高率 — 408
- 合い線 — 403
- アウトリガー付手関節装具 — 226
- アキレス腱断裂 — 384
- 足アーチ高簡易測定法 — 408
- 足首アシスト装置 — 377
- 足継手 — 99, 310, 315
- アライメント — 141
- アライメントスタビリティ — 95
- アンダーアーム型装具 — 301

## い・う

- イールディング — 97
- 陰性モデル — 404
- インソール — 354
- インナーライナー — 93
- ウィリアムス型装具 — 298
- ウェッジゾーン — 350

## え・お

- 腋窩ループ — 24
- 腋窩レベル — 7
- エジプト型 — 347
- エネルギー蓄積足部 — 99
- エンゲン型 — 220
- 応用操作訓練 — 47
- オープン・ショルダー式ソケット — 14
- オスグッドバンド — 388
- オッペンハイマー型装具 — 220

## か

- 加圧サポーター — 340
- 外傷性肩関節脱臼 — 389
- 外側上顆炎 — 391
- 外側テニス肘 — 391
- 解剖学的懸垂 — 155
- 改良型Colello-Abraham装具 — 224
- 隔板肩継手 — 17
- 下肢装具 — 306
- 荷重ブレーキ膝継手 — 95
- 顆上部支持式自己懸垂型ソケット — 14
- 下垂手 — 243
- 下腿義足 — 154
- ——ソケット — 91
- 下腿踵骨角 — 409
- 下腿切断 — 7
- 肩関節離断 — 7
- 肩義手 — 27
- 肩装具 — 199, 204
- 肩ソケット — 13
- 肩継手 — 17
- 肩肘手関節装具 — 199
- カックアップ装具 — 245
- カナダ式ソケット — 88
- 簡易上肢機能検査 — 417
- 関節リウマチ — 252
- ガントレットサムスパイカ — 267

## き

- 幹部 — 12
- 機械的懸垂 — 156
- 機械的摩擦装置 — 99
- 義肢装具の交付件数 — 4
- 義手 — 12
- ——のチェックポイント — 66
- ——の長さ — 66
- 義足 — 88
- ——アライメント — 141
- 祈祷手 — 242
- 機能性側弯症 — 300
- キャップソケット — 13
- 吸着式 — 89
- ——ソケットの不適合 — 99
- 胸郭バンドハーネス — 25
- 胸椎圧迫骨折 — 294
- 胸椎装具 — 294
- 胸椎バンド — 285
- 胸腰仙椎装具 — 281
- 距骨下外反・内反 — 406
- ギリシャ型 — 347
- 筋電 — 54
- ——義手 — 54
- ——電動義手 — 54

## く

- 空気注入式装具 — 261
- 靴型装具 — 346
- 屈曲外転肩継手 — 17
- 屈曲用手継手 — 19
- クロスバー — 23

## け

- 頚胸椎装具 — 281, 288
- 頚胸腰仙椎装具 — 281
- 頚髄損傷 — 270
- 頚椎 — 288
- ——カラー — 289
- ——症 — 288
- ——性神経根症 — 288
- ——性脊髄症 — 288
- ——装具 — 281, 288
- ゲイトソリューション — 315, 327
- ケーブルハウジング — 23
- ケーブルハンガー — 23
- 肩甲間バンド — 285
- 肩甲胸郭間切断 — 7
- 腱損傷部位の分類 — 233
- 腱板断裂 — 390

## こ

- 高位麻痺 — 242
- 後外側束 — 380
- 交互下り — 150
- 交互歩行装具 — 366
- 硬性コルセット — 296
- 硬性装具 — 212
- 硬性膝装具 — 338
- 構築性側弯症 — 300
- 高反発クッションリップ — 268
- 後方支柱 — 285
- 後方開き式ソケット — 169
- 股関節離断 — 7, 118
- 股義足 — 118
- ——ソケット — 88
- ——の装着 — 122
- 国際義肢装具協会 — 199
- 国際標準化機構 — 6, 281
- 極短断端 — 8
- 股装具 — 199
- 股継手 — 95, 310
- ——の種類 — 124
- 骨直結義肢 — 190
- 骨盤帯 — 285
- ——長下肢装具 — 199
- 固定膝継手 — 95
- コルセット — 284
- 股レベル — 7
- コントロールケーブル — 12, 22
- ——システム — 22
- コンピュータ制御膝 — 99

## さ

- サイム義足 — 93, 169
- サイム切断 — 7, 168
- 在来式下腿義足 — 155
- 在来式ソケット — 91, 169
- 作業用義手 — 12, 44
- 作業用手先具 — 22
- 坐骨収納型ソケット — 90
- 差込式 — 89, 154
- ——ソケット — 13
- サッチ足 — 99
- サムポスト装具 — 244
- サル手 — 242
- 三角巾 — 389
- サンドイッチ型 — 220

## し

- シールインライナー — 158
- ——の吸着不良 — 101
- 指鉤 — 20
- 自己懸垂型ソケット — 14
- 支持部 — 312
- 支柱 — 312
- ——式頚椎装具 — 290
- ——付装具 — 212
- 四辺形ソケット — 90
- 尺骨茎状突起レベル — 7
- 尺骨神経損傷 — 243
- ジュエット型装具 — 296
- 手関節駆動式装具 — 220
- 手関節固定装具 — 220
- 手関節装具 — 199
- 手関節離断 — 7, 42
- 手根骨部切断 — 7
- 手指伸展支持装具 — 245
- 掌側型 — 220
- 術後装具 — 341
- 手動単軸肘ヒンジ継手 — 18